Medizin der Schamanen

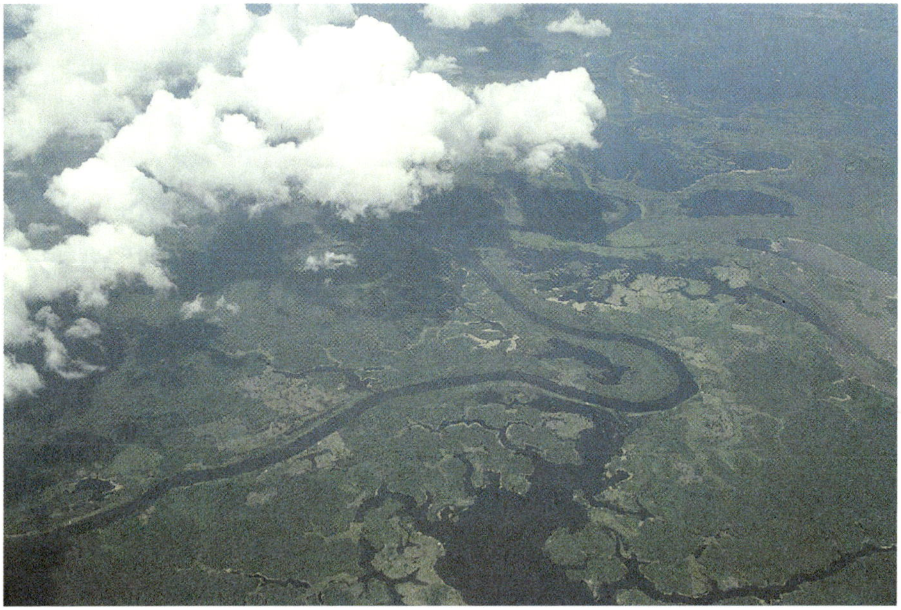

Oben: Der Regenwald am Rio Negro, westlich von Manaus.

Seite 2/3: Yanomami-Indianer am Rio Demini.

Seite 4/5: Flora an den Hängen der Tafelberge Venezuelas.

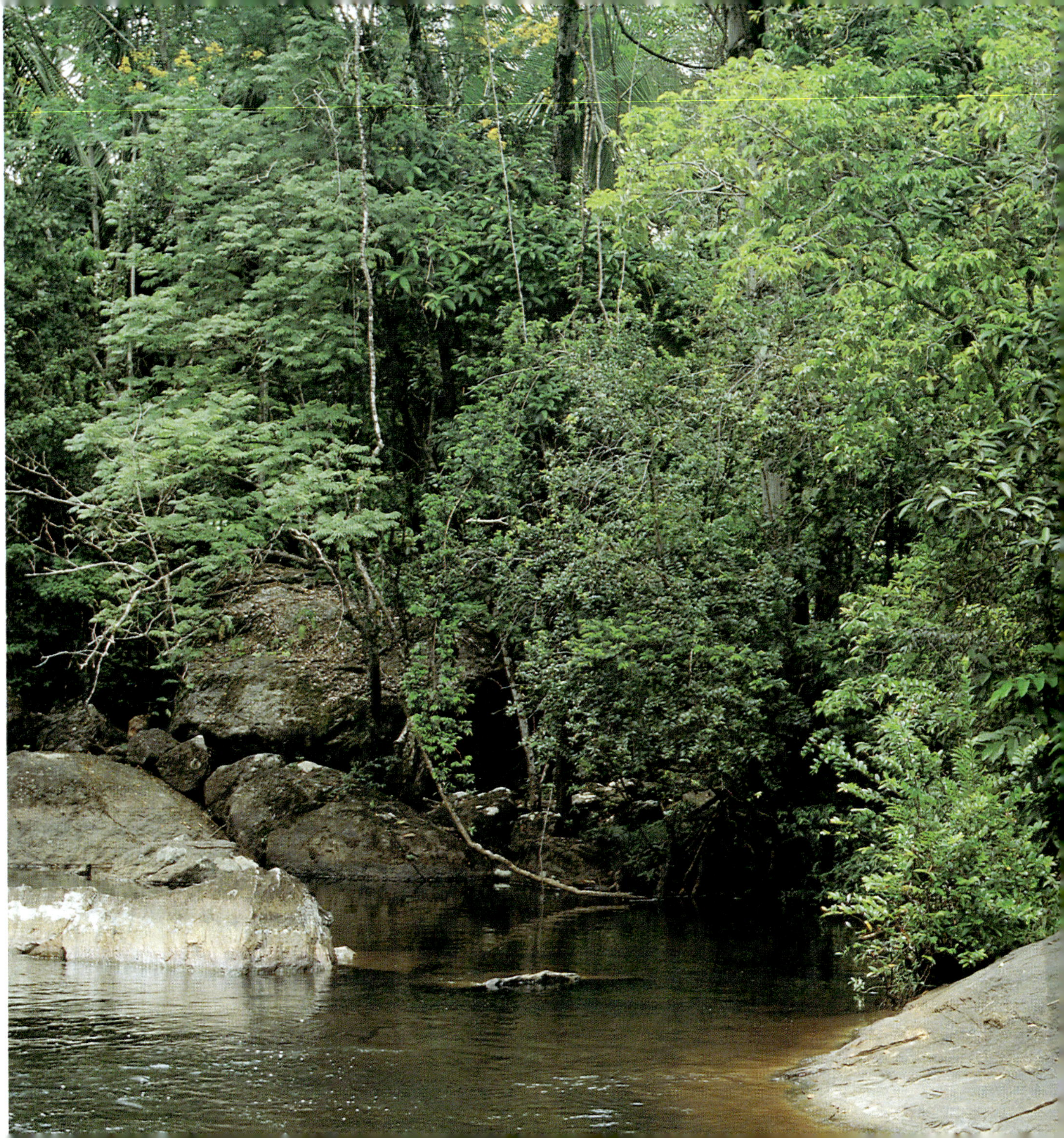

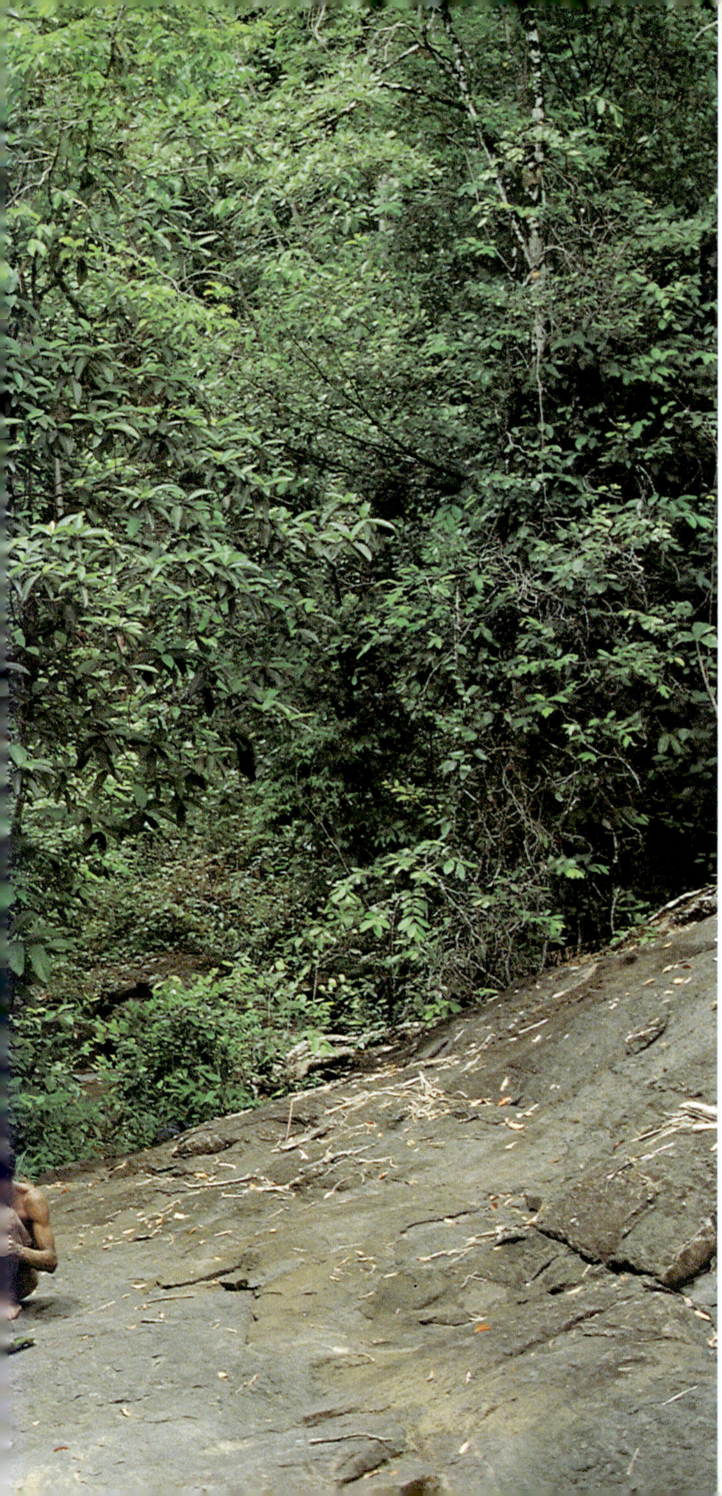

Dr. Thomas David

Medizin der Schamanen

Mit der Heilkraft von Pflanzen aus dem Regenwald die Abwehrkräfte stärken.

Lebensqualität bei Krebs und Immunschwäche

vgs

CoD-Regenwaldtee ist eine geschützte Marke

Die Informationen und Vorschläge in diesem Buch sind von Autor und Verlag nach bestem Wissen und Gewissen sorgfältig erwogen und geprüft, sie stellen aber keinen Ersatz für medizinische Betreuung jeglicher Art dar. Autor und Verlag sowie ihre Beauftragten übernehmen keine Haftung für etwaige Personen-, Sach- und Vermögensschäden, die sich aus dem Gebrauch oder Mißbrauch der in diesem Buch dargestellten Methoden ergeben.

Die Deutsche Bibliothek - CIP Einheitsaufnahme
David, Thomas:
Medizin der Schamanen: Lebensqualität bei Krebs und Immunschwäche; mit der Heilkraft von Pflanzen aus dem Regenwald die Abwehrkräfte stärken/Thomas David. - Köln : vgs, 1996
ISBN 3-8025-1325-8

Projektleitung, Gestaltung und Produktion: MVG, Luzern
Wissenschaftliche Beratung: Dr. Li Qin, Wien-Chengdu
Lektorat: Werner Stanzl
Redaktion: Martina Weihe-Reckewitz
Umschlaggestaltung: Christa Kochinke, Köln, unter Verwendung eines Acryl-Gemäldes eines ungenannten Künstlers der Shipibo-Indianer-Gemeinschaft von Pucallpa.
Satz: Studio V Salzburg
Repro: AD. VER, Bergamo
Druck und Verarbeitung: Trilogy, Mailand
ISBN 3-8025-1325-8
Printed in Italy

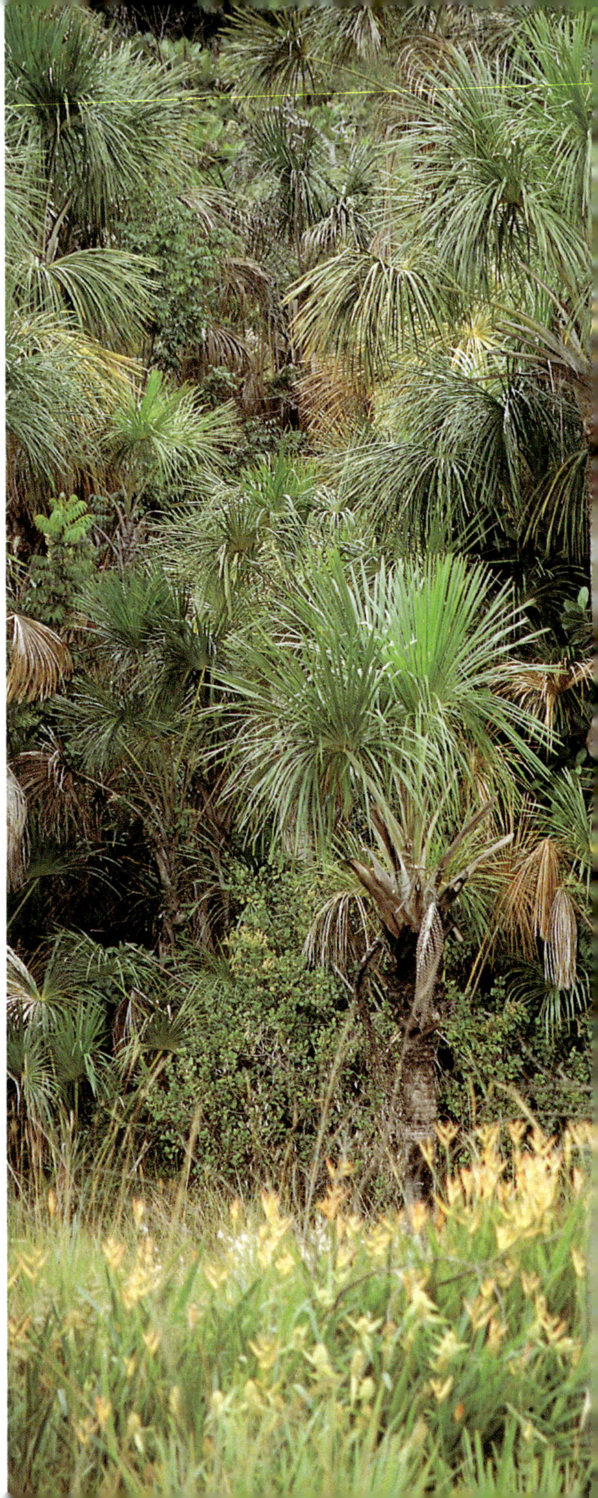

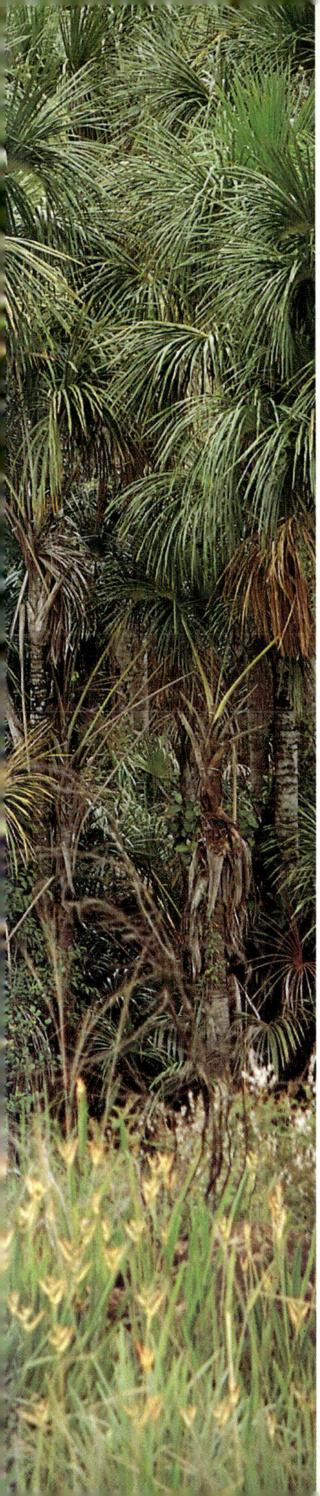

Inhalt

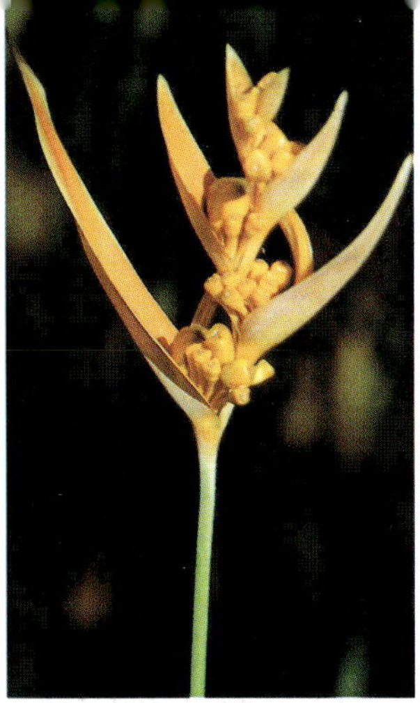
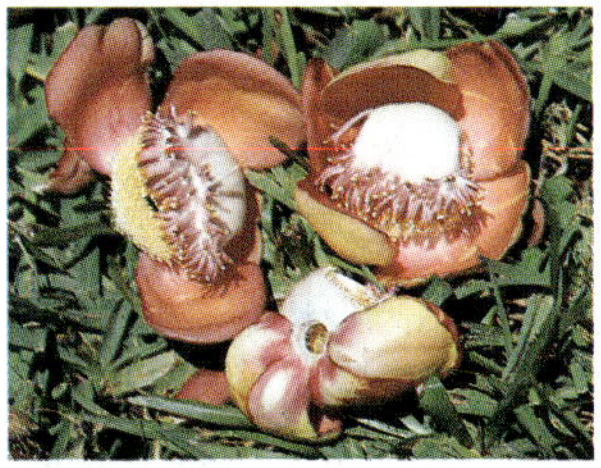
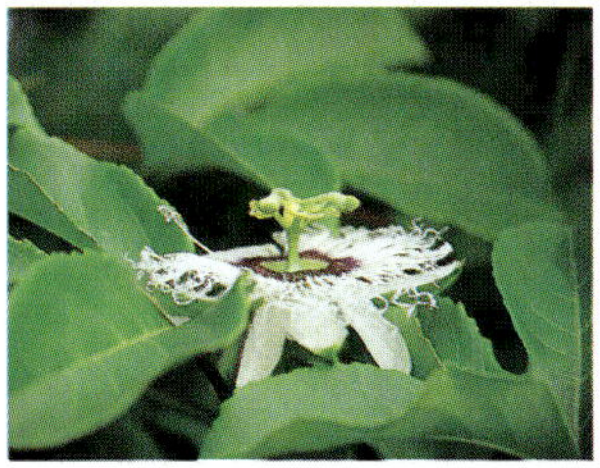
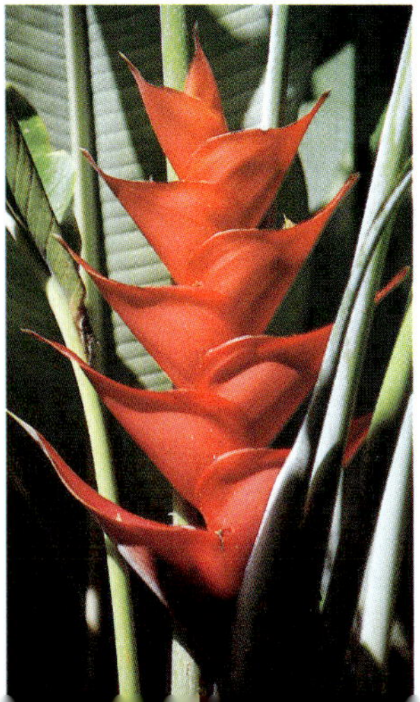
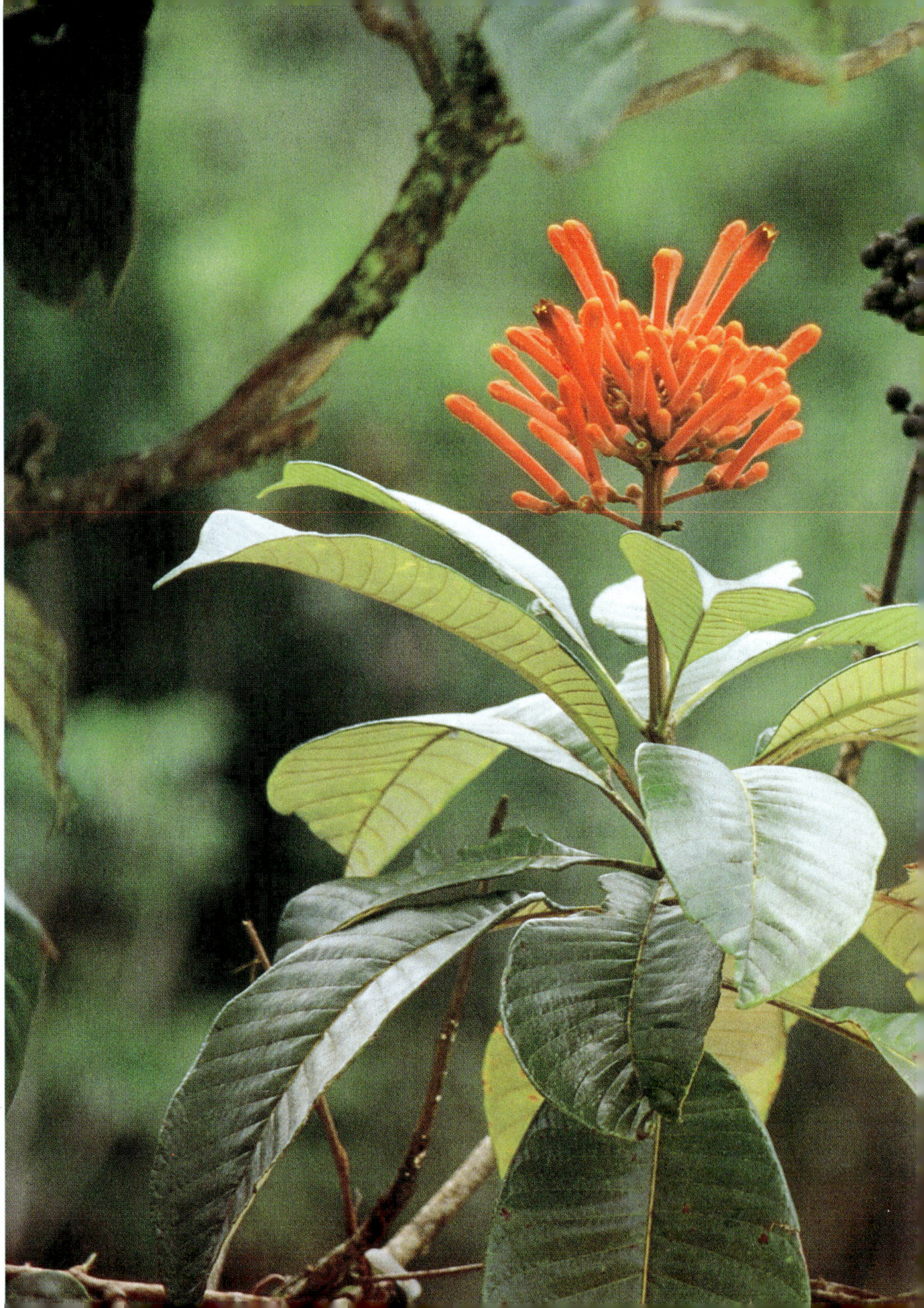

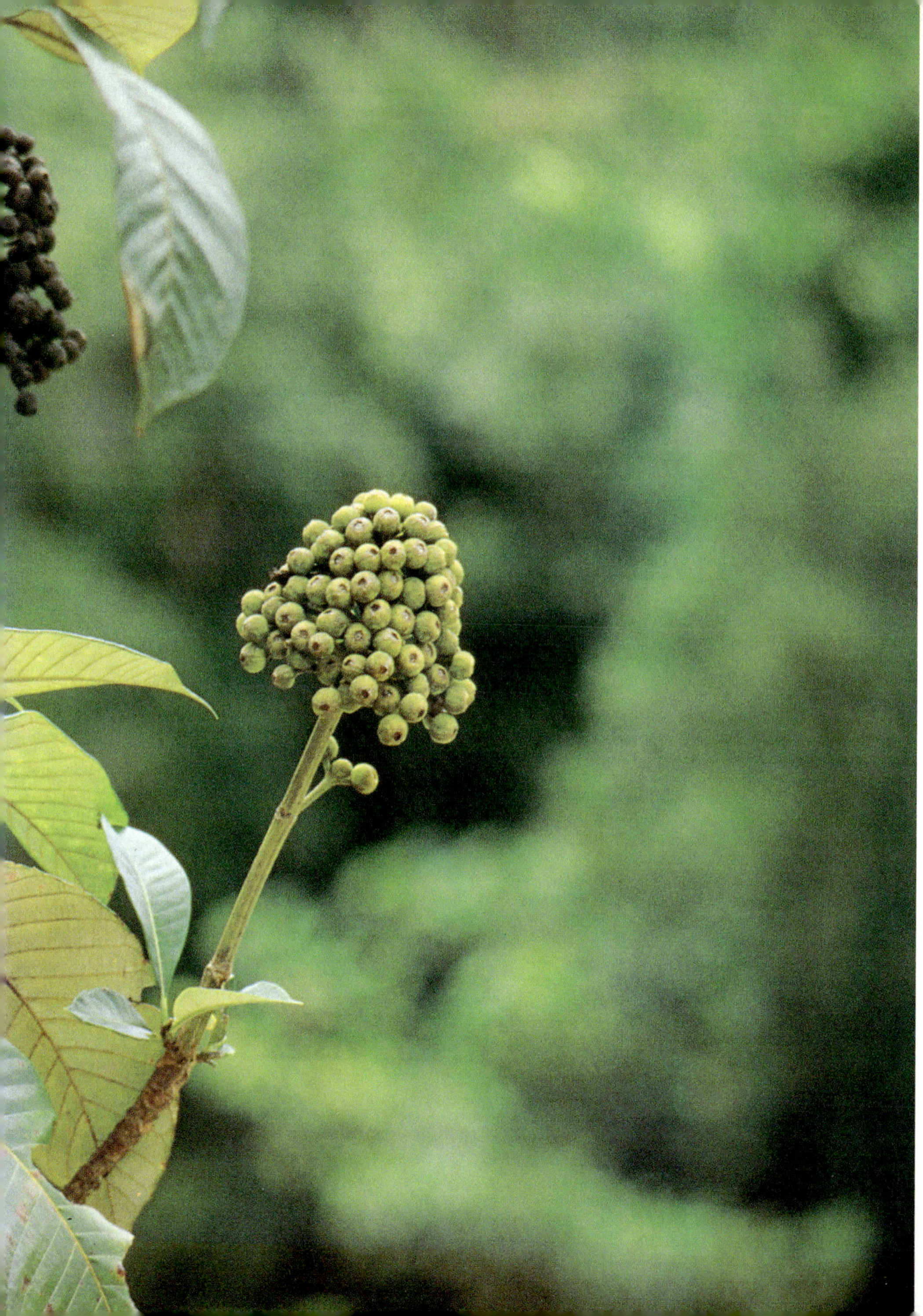

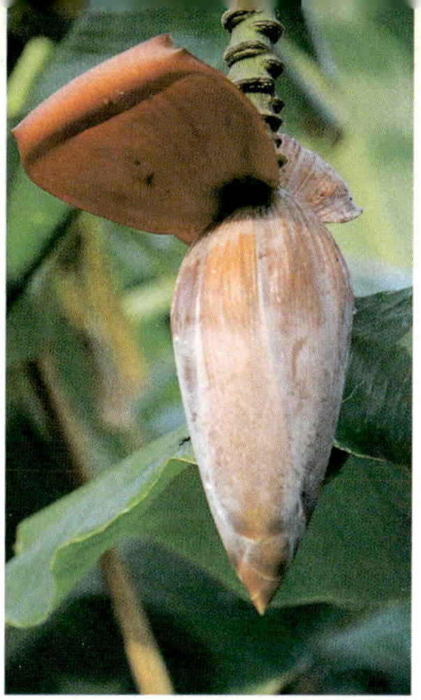

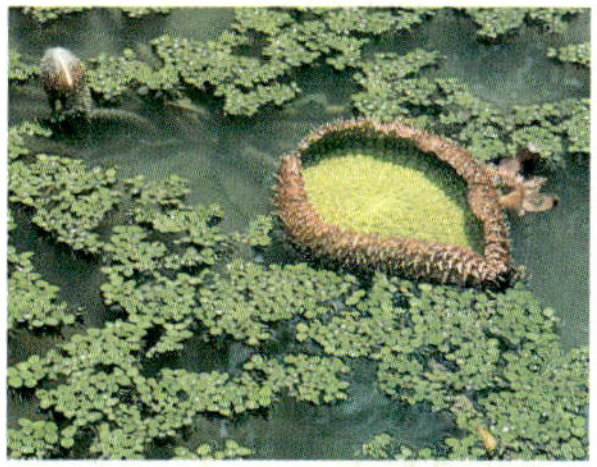

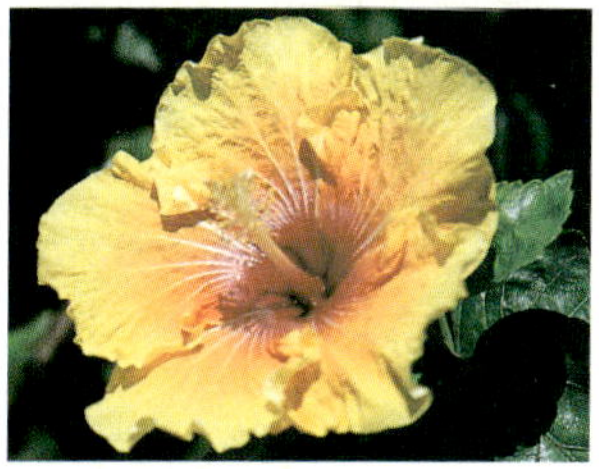

Die Artenvielfalt des Regenwaldes überwältigt immer wieder. Auf wenigen Quadratkilometern am Amazonas wachsen oft mehr Pflanzenarten als in ganz Europa. In 60 Millionen Jahren haben sie gelernt, zu überleben und über die Evolution unvorstellbare Kräfte gebündelt.

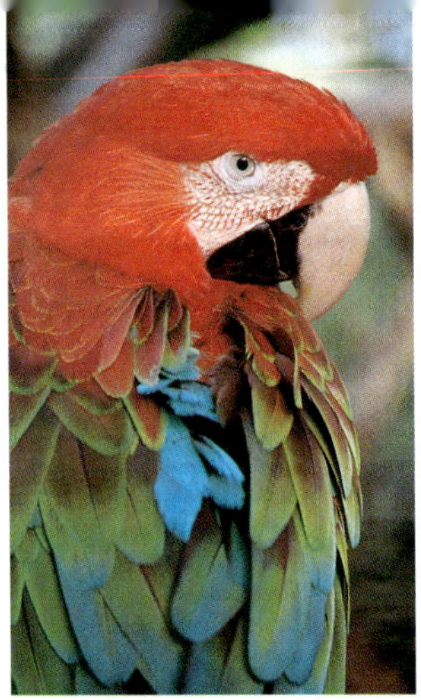
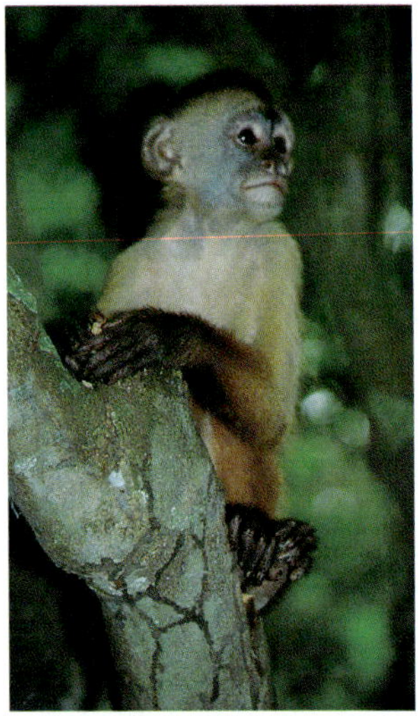
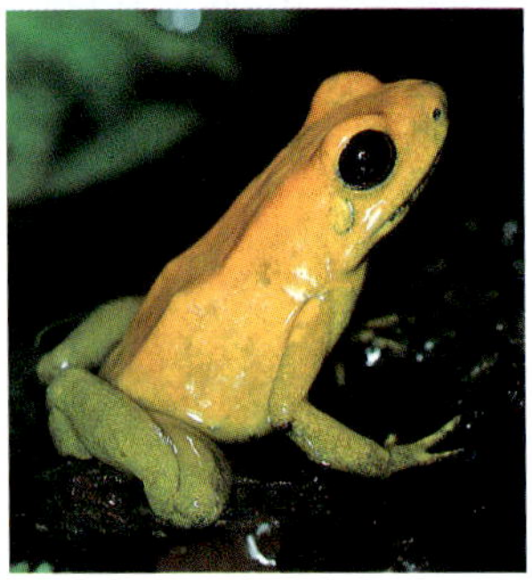
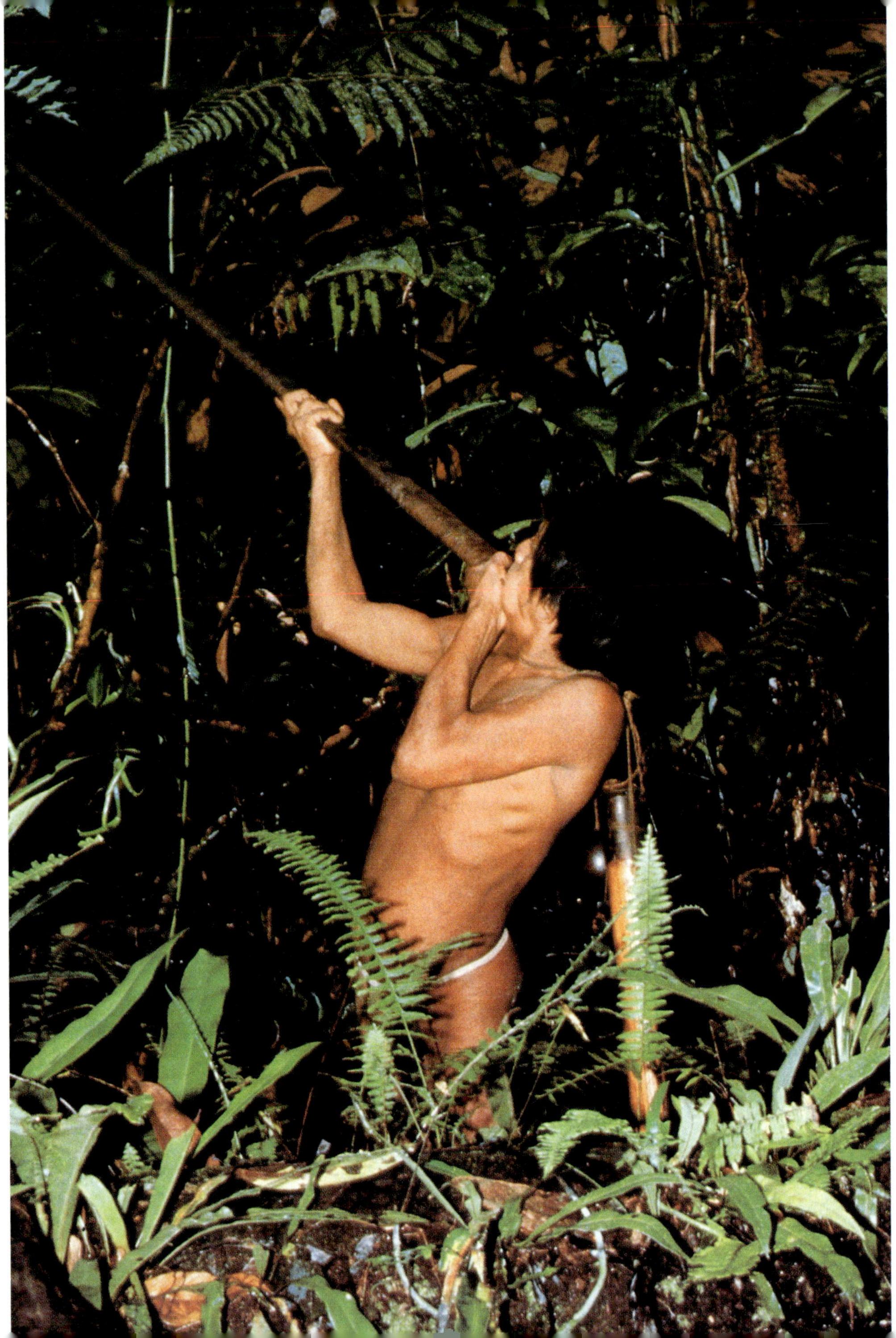

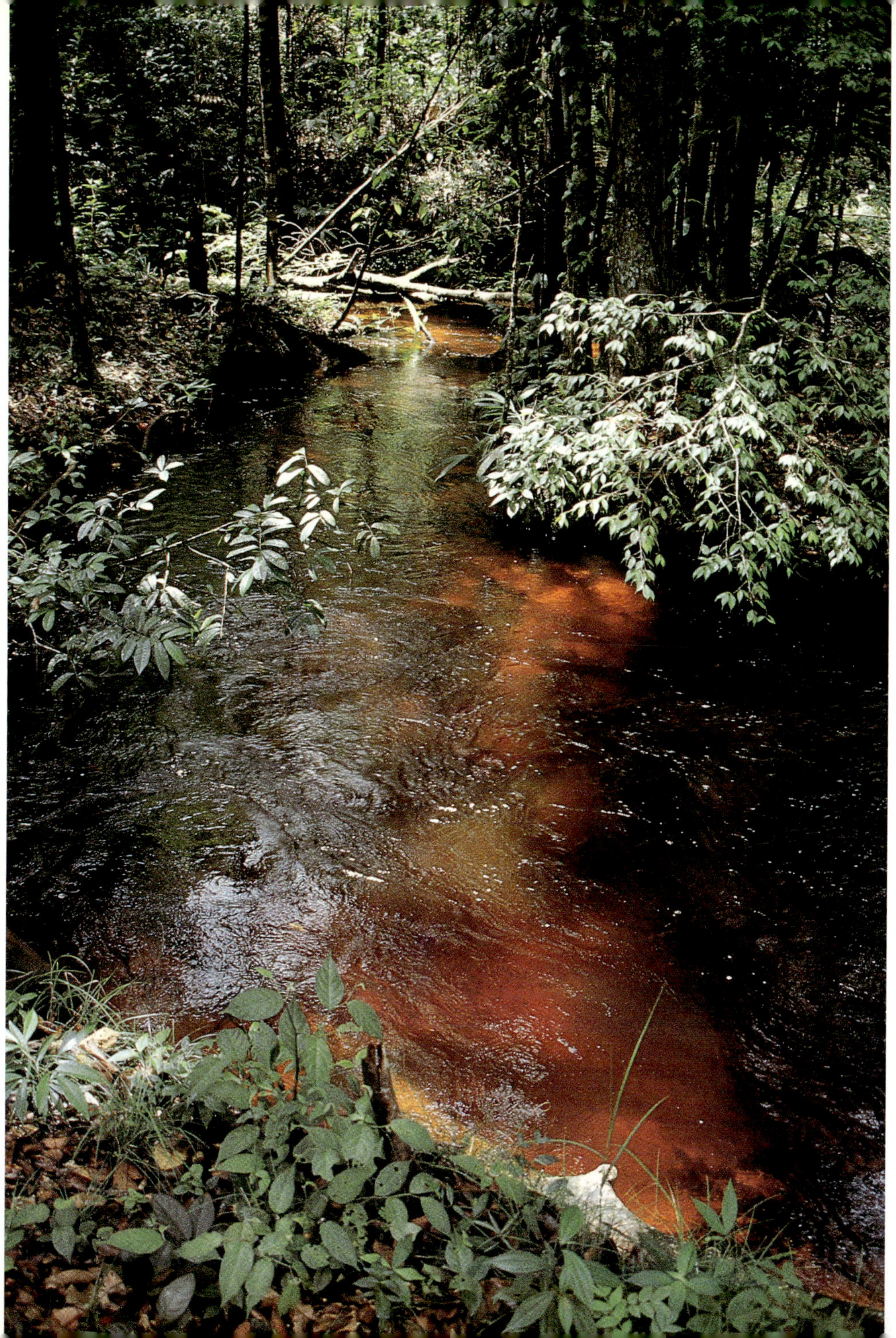

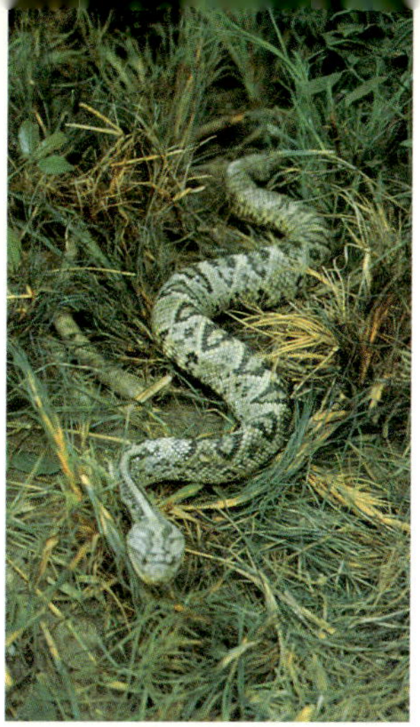

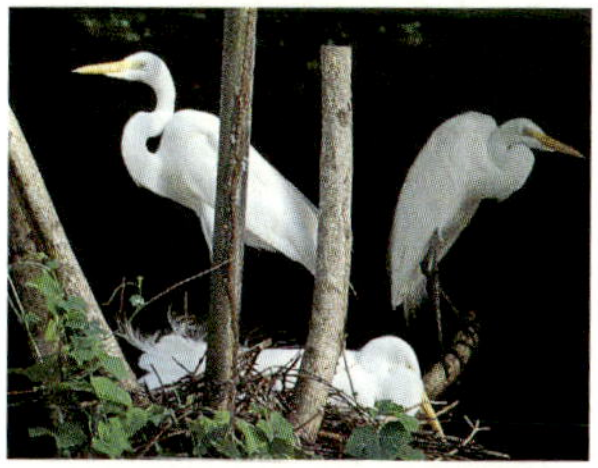

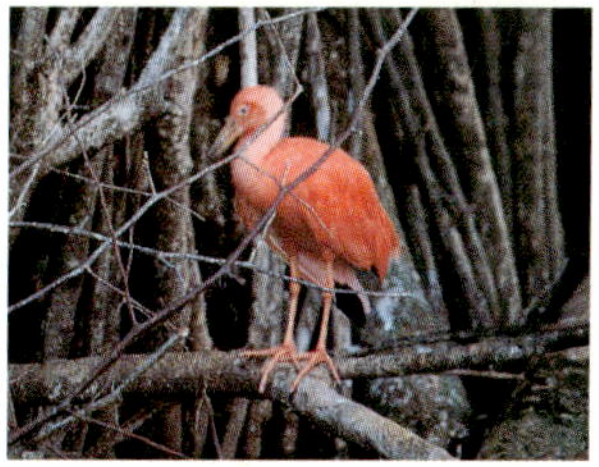

Papageien, Affen, Pfeilgift-frösche, Schlangen, Wasser-vögel: Der Regenwald ist die wertvollste Bibliothek der Welt, dessen Bewohner Abermilliarden von einmaligen Genformeln nachlesbar speichern. Ungeachtet aller Proteste sind in dieser Bibliothek immer noch die Brandstifter am Werk.

Rechts: Wie Kiemen funktionieren die Luftwurzeln bei Überflutung. So erhalten die Baumriesen Sauerstoff, auch wenn die Krone unter Wasser steht.

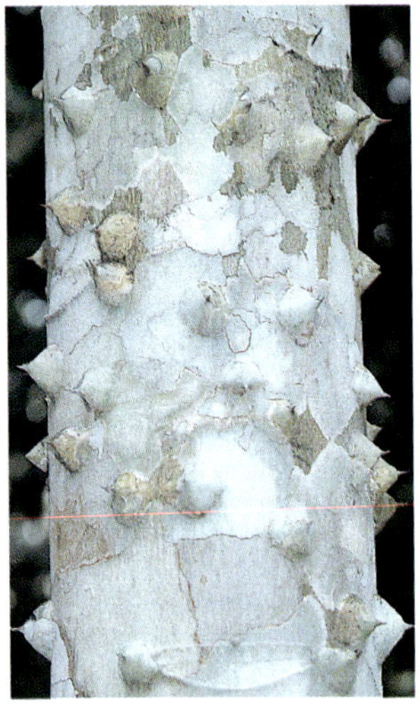

Der Stachelbaum hat in 60 Millionen Evolutionsjahren „gelernt", daß nur die Vögel seine Arterhaltung garantieren. Sie verschlucken mit den Früchten die Samenkerne und scheiden sie später aus. Die stachelige Rinde wehrt Kletterer ab und wirkt wie die hochgezogene Brücke einer mittelalterlichen Burg. Fazit: Die Vögel können ungestört ernten und die Samen in alle Winde tragen.

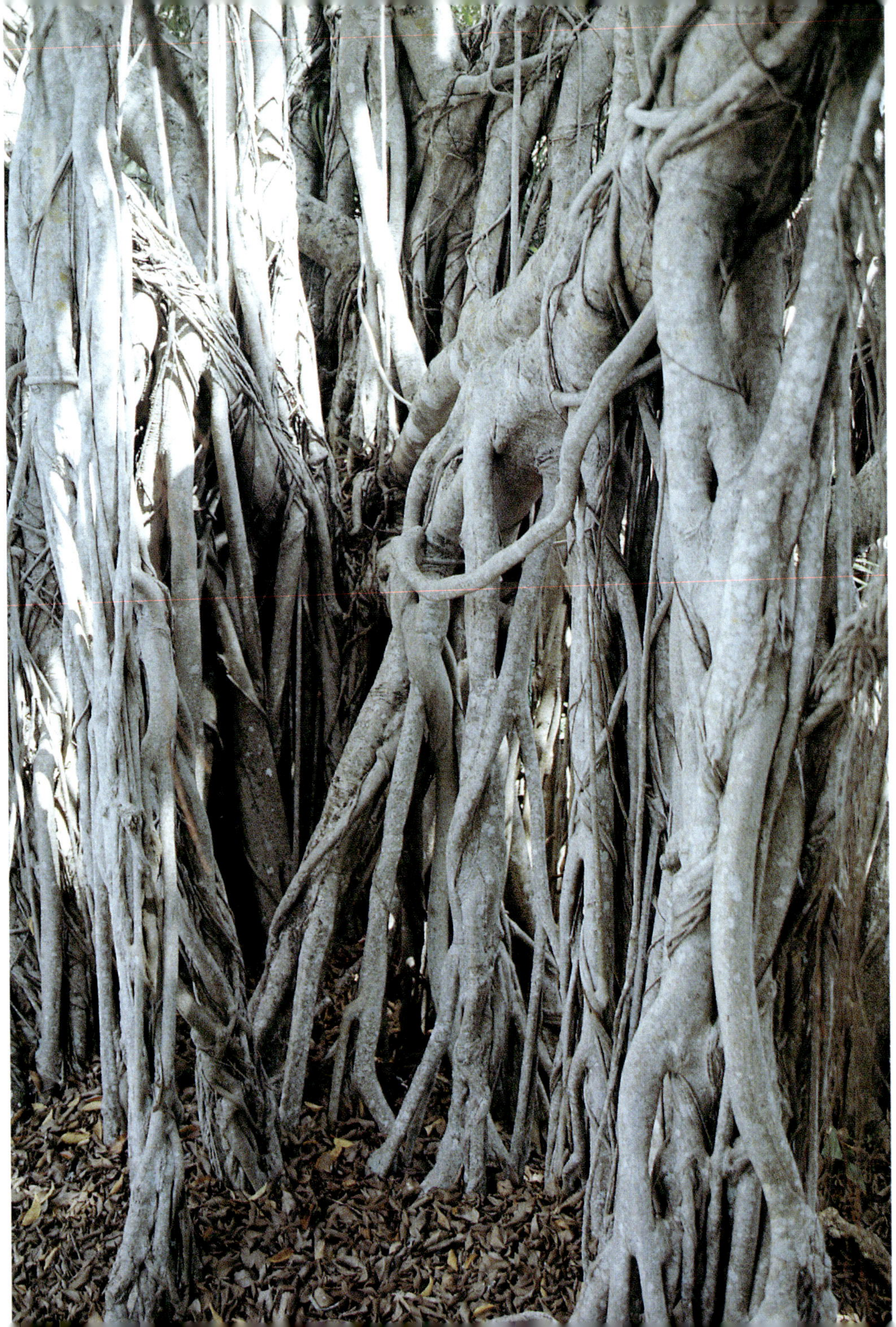

Vorwort

Vielleicht bin ich ein unverbesserlicher Optimist, doch ich glaube, daß die Menschheit bald aufhören wird, die Regenwälder niederzubrennen. Ich verdanke diese beruhigende Überzeugung nicht zuletzt einer Hiobsbotschaft aus Venedig. Von dort wurde im Januar 1996 gemeldet: „La Fenice, das traditionsreiche Opernhaus der Lagunenstadt, Schauplatz wichtiger Welturaufführungen Verdis, ist abgebrannt." Dazu rauchte es auf dem Bildschirm aus Trümmern, kämpften sich Feuerwehrleute unter Einsatz ihres Lebens über altersschwache Dächer zur Brandstätte vor, um von dem einmaligen Kulturgut zu retten, was noch zu retten war. Und schon am nächsten Morgen hieß es weiter: „Mehrere Millionen Mark aus aller Welt sind bereits auf Spendenkonten eingegangen. La Fenice soll schon 1998 in altem Glanz wiedereröffnet werden."

Diese Nachricht festigt in mir den Glauben, daß die Menschheit bereit ist, für den Erhalt ihrer Werte auch Opfer zu bringen. Deshalb kann ich mir nicht vorstellen, daß sie noch lange tatenlos zusehen wird, wie weitaus kostbarere Schätze aus kurzsichtiger Gewinnsucht einfach niedergebrannt werden. Diese Schätze liegen in den Regenwäldern entlang des Äquators verborgen. Sie sind nicht nur Welt-Klima-Maschine, sondern vor allem auch eine Bibliothek mit einzigartigem Inhalt. In ihr liegen Abermilliarden Erbinformationen über Körperbau, Stoffwechsel, Wachstum und Überleben von Fauna und Flora gespeichert. Werden diese Tiere und Pflanzen ausgerottet, gehen diese Informationen für immer verloren. Nur hier und nirgendwo sonst auf der Welt können sie eingesehen und studiert werden. Bislang kennt man höchstens Bruchteile dieses Wissensschatzes. Den Forschern vor Ort geht es wie den Erforschern des Kosmos. Diese wissen bis dato nur, daß es Milliarden Sonnen da draußen gibt. Ihre Planeten oder gar deren Monde aber halten unvorstellbare Entfernungen verborgen. Und doch wissen sie, daß sie da sind.

Ähnlich schützten bis vor kurzem sichere Entfernungen auch die Regenwälder vor unserem Zugriff. Vor 40 Jahren dauerte eine Reise über den Atlantik länger als heute ein Hin- und Rückflug zum Mond. Gemessen an der Lebenszeit der Regenwälder von etwa 60 Millionen Jahren entsprechen diese 40 Jahre rund einer Minute. Und in dieser einen Minute ihres Daseins wurde von Menschenhand mehr an ihnen zerstört, als alle Klimaverschiebungen, Vulkanausbrüche und Meteoriteneinschläge zusammen den Wäldern seit ihrem Entstehen anhaben konnten. Spätestens seit Bekanntwerden des Chinins

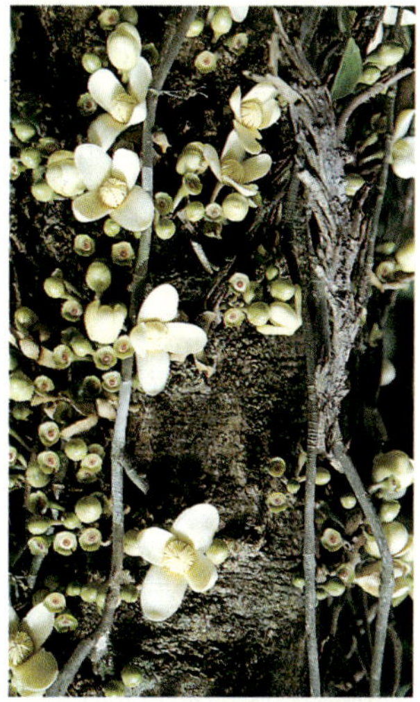

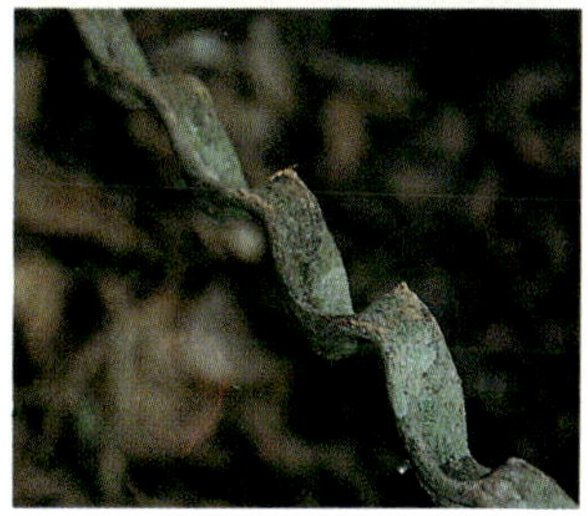

Oben: Stammblütler sind erfreuliche Lichtblicke in der ewigen Dämmerung des Unterholzes. Unten: Lianen können Hunderte Meter lang werden. Die „Schildkrötenleiter" sieht aus wie das Werk eines Kunstschmiedes.

Ziehen die Indianer in Dörfer oder Städte, kommen die Frauen mit ihren vielen Fertigkeiten fast immer besser zurecht als die Männer, die sich nur auf Jagen und Kämpfen verstehen.

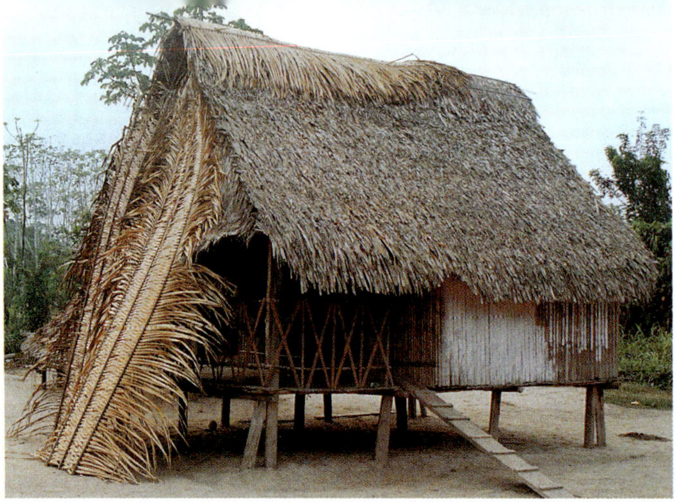

Einfamilienhaus in einem Indianerdorf am Rio Ucayali. Solche Dörfer entstehen zur Zeit überall, wo Straßenbauten, Brandrodungen oder Bergbau die Indianer aus dem Dschungel verdrängen.

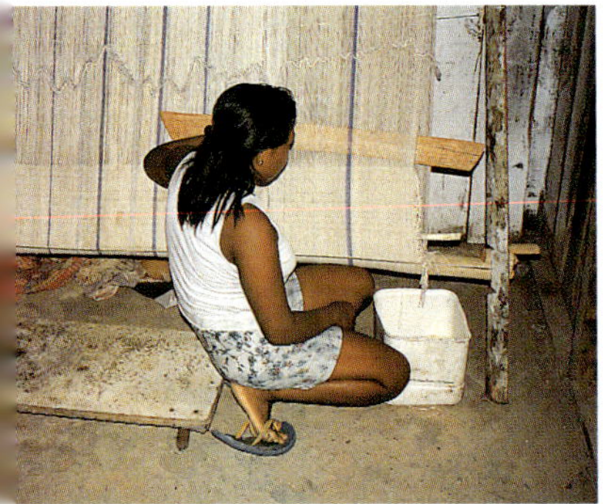

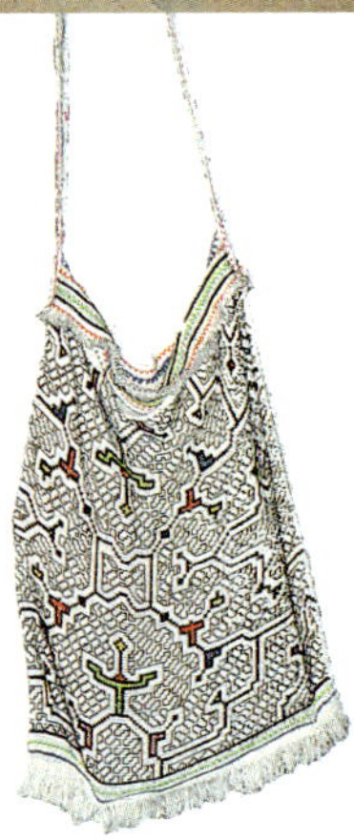

in unseren Breiten bezeichnet man die Regenwälder auch als „grüne Apotheke". Dieses natürliche Medikament gegen Fieberkrankheiten wird aus der Rinde des südamerikanischen „Fieberrindenbaums" gewonnen. Ein anderer Pflanzenextrakt aus den Regenwäldern machte 1963 Schlagzeilen. Von Schamanen auf Madagaskar hatten Forschungsreisende und Abenteurer allerlei Wunderbares über ein rosa blühendes Immergrün erfahren. Nach jahrelangen klinischen Tests stand fest, daß das Kraut eine hochwirksame Substanz gegen Blutkrebs enthält. Dank seiner Wirkung überleben heute vier von fünf Kindern diese bis dahin absolut tödliche Krankheit. Und hätte man vor 20 Jahren den Chirurgen der westlichen Medizin prophezeit, daß sie bei Anbruch des neuen Jahrtausends in ihren sterilen Operationssälen täglich mit dem Pfeilgift der Amazonas-Indianer hantieren würden, sie hätten entweder mitleidig gelächelt oder nach den Kollegen mit den Zwangsjacken gerufen. Heute jedoch steht unter „Kurare" (Curare) im Brockhaus: „Pfeilgift, chemisch ein Alkaloidgemisch, das die Eingeborenen Südamerikas aus der Rinde der Strychnos Toxifera gewinnen. Kurare lähmt die Nerven der Bewegungsmuskeln und wird deshalb in der Heilkunde (bei Operationen) als muskelerschlaffendes Mittel angewendet."

Durch einen glücklichen Zufall habe ich Anfang der 80er Jahre Kontakt zu Schamanen, den Medizinmännern der Regenwald-Indianer bekommen. Sie haben mir Pflanzen gezeigt, die in der richtigen Mischung und in Verbindung mit einer bestimmten Diät das Leben von unheilbar krebskranken Patienten verlängern und ihre Lebensqualität verbessern.

Just in dieser gerade beginnenden Phase der Rückbesinnung und Besinnung der modernen Humanmedizin auf die Gaben der Natur, droht den eben erst einsetzenden Forschungsarbeiten die Grundlage entzogen zu werden. Die Vernichtung der Regen-

Die Mittel sind bescheiden, doch die Pfahlbauten sind ein Meisterwerk. Unter dem Dach bewegt sich die Luft, der Boden dient gleichzeitig als Eß- und Werktisch. Ist die Flut einmal besonders hoch...

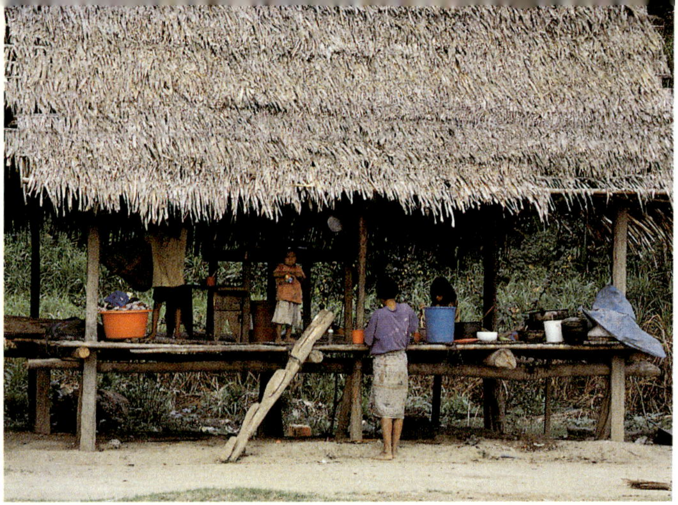

...wird einfach ein „Zwischendeck" eingebaut. Mitte: Wohn-, Arbeits-, Schlaf- und Kinderzimmer, alles in einem und unter einem Dach, das angenehm nach herbem Laub riecht.

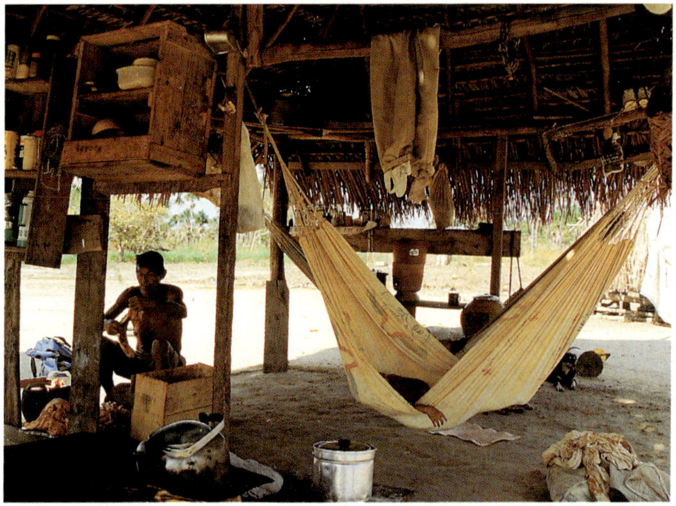

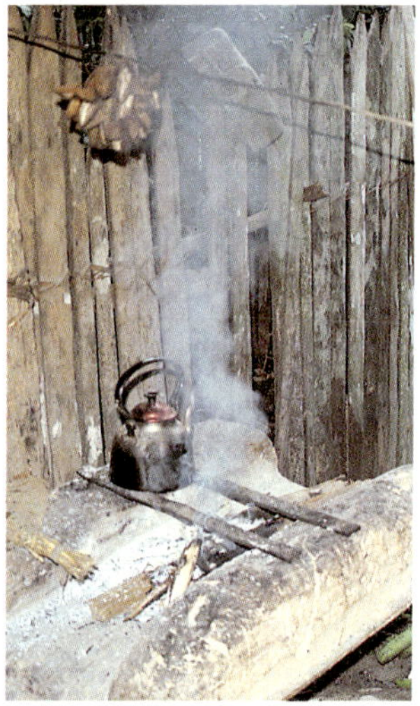

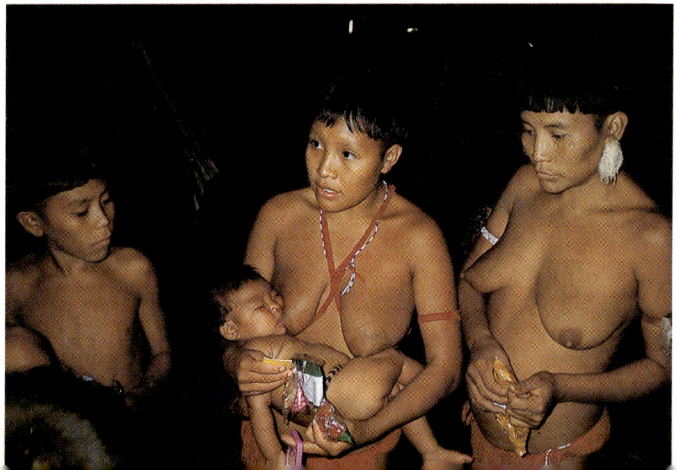

Die Wege der Indianer bleiben ein vielverschlungenes Geheimnis. Auch in einer Siedlung, die nie ein Weißer betreten hat, gibt es die häßlichen Aluminiumtöpfe. Links: Die ersten Forscher wollen Amazonen gesehen haben (deshalb „Amazonas"). Die stets heiteren Yanomami-Frauen erinnern kaum an sie.

wälder bedroht auch unsere Ernährung. Kakao, Vanille, Zimt, Ölpalme, Bananen, Avocados und Mangos sind als Kulturpflanzen nur eine Kopie. Die Originale hängen in dem weitläufigen Museum nördlich und südlich des Amazonas. Befällt nun eine Krankheit oder ein Schädling unsere hochgezüchteten Kulturen, ist der Rückgriff auf das Original der Urpflanze unerläßliche Voraussetzung für deren Bestand. Genau wie die Erforscher des Kosmos mit Sicherheit annehmen, daß es jenseits unseres Sonnensystems viele Planeten geben muß, die unserer Erde ganz ähnlich sind, dürfen die Botaniker davon ausgehen, daß es in den Regenwäldern noch Tausende unbekannte Originale gibt, deren Kopien unsere Ernährung bereichern könnten - vorausgesetzt, sie werden nicht schon vor ihrer ersten Begegnung mit dem Menschen für immer ausgelöscht.

Angesichts der schier unbezwingbaren Überlebenskraft der Regenwaldpflanzen haben sich meine Gedanken oft selbständig gemacht. Meist lag ich dabei physisch ohnmächtig in meiner Hängematte. Je nach Laune des Unterbewußtseins spazierte ich dann mit meinen indianischen Freunden über himmlische Regenbögen und meinte wie sie, daß kein Blatt je verloren geht, sondern jedes einzelne nach seinem Absterben auf immer das Jenseits ziert. Für den Indianer ist der Regenbogen gleichzeitig Abglanz himmlischer Pracht und sichtbarer Beweis für die Wahrheit seines überlieferten Glaubens.

Wieder bei vollem Bewußtsein registrierte ich mit unwillkürlicher Überraschung, wie alles Grün nur darum kämpft, seine Himmelfahrt zu verzögern. Alles Ungemach ihres Umfeldes scheinen die Pflanzen meistern zu können: Stromschnellen, die ihnen den Boden unter den Füßen wegschwemmen wollen, Fluten, die ihre höchsten Blätter erreichen und Urwaldriesen in Unterwasserpflanzen verwandeln. Überwunden werden muß auch die ewige Dämmerung unter den Baumkronen, in der der junge Baum erst einmal 15 Meter emporwachsen muß, bevor er wenigstens ein paar Sonnenstrahlen einfangen kann. Und das alles soll einfach ausgelöscht werden dürfen?

„Schreib keinen Appell für die Erhaltung der Regenwälder. Das findet woanders statt“, sagte mein Verleger beim ersten Vorgespräch.

Ich habe mich darum bemüht. Um so mehr hoffe ich, daß sich nach der weiteren Lektüre solche Appelle erübrigen. Sollte also dieses Buch nicht nur neue Erkenntnisse aus der Pflanzenheilkunde vermitteln, sondern auch Überzeugungen schärfen und zusätzliche Argumente in die Debatte über die Bedeutung der Regenwälder einbringen, sind meine Erwartungen doppelt erfüllt.

Wien, im September 1996

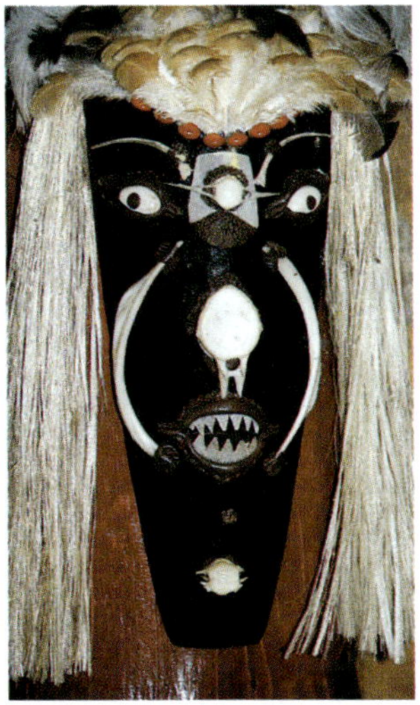

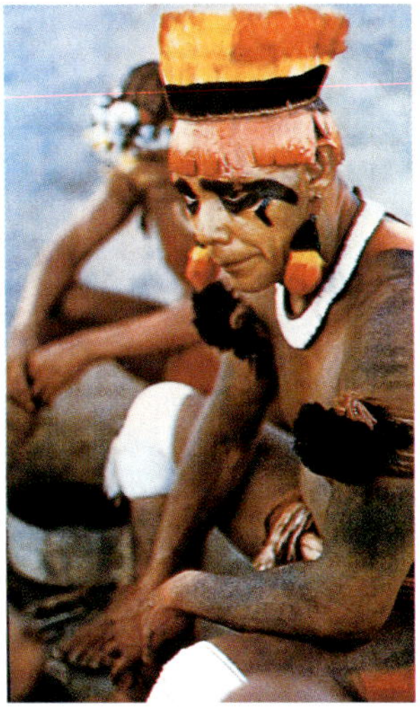

Oben: Kultmaske aus Bast, Tierknochen und Zähnen der gefürchteten Piranhas. Unten: Indianer vom Rio Xingu beim Kultfest.

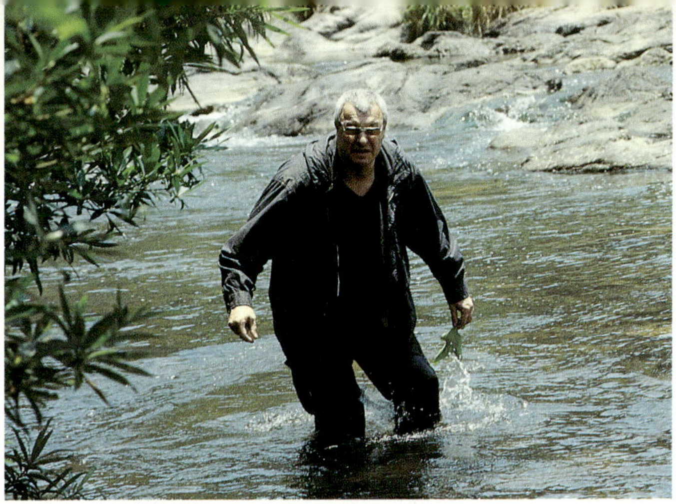

Links: In Gefahr bei Barcelos. Ein Regen im flachen Terrain kann über Nacht Landstriche vom Ausmaß des Bodensees unter Wasser setzen.

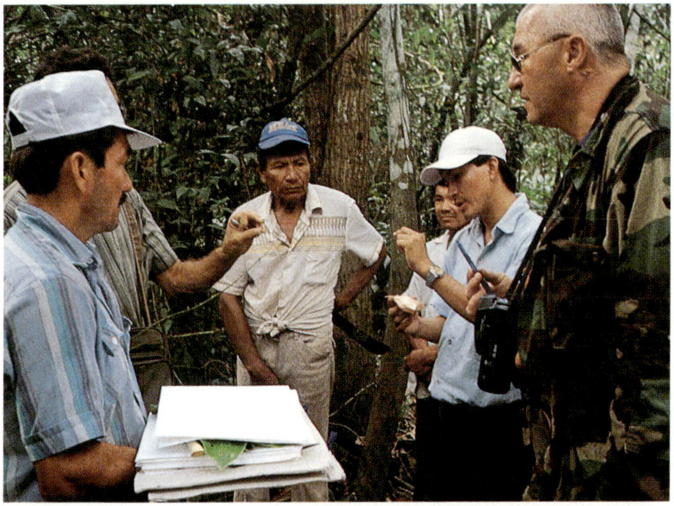

„Workshop" für Pflanzenheilkunde im Dschungel. Eine Staffel von Helfern garantiert den Nachschub des CoD-Tees.

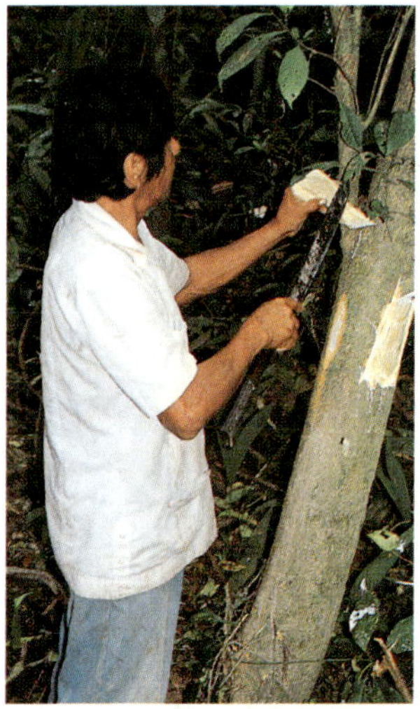

Oben: Bestimmte Baumrinden, Wurzeln, Blätter, Früchte, Gemüse und Fisch - die Gesundheitskost der Indianer.

Der Regenwald ist keine Kornkammer. Unzählige Abenteurer sind in dieser immergrünen Umgebung schon verhungert. Anglerglück beschert also nicht nur eine frische Mahlzeit, sondern ist fester Bestandteil der Überlebensstrategie.

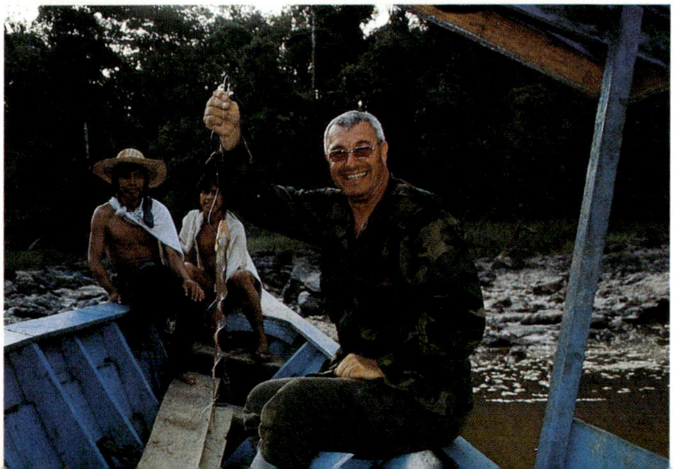

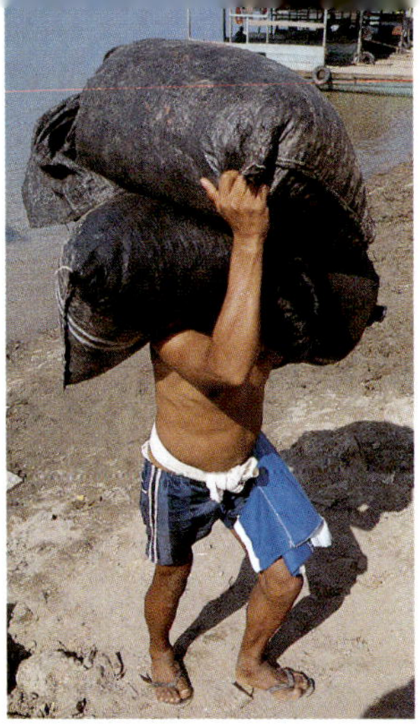

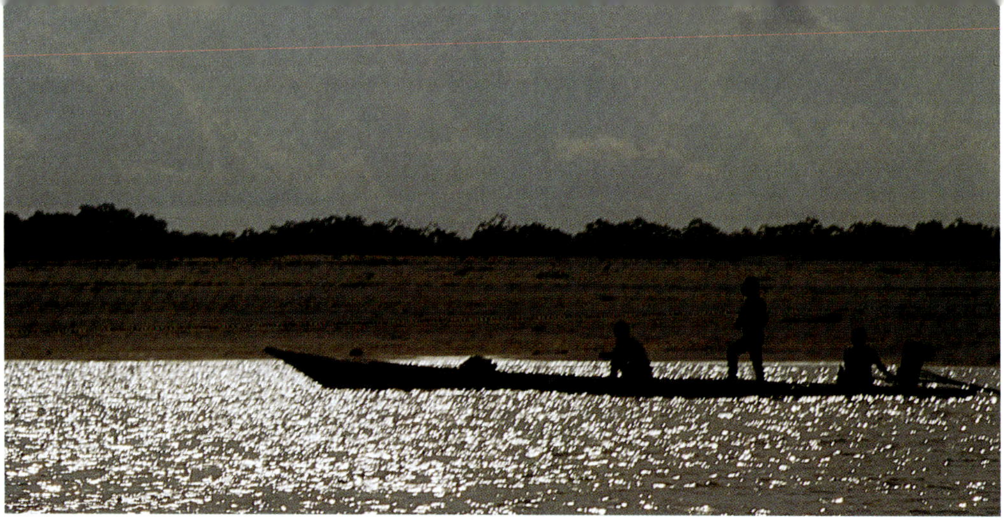

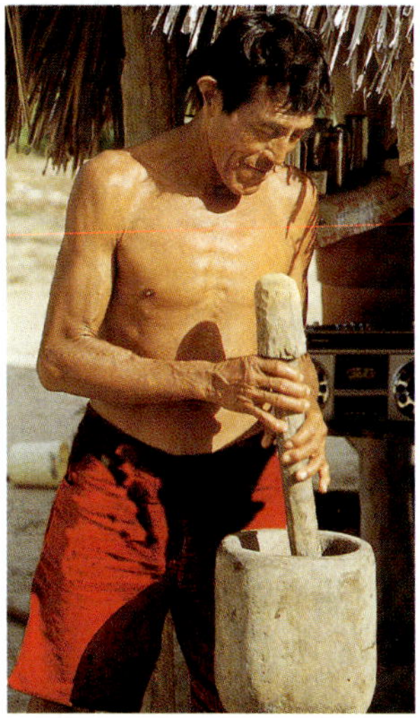

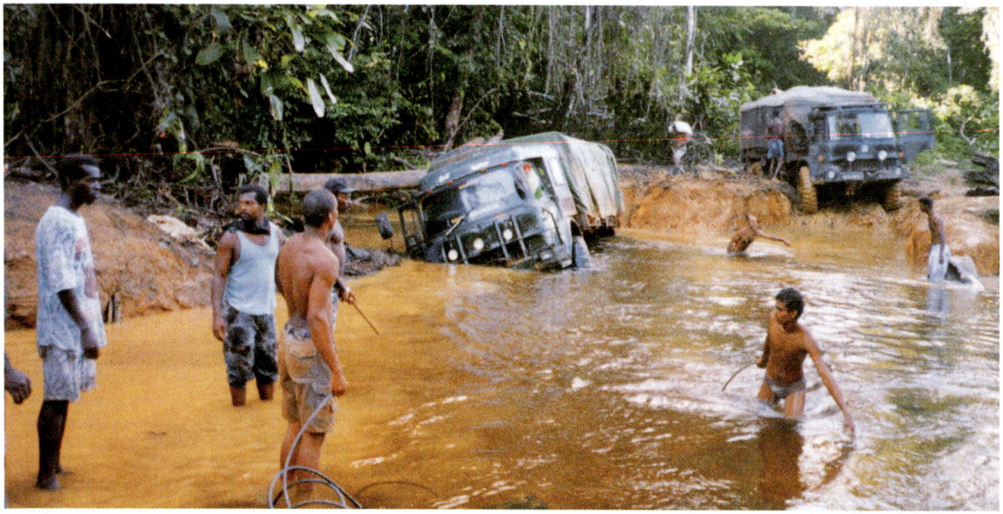

Aktion Nachschub: Die Komponenten des CoD-Tees müssen von den Indianern gesammelt und für den Transport bearbeitet werden. Auf dem Rücken, per Einbaum und schließlich per LKW geht es oft mehr als dreitausend Kilometer bis zum Atlantik.

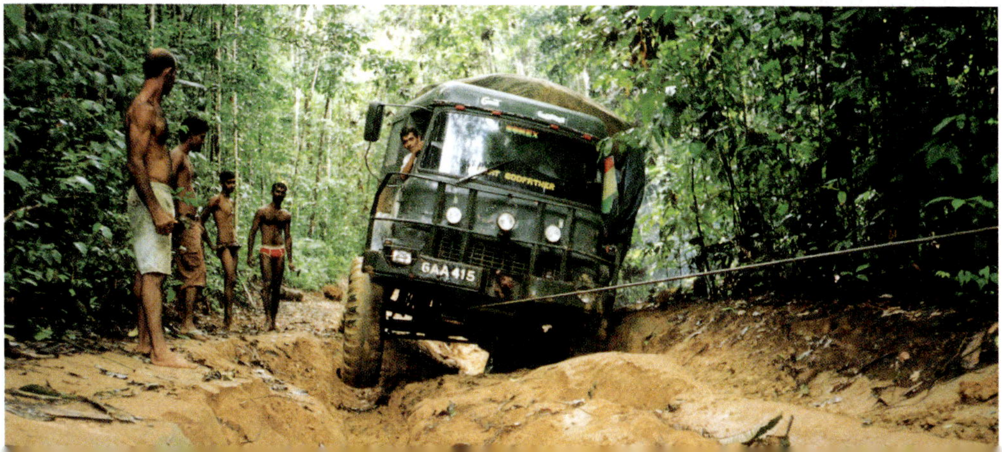

Ein ungewöhnliches Honorar

Die Hüftoperation an dem kleinen Indianerjungen in der Orthopädie der Universitätsklinik von Sao Paulo ging ihrem Ende zu. Dieter, der hospitierende Chirurg aus einem oberbayerischen Tal zwischen Bad Tölz und dem Karwendelgebirge, begann mit dem Wundverschluß. Seine knappen Anweisungen setzten vor dem gepflegten Hintergrund eines bestens ausgestatteten Operationssaals feingliedrige Hände in tausendfach geübte Bewegungen. Die Szene hätte wohl jeden Fernsehregisseur glücklich gemacht.

Was diese Regisseure und wahrscheinlich auch ihr Publikum nicht wissen: Chirurgen und Schwestern reagieren bei solcher Gelegenheit genauso wie alle Menschen, wenn sie die Prüfungen einer Arbeit hinter sich und die Ziellinie unmittelbar vor Augen haben. Der Adrenalinspiegel sinkt, die Nerven geben Entwarnung, Muskeln, die wir nicht beherrschen, machen Feierabend.

In aller Welt fürchten Chirurgen die besonderen Gefahren dieser allgemein nachlassenden Konzentration. Sogenannte Schlampigkeitsfehler oder Human Errors passieren, wenn überhaupt, fast ausschließlich in dieser Operationsphase. Ich selbst bilde mir als Operateur dann manchmal ein, ich sei Pilot, der einen achtstündigen Routineflug über den Atlantik hinter sich hat und dessen Fähigkeit erst jetzt, beim Landeanflug auf New York oder Rio, voll gefordert wird. Ich merkte, daß Dieter ein anderes Mittel einsetzte. Seine Direktiven wurden etwas lauter, fast scharf, und gaben so der Szene eine Dramatik, für die operationstechnisch kein Anlaß bestand, die aber ihn und sein Team für die letzte Routine noch einmal straffte.

Da ich nur operationstechnischer Berater war, kümmerten sich meine Nerven wenig um Dieters Techniken zur Schärfung der Konzentration in der Endphase. Vielmehr spielten sie mit mir Pawlow und Hund. Inmitten chloroformgeschwängerter Isolation roch ich plötzlich herrlich röstfrischen Kaffee, wie er nur in brasilianischen Spitalskantinen serviert wird. Dorthin lenkte ich jetzt meine Schritte. Dieter würde später nachkommen und mir Gesellschaft leisten.

Allein schon wegen dieses herrlichen Getränkes war ich für die Einladung der Brasilianer dankbar, über die Implantation einer von Professor Rainer Kotz, Dieter Uyka und mir entwickelten Kompressionsplatte als operatives Rekonstruktionssystem des Hüftgelenks Vorlesungen zu halten und die Technik zu

Lithographie aus dem Jahre 1830: Seit den ersten Entdeckungsreisen fordert Amazonien das Können der Zeichner.

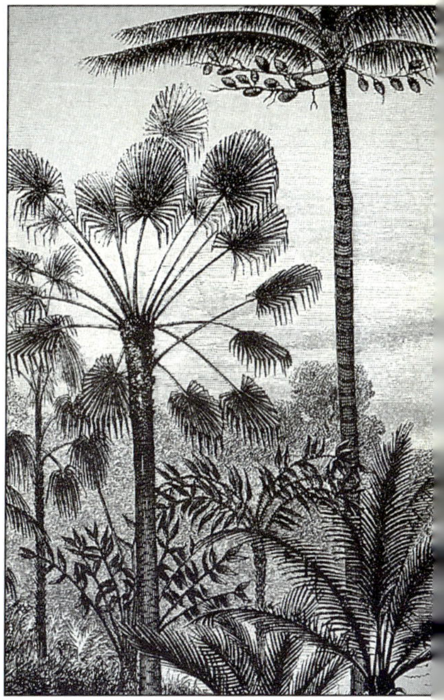

demonstrieren. „Könnten Sie bei den ersten Operationen nach Ihrer Methode nicht vielleicht dabei sein?“ hatte mich einer der Zuhörer in Sao Paulo gefragt, während ich meine Dias und mein Manuskript einpackte.

Meine spontane Zusage belohnte er mit faszinierenden Erlebnisberichten aus erster Hand. Ihnen verdanke ich so manchen Hinweis, der mir die Planung meiner ersten Forschungsreise aufwärts des Amazonas erleichterte und mich heil wieder heimkehren ließ. Damals freilich hätte ich von einer solchen Expedition nicht einmal geträumt.

Ich hatte kaum den Operationssaal verlassen, als mir in gesetzten, aufrechten Schritten ein alter Indianer entgegenkam. Ungeachtet seiner äußerst gewöhnlichen Kleidung - abgerissene Jeans und ein ausgewaschenes Polohemd - strahlte er Würde aus. Zwei kastanienbraune Augen fixierten mich:

„Sind Sie der europäische Doktor?“ Offensichtlich meinte er Dieter, also verneinte ich. Doch der Mann ließ nicht ab. Er fischte mit überlegener Miene einen Zeitungsausschnitt aus seiner Hosentasche und zeigte auf einen Artikel mit meinem Bild, einen Bericht über meinen Vortrag vor knapp zwei Wochen.

„Ich bin gekommen, um zu danken. Der weiße Schamane wird vielen aus unseren Stämmen helfen. Frauen können wieder gehen, Kinder wieder klettern. Deshalb habe ich ein Geschenk mitgebracht.“ Vielleicht sollte an dieser Stelle erwähnt werden, daß asiatische Frauen und Indianerinnen besonders häufig an der angeborenen Hüftdysplasie leiden, gegen die unser Operationssystem entwickelt worden war.

Zu diesen Worten zog mein Gesprächspartner ein Bündel, das ich vorher gar nicht bemerkt hatte, aus seinem Gürtel. Er öffnete sorgfältig die zwei Knoten, mit denen die vier Ecken des Tuches verknüpft waren und reichte mir seinen Inhalt - einige dürre Blätter und Zweige und Bruchstücke einer Baumrinde.

Nun mag ja bekannt sein, daß Ärzte bisweilen die merkwürdigsten Naturalien als Honorar bekommen. So erhielt einmal einer meiner ungarischen Kollegen von seinem Patienten eine Glühlampe für seinen Kühlschrank überreicht. Das Original war kaputtgegangen und Ersatz unter der kommunistischen Mißwirtschaft in ganz Ungarn nicht zu bekommen.

Der Patient hatte dies so nebenbei mitbekommen und so lange Busfahrer aus dem westlichen Ausland vor den Budapester Devisenhotels angesprochen, bis ihm einer für drei Gläser Gänsestopfleber ein Lämpchen aus Wien mitbrachte.

Ich lächelte also den würdigen Alten höflich an, dachte an Ölzweige, Lorbeer und ähnlich symbolhafte Botanik und freute mich ehrlich über diese Geste der Anerkennung. Dabei sah mir der Indianer mit einem forschenden Blick so tief in die Augen, daß ich fast ein schlechtes Gewissen bekam, weil ich nichts bei mir hatte, das als Gegengabe getaugt hätte.

Kurze Zeit später erzählte ich Dieter von meinem neuen Reichtum und zeigte auf die Relikte längst vergangener Blüte, die zwischen meiner Kaffeeschale und der Zuckerdose ein kümmerliches Erscheinungsbild abgaben. Statt mit mir mitzulachen, prüfte Dieter Blätter und Rinden wie ein Amsterdamer Diamantenschleifer einen besonders seltenen Stein und verwirrte mich mit der Frage: „Wie hast du reagiert? Denk scharf nach, es ist wirklich ganz wichtig."

Der böse Blick

Ich erzählte ihm wahrheitsgemäß, daß ich zunächst etwas verblüfft war, mich am Ende jedoch sehr gefreut hätte und dies auch zeigte.

„Meinst du, er hat das so registriert?"

„Sicher, er fixierte mich dabei die ganze Zeit, so als ob ich eine falsche Banknote unter einem Bündel von echten wäre."

„Ganz klar", sagte Dieter. „Er wollte wissen, ob du den bösen Blick hast."

„Den bitte was?"

„Den bösen Blick! Das ist nicht ganz einfach zu erklären, aber ich will es versuchen. Die Indianer glauben, daß Habgier und Neid die Wurzel von Mord, Totschlag und allem Übel ist. Krankheiten in unserem Sinn kennen sie nicht. Wenn also einer darniederliegt, ohne daß er eine erkennbare Wunde hat, dann glauben sie, daß ihn der böse Blick getroffen hat. Ich habe das oft bei ihnen beobachtet. In meinem Haus machen drei Mestizinnen sauber. Nicht, daß ich mir drei Putzfrauen leisten könnte oder daß ich gar soviel Dreck machte. Nein. Nur eine von ihnen ist angestellt und natürlich bezahle ich nur sie. Doch scheinbar fanden ihre zwei Freundinnen keine Arbeit."

Dieter beugte sich vor, um seinen Worten noch mehr Gewicht zu geben:

„Und jetzt nehmen wir einmal an, eine der beiden würde das Lohngeld bei der dritten, die eigentlich meine Putzfrau ist, sehen und nur für eine Sekunde denken: ‚Das will ich!' Diesen vielleicht nur für den Bruchteil einer Sekunde gedachten Gedanken würden die Indianer sofort aufspüren. Er wäre der böse Blick. Also hat meine Putzfrau, wohl mehr vorbeugend als aus Edelmut, gleich gefragt, ob ihre Freundinnen auch arbeiten dürften. Man würde sich den Lohn für eine durch drei teilen.

Ich gebe dir noch ein anderes Beispiel: Ich fuhr mindestens einmal im Monat in ein Indianerdorf, gar nicht weit von Manaus, um meine Sprachkenntnisse zu verbessern. Natürlich habe ich mich mit einigen besonders angefreundet, denen ich dann auch immer wieder Geschenke brachte. Ihre Freude war jedesmal unbeschreiblich. Und doch mußte ich schon beim nächsten Besuch feststellen, daß sie die Sachen inzwischen weitergeschenkt hatten. Erst viel später erfuhr ich vom Schamanen, der böse Blick sei im Spiel gewesen.

Von da an brachte ich bei meinen Besuchen immer hundert Kleinigkeiten mit. Nie etwas Besonderes, aber immer für jeden etwas. Und ich merkte, so mache ich mehr Freude. Was Arbeit und Lohn ist, haben also meine Mestizinnen hier in der Stadt gelernt. Doch die Angst vor dem bösen Blick haben sie von ihren

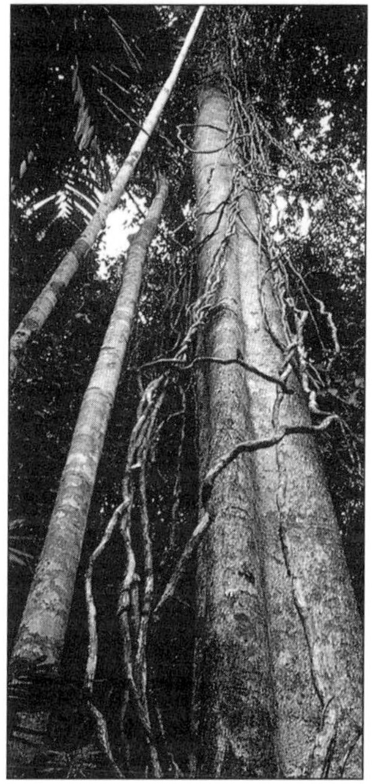

Die Lianenstämme haben ganz unterschiedliche Wachstumsformen. Die einen sind glatt wie Wasserrohre, die anderen rauh und verflochten wie Seile.

Eltern unauslöschbar übernommen. Sie ist so groß, daß sich Schwangere vor anderen Frauen manchmal wochenlang versteckt halten, damit sie nicht der böse Blick trifft und ihr Kind unter seinem bösen Zauber behindert zur Welt kommt."

„Und wenn ein Kind behindert zur Welt kommt?" fragte ich mit einem furchtbaren Verdacht, der sich sogleich bestätigte.

„Wird es sofort nach der Geburt gründlich untersucht. Und wenn es lebensunfähig ist - dafür genügt beim Überlebenskampf im Regenwald schon eine gar nicht so gravierende Behinderung - wird es in ein Blätterbündel gewickelt und dem Urwald übergeben. Stunden später ist es weg. Für die Indianer ist dies eine traurige, aber notwendige Selbstverständlichkeit, übrigens genauso wie für unsere Vorfahren in Europa vor 15.000 Jahren.

Ich weiß nicht, ob ich dir schon von dem italienischen Missionar, oben an der Mündung des Orinoco in den Amazonas, erzählt habe. Der hat, ich glaube es war 1968, heimlich versucht, so einen Säugling zu retten. Kurz darauf waren beide spurlos verschwunden. Offensichtlich haben Krieger das mitbekommen und ihn und das Kind getötet aus Angst, der böse Blick würde jedes gesunde Kind treffen, mit dem das behinderte beim Spielen und Klettern natürlich nicht mithalten könnte. Hier erleben wir den bösen Blick als Reglement zur Selbsterhaltung eines Stammes, ja der Art, weil sich ja so nur Gesunde fortpflanzen können."

Mehr wollte ich davon gar nicht hören, der Tag war sowieso anstrengend genug gewesen. Deshalb sagte ich leichthin: „Also den bösen Blick hatte ich sicher nicht, als mir der Alte dieses Unkraut überreichte."

Scheinbar war das der Tag der prüfenden Blicke. Schon wieder traf mich einer, diesmal jedoch von Dieter. Dazu sagte er im eindringlichen Ton eines Fußballtrainers, der seinem Stürmer zum hundertsten Mal erklärt, wie man einer Abseitsfalle des Gegners ausweicht:

„Vielleicht hättest du ihn gehabt, wenn du gewußt hättest, welche Schätze der Alte dir da überlassen hat. Wenn ich mich nicht täusche, und ich glaube, ich täusche mich nicht, würde so mancher verdiente Professor in diesem Land beim Anblick dessen, was du als Unkraut bezeichnest, die fiebrigen Augen eines fündig gewordenen Goldsuchers bekommen. Das sind Heilkräuter, mein Lieber. Abenteurer und gemeingefährliche Halbgebildete dringen in die dunkelsten Ecken des Regenwaldes vor, um etwas über sie zu erfahren. Sie jagen die Schamanen wie ein seltenes Wild, um ihnen ihr Wissen darüber herauszupressen. Nicht erst einer dieser Medizinmänner ist deshalb gefoltert, wenn nicht gar getötet worden."

Meine Müdigkeit von den Strapazen des Tages war wie weggeflogen.

„Was heilt man damit?" fragte ich und bedeutete der Serviererin, noch zwei Kaffee zu bringen.

„Also, was man mit diesen Kräutern heilen kann, vermag ich nicht zu sagen.

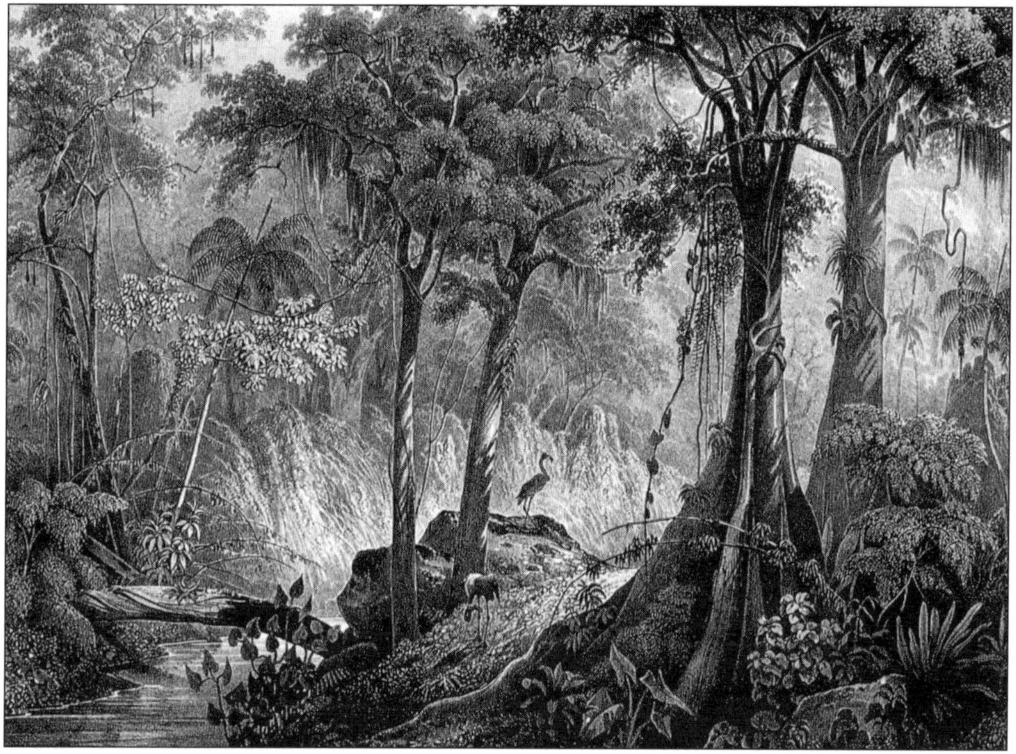

Lithographie aus „Voyage pittoresque dans le Brésil“, dem Tafelwerk eines Pariser Künstlers aus dem Jahr 1827.

Ich kenne sie nicht einmal. Aber nimm zum Beispiel das Regenwaldfieber. Im Hospital von Manaus hatte ich damit zu tun. Da kommen Leute aus dem Urwald, Händler, Indianerkundschafter, Abenteurer, Missionare, was weiß ich. Sie werden mit Fieber eingeliefert und du fragst sie: ‚Tut etwas weh?' Und sie sagen: ‚Nein.' Zuerst glaubst du, sie hätten Malaria. Du untersuchst sie, aber du findest nichts. Du bombardierst sie mit Antibiotika. Wenn du Glück hast, geht das Fieber zurück. Aber dein Patient ist so müde, daß er kaum den Arm heben kann. Sein Blutbild zeigt dir, daß das Immunsystem völlig flach liegt. Inzwischen ist dein Patient nur noch Haut und Knochen und langsam stirbt er.“

„Schrecklich, das klingt ja wie Aids“, sagte ich.

„Ja, aber es ist nicht Aids. Irgendwo im Organismus löst ein Virus das Drama aus. Seit Jahren wird fieberhaft daran gearbeitet, es zu identifizieren, aber wir finden es nicht. Und jedesmal, wenn du für ein neues Opfer den Totenschein ausfüllst, bist du versucht, in die vorgedruckte Zeile für die Todesursache ein Fragezeichen zu setzen. Ich könnte mir denken, daß auch Richard Spruce davon

Der britische Forscher Richard Spruce. 17Jahre suchte er in Amazonien nach unbekannten Arten. Er entdeckte über 7000.

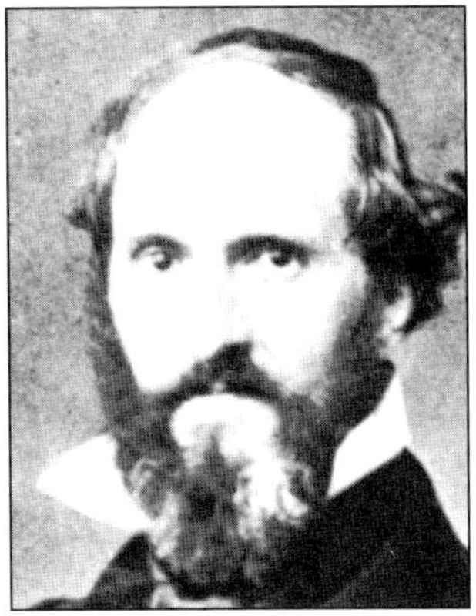

infiziert war. Er schleppte die Krankheit den Rest seines Lebens mit sich herum, und man wußte von ihr in Europa nur, daß es nicht Malaria war."

Richard Spruce Mitte des 19. Jahrhunderts einer der drei prominentesten britischen Naturforscher. Er kam 32jährig ins Amazonasgebiet und blieb 17 Jahre lang. Immer wieder fuhr er den Amazonas hinauf und hinab und sammelte Pflanzen. Waren sie für die Wissenschaft neu, honorierte das Britische Museum in London den Fund mit einigen Pennies. Am Ende hatte Spruce über 7000 bis dahin unbekannte, wichtige Pflanzenarten entdeckt.

Schwer vom Fieber gezeichnet, durfte er die restlichen 20 Jahre seines Lebens von einer bescheidenen Rente in zwei kleinen Kammern im heimatlichen Yorkshire leben. Die Regenwaldkrankheit hatte ihn so geschwächt, daß er nicht länger als ein paar Minuten aufrecht umhergehen und höchstens eine halbe Stunde im Bett sitzen konnte. Doch mit eisernem Willen vollendete er ein 600-Seiten-Buch über seine Arbeit am Amazonas, das heute noch als naturhistorisches Standardwerk zählt.

„Offensichtlich hatte Spruce ein besonders widerstandsfähiges Immunsystem. Ich glaube, ich habe, wenn überhaupt, nur ein einziges Mal erlebt, daß ein Mensch vom Regenwaldfieber geheilt werden konnte", fuhr Dieter fort.

„Damals war ich wieder einmal in meinem Indianerdorf nördlich von Manaus. Es hieß, mein Freund Raimondo sei vom bösen Blick getroffen worden. Also war für mich klar, er war krank. Ich ging in seine Hütte, um mich mit ihm zu unterhalten. Er aber drehte sich abweisend zur anderen Seite. Da sah ich, daß Raimondo in den drei, vier Wochen seit meinem letzten Besuch total abgemagert war. Offensichtlich fieberte er heftig. Ich vermute, er hatte die Regenwaldkrankheit. Etwas abseits waren einige Indianer unter Anleitung des Schamanen beschäftigt, Baumrinden zu Staub zu zerreiben, den sie sorgfältig in einer Kürbisschale neben dem Feuer sammelten und der wie Kaffeepulver aussah. Die Körpersprache jedes einzelnen sagte mir deutlich, daß ich nicht willkommen war. Um nicht in Ungnade zu fallen, täuschte ich in den nächsten Tagen besonderen Fleiß bei meinen Sprachübungen vor und tat so, als ob ich Raimondo nie in meinem Leben begegnet wäre. Vor meiner Rückreise nach Manaus ging ich aber dann doch noch einmal in das improvisierte Krankenrevier. Raimondo war nicht ansprechbar. Neben seiner Hängematte stand die Kürbisschale, die ich Tage zuvor an der Feuerstelle gesehen hatte. Sie enthielt jetzt eine schwarzbraune Flüssigkeit, auf deren Oberfläche weißliche Schaumwolken schwammen. Offensichtlich hatte man meinen Raimondo damit behandelt. Ob ich wohl meine ärztliche Hilfe anbieten sollte? Schnell verwarf ich diesen Gedanken. Wie hätte ich mit meinen Tabletten und Spritzen hier mehr Erfolg haben sollen als auf meiner Station in Manaus. Beim nächsten Besuch stellte ich erleichtert fest, daß ich richtig gehandelt hatte. Gleich nach meiner Ankunft kam mir

Raimondo entgegen. Etwas schwach auf den Beinen zwar, aber lachend. Bei der ersten Gelegenheit fragte ich ihn, was ihn wieder gesund gemacht hätte. Er formte seine beiden Hände zu einer Schale, führte sie zum Mund und sagte ‚Tschipo'. Das ist eine bestimmte Liane, die bis zu 100 Meter lang werden kann und von den Indianern als Seil verwendet wird. Das dunkle Getränk konnte aber unmöglich aus Siede gebraut worden sein, das die Farbe eines völlig ausgetrockneten Spargels hat. Vielleicht stammte der weiße Schaum in der Kürbisschale von der Pflanze, ich weiß es nicht. Ich weiß nur, daß Raimondo offensichtlich wieder völlig gesund war."

„Hast du nicht mit dem Schamanen darüber gesprochen?" fragte ich Dieter und bestellte eine dritte Runde Kaffee.

„Hätte ich schon gern, aber er war nicht da. Zumindest konnte ich ihn nirgendwo sehen."

„Na ja, aber bei deinem darauffolgenden Besuch."

„Gab es keinen mehr. Ich bin wohl wieder hingefahren in das Dorf, diesmal mit einer besonders großzügigen Ladung von Geschenken. Aber es war nicht mehr da. Die Indianer waren weitergezogen und ich konnte sie trotz mehrfacher Suche nicht finden. Ich vermute, der Schamane hat sie dazu veranlaßt. Es muß etwas mit mir zu tun gehabt haben, denn fast alle meine Geschenke von früher lagen fein säuberlich dort im Sand, wo vor kurzem noch die Feuerstelle war. Ich lese dies auch heute noch als Botschaft, die ich nur so interpretieren kann: ‚Wir wollen mit dir nichts mehr zu tun haben.' Aber ich komme nicht darauf, welchen Fehler ich damals gemacht haben könnte. Ich habe zwei Jahre gebraucht, um das Vertrauen dieser Indianer zu gewinnen und irgend etwas oder irgendwer hat es in Stunden zerstört. Sollte ich selbst es gewesen sein, wüßte ich nicht, wie oder wodurch."

An dieser Stelle machte Dieter eine Pause als ob er seinen Freunden und Sprachlehrern nachtrauerte, und ich zerbrach mir den Kopf, was die Ursache für das Verschwinden eines ganzen Indianerdorfes gewesen sein könnte. Als ob ich Greenhorn eine plausible Antwort auf eine Frage finden könnte, über die Dieter seit Jahren nachdachte.

Schließlich fragte ich: „Und was soll ich jetzt mit den Heilkräutern machen, falls es überhaupt welche sind?"

„Ich würde sagen, wir fragen den Alten. Wahrscheinlich wird er ja morgen wieder hierher kommen, um unseren jungen Patienten zu besuchen."

Ein Tee mit durchschlagender Wirkung

Die Tage kamen und gingen, meine Abreise rückte näher, aber der Alte zeigte sich nicht. Schließlich schlug Dieter vor: „In deinem Hotel kannst du mit deinen Kräutern nichts machen. Warum kommst du also nicht heute abend zu mir und wir machen uns aus deinem Schatz einen Tee. Ich habe bei genauerem Hinsehen festgestellt, daß du Blätter von drei verschiedenen Pflanzen hast. Das andere ist eine Baumrinde. Von jedem etwas

Blüte des Fieberrindenbaums, aus dem Chinin gewonnen wird. Damit retteten Indianer dem britischen Forscher Richard Spruce das Leben.

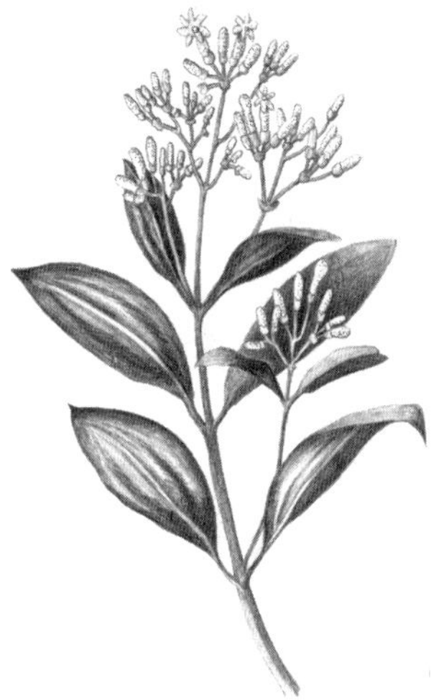

müßte also die richtige Rezeptur ergeben. Sterben werden wir ja wohl nicht gleich daran."

Ich war da nicht so sicher. Dieter aber lachte nur, ließ nicht unerwähnt, daß er schließlich neben Medizin auch Pharmazie studiert habe und schon wisse, was er tue. Danach schätzte ich das Risiko eines Doppelselbstmords geringer ein, und Stunden später fanden wir uns in seiner Küche vor einem Topf kochenden Wassers. Seine drei Putzfrauen saßen derweil wie aufgefädelt vor der Flimmerkiste im Wohnzimmer.

„Frag sie doch", schlug ich vor. „Vielleicht wissen die über die Kräuter Bescheid."

„Unmöglich. Für die bin ich ein weißer Schamane mit großer Zauberkraft. Sollte ich eine solche Frage an sie richten, würden sie jeden Respekt vor mir verlieren oder, schlimmer noch, mehr Lohn verlangen."

„Aber wie willst du wissen, wieviel du wovon für deinen Tee nehmen sollst?" ließ ich nicht locker.

„Ich bitte dich, ein bißchen mehr oder weniger von dem einen oder anderen wird schon nichts ausmachen."

Mit diesen Worten nahm Dieter eine große Portion von den dunkelbraunen Blättern, halbierte den Vorrat an weniger dunkelbraunen und rundete die beiden Sorten mit einer Handvoll ausgesprochen hellbrauner ab. Danach nahm er ein Brett, stemmte eine Küchenreibe dagegen und wetzte das Bruchstück der Baumrinde daran. Es klang, als ob in

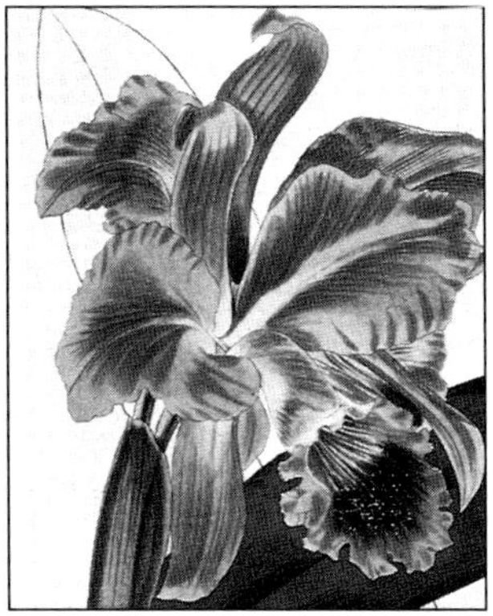

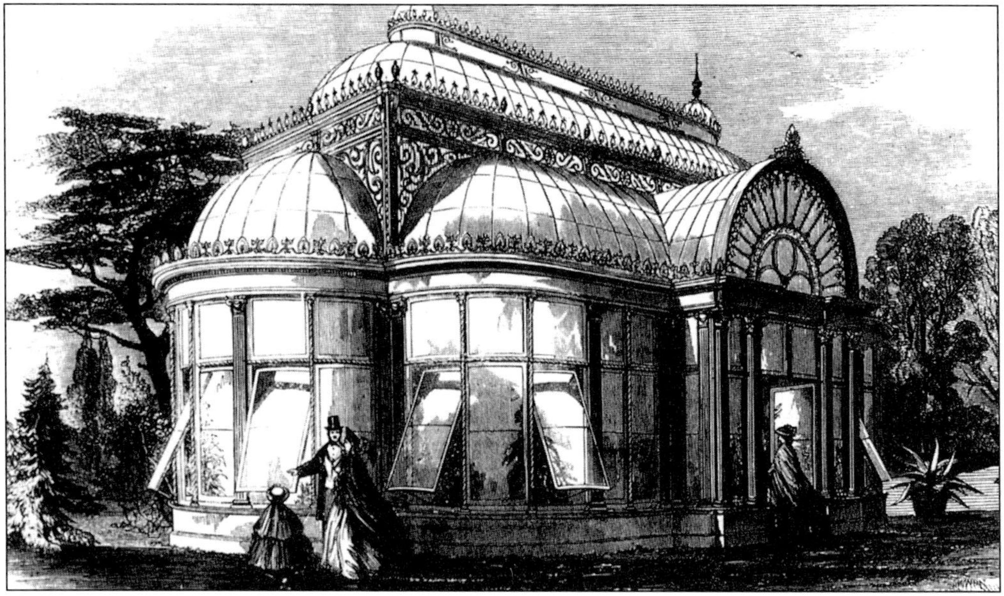

Die Orchidee im Knopfloch wurde in der feinen englischen Gesellschaft um 1900 zum Statussymbol. Dächer und Terrassen waren gekrönt von mächtigen Wintergärten, die Dschungelatmosphäre vermitteln sollten. Architekten, die in diesem Trend lagen, verdienten ein Vermögen.

einer Schmiede blanker Stahl zurechtgefeilt würde. Nach mehreren Minuten hatte Dieter dem Ganzen gerade soviel abgerungen, daß es für eine zarte Prise Rindenstaub reichte. Die strich er mit dem Zeigefinger von dem Brett in das kochende Wasser. Ich wurde den Verdacht nicht los, daß die zurückhaltende Dosierung der letzten Beigabe weniger mit der sprichwörtlichen Vorsicht der Pharmazeuten als mit der unglaublichen Härte der Rinde zu tun hatte, die um jedes ihrer Moleküle ziemlich erfolgreich gekämpft hatte.

„Wie lange willst du das Ganze jetzt kochen lassen?" fragte ich.

Dieter ließ sich nicht beirren, holte eine Flasche Rioja hervor und verblüffte mich mit einer Zeitangabe, die an Präzision nichts zu wünschen übrig ließ: „Bis die hier leer ist."

Ermattet von der Wirkung des Rotweins tranken wir schließlich den ersten Schluck von der Brühe, die Dieter Tee nannte und die inzwischen den Farbton einer Suppe aus neun Teilen Maggi und einem Teil Wasser angenommen hatte.

Meine Geschmackspapillen, eben noch verwöhnt vom weichen Samt des spanischen Rotweins, schlugen beim ersten Kontakt mit der Flüssigkeit im Nervenzentrum Alarm und dieses befahl ‚sofort ausspucken'. Da aber mein Gegenüber das Zeug herunterwürgte, tat ich meinen Reflexen Gewalt an und schluckte. Diese Szene wiederholte sich mehrmals. Nach vielleicht zehn Minuten sagte Dieter:

„Spürst du's? Er macht munter!"

Und plötzlich spürte ich es. Im Laufschritt durchquerte ich die Küche, hatte keine Zeit für die Zurufe der drei Putzfrauen im Wohnzimmer und rettete mich in das kleinste Zimmer des Hauses, um mich die nächste Viertelstunde von einem heftigen aber schmerzlosen Durchfall zu befreien. Vor der Tür wechselten Dieters rührend besorgte Fragen nach meinem Befinden plötzlich in eine Schärfe, die zwischen uns nicht üblich war: „Ich muß da rein!" forderte er im Tonfall eines Okkupanten.

Sogleich folgte ein neuerlicher Stimmungswandel: „Brauchst du noch lange?" weinte er jetzt wie ein Kind beim Zahnarzt.

Kein Zweifel, der Pflanzensud wirkte bei Dieter anders als bei mir. „Er muß ihn berauscht haben", dachte ich. Er war nicht mehr imstande, ein vernünftiges Gespräch zu führen. Auf mein langgezogenes „Jaaa" reagierte er mit einer heftigen Sehnsucht nach frischem Grün: „Ich muß in den Garten."

Das sagte er aber nicht wie einer, dem nach Müßiggang zwischen Lilien und Rosen ist, sondern wie einer, der in letzter Minute einen fatalen Justizirrtum mit tödlichem Ausgang verhindern muß.

Drei Wochen später erreichte mich in Santos, wo ich inzwischen gelandet war, folgendes Telegramm: „Gruß vom alten Mann. Stop. Empfehle dringend Kommen nach Sao Paulo vor Rückkehr Europa, Stop. Dieter."

Als ich wenig später im Flugzeug nach Sao Paulo saß, wußte ich nicht, daß diese Episode, in Teilen reif für einen

Daß Extrakte der Catharanthus roseus, des „Rosaroten Immergrüns", gegen Blutkrebs helfen, wurde 1962 entdeckt.

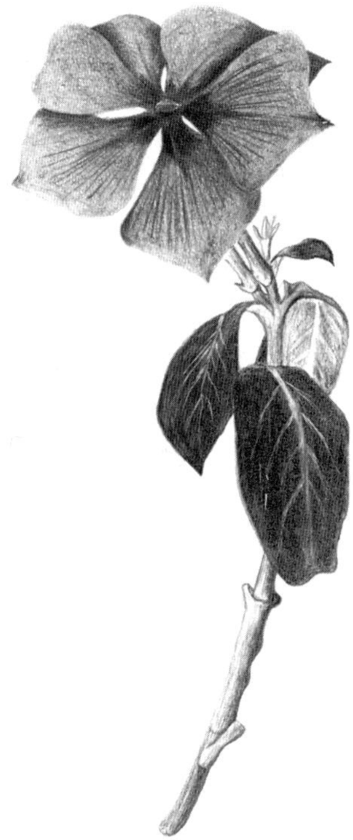

Bauernschwank aus Dieters bayerischer Heimat, meine nächsten Lebensjahre entscheidend verändern würde. Sie sollte mich in die entferntesten Winkel des Amazonasgebietes bringen, wofür ich der Fügung ebenso danke wie für die Fortschritte, die wir als Team beim Technologietransfer des Heilwissens der Schamanen des Regenwaldes nach Europa machen konnten.

Bis dato verdanken mehr als 1.600 Terminalpatienten mit Kopftumor, Kehlkopfkrebs, Lungenkrebs, Magen-, Blasen- und Darmkrebs, Prostata- und Gebärmutterkrebs diesem Transfer eine deutliche Lebensverlängerung verbunden mit einer Lebensqualität, die sich von der Gesunder kaum unterscheidet. Nur der notorische Mangel an finanziellen Mitteln, der schon mehrfach die Fortführung des Programmes in Frage stellte, ist ein wirkliches Problem. Im Unterschied zu den meisten meiner Forscherkollegen muß ich mich gleichzeitig mit der schrecklichen Verantwortung eines ‚Abteilungschef Einkauf und Import' abquälen.

1.600 Patienten müssen mit monatlich 1.600 Kilogramm Tee versorgt werden. Für die Lieferung müssen die Indi-

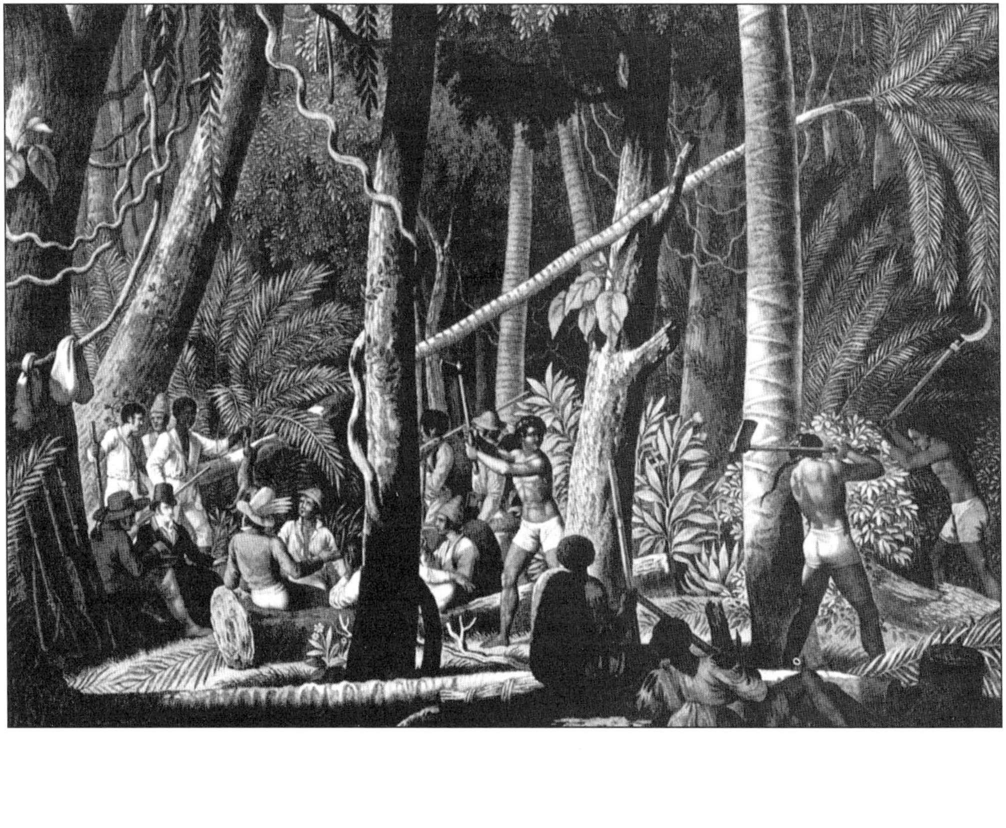

Prinz Maximilian zu Wied-Neuwied auf Brasilien-Expedition. Kupferstich aus dem Jahr 1815.

aner des Regenwaldes pünktlich bar bezahlt werden. Zahlungsziele, Schecks oder Wechsel kennen sie nicht. Ja, es war sogar notwendig, ihnen zu erklären, was Arbeit ist, da sie dafür kein Wort und davon keinen Begriff haben.

Pater Stipe, ein Missionar aus Dalmatien, hat mir dabei unschätzbare Dienste erwiesen. Er war der festen Überzeugung, daß es für die Indianer das beste sei, mit der Außenwelt nicht in Kontakt zu kommen, hatte sich aber nach Jahren des Zweifelns zu der Erkenntnis durchgerungen, daß diese Kontakte nicht zu verhindern sind. Nur diese Erkenntnis ermöglichte es ihm, seiner Mission nachzukommen. Er folgerte weiter, daß die Indianer auf diese Kontakte bestmöglich vorbereitet werden müßten.

„Hier sind sie uns in allen Anforderungen des täglichen Lebens überlegen. Sie sehen besser als wir, sie hören besser als wir, sie können augenblicklich feststellen, was eine um einen Baum geschlungene Liane ist, an der man sich festhalten kann, und was eine Schlange ist, die für uns zunächst genauso aussieht, auf jede Berührungen aber höchst feindselig reagieren würde. Sie wissen, wo ein Fluß überquert werden darf und wo nicht, weil da vielleicht Piranhas lauern könnten, sie wissen, ob eine bestimmte Stromschnelle dich trägt oder verschluckt. Und doch ziehen sie jedesmal den Kürzeren, wenn sie sich mit welchen von uns, mit Gringos also, einlassen. Die Folge ist, daß sie den Gringos in allem mißtrauen, daß sie sie hassen und auch töten und dafür wiederum gehaßt und getötet werden."

Pater Stipe war zu der Überzeugung gekommen, daß es ‚seinen' Indianern beim früher oder später unvermeidlichen Kontakt mit der Außenwelt von Nutzen sein könnte, wenn sie einen Begriff von Arbeit hätten. Er ließ sie Holz hacken. Nie würden sie das länger als eine Stunde tun, aber immerhin. Für die getane Arbeit erhielten sie dann einen Lippenstift für ihre Kriegsbemalung oder eine Rolle Pfefferminzbonbons oder sonst irgendeine Anerkennung. Nach und nach entwickelten sie so einen vagen Begriff von den Zusammenhängen zwischen Arbeit und Lohn.

Für mich und die Patienten in Europa war dieses Wirken Pater Stipes ein Segen. Ich fragte die Indianer, was sie brauchten, und erklärte ihnen, welche Pflanzen in welchen Mengen sie für mich bis zu welchem Mond sammeln müßten. So kann man sich vorstellen, daß die Zahlung auch am Liefertag erfolgen muß.

Abgesehen vom pünktlichen Zahlungsverkehr mit den Indianern müssen weitverzweigte Nachschubwege nach einem komplizierten System regelmäßig geschmiert werden. Am schwersten aber fallen die Transportkosten ins Gewicht. Die Pflanzen müssen per Luftfracht nach Europa geholt werden, weil sie auf dem Seeweg verschimmeln würden. Daß der Nachschub all diesen Hürden zum Trotz bisher immer rechtzeitig eintraf, erscheint mir bei jedem Rückblick aufs neue als Wunder.

Prinz Maximilian zu Wied-Neuwied, ein glühender Verehrer Alexander von Humboldts, erkundete von 1815 bis 1817 das damals noch nicht erschlossene Hinterland der Küsten Brasiliens. Seine Berichte über die Indianer zeichnen sich durch eine für damalige Verhältnisse erstaunliche Objektivität aus.

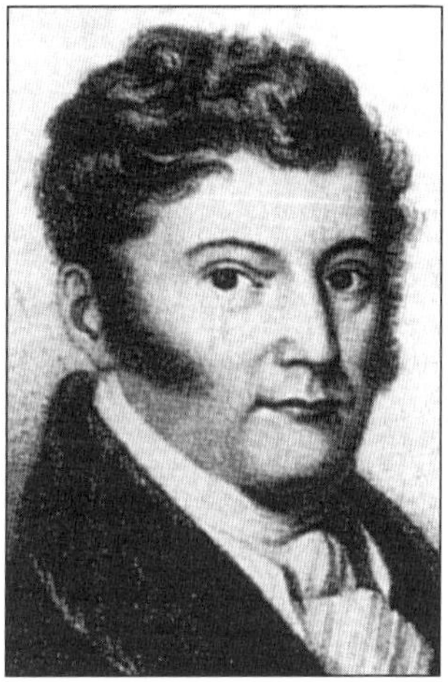

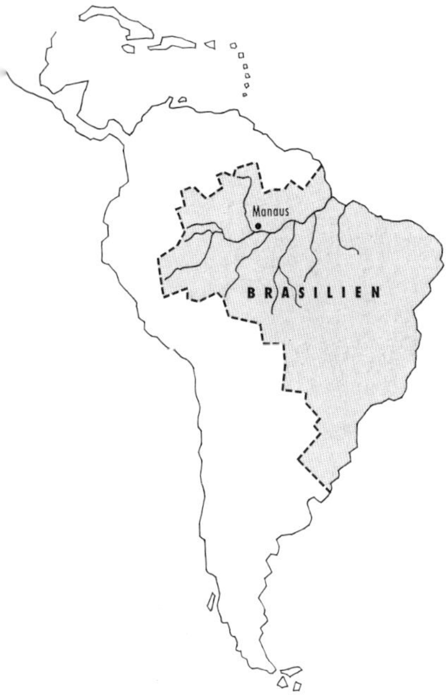

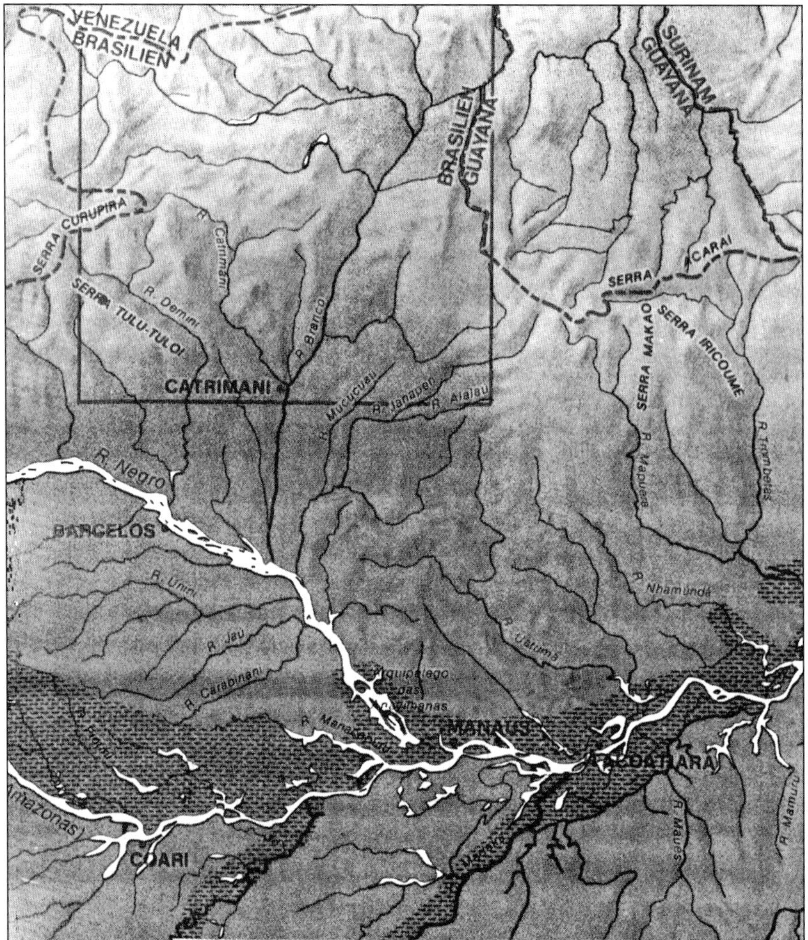

Amazonien: Terra cognita et incognita. Ursprünglich floß der Strom nach Westen. Bei der Teilung des südlichen Urkontinents entstand mit den Anden ein unüberwindliches Hindernis. Also mußte der Fluß „umkehren". Seither fließt er nach Osten.

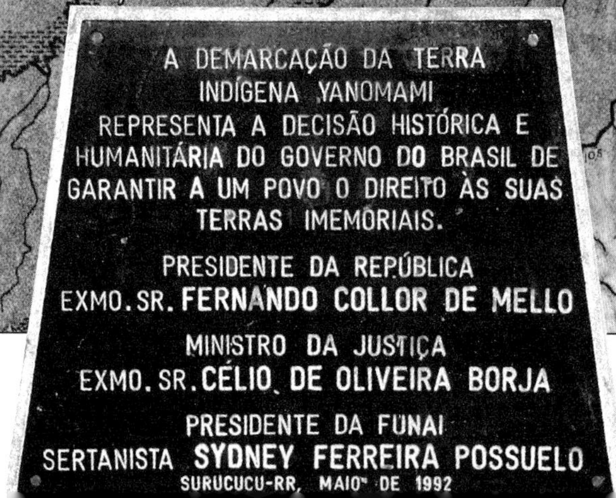

Ein Stein mit einer Bronzetafel markiert die grüne Grenze auf dem Weg in das Land der Yanomami.

Rendezvous im Dschungel

Da saß ich also im Flugzeug von Santos nach Sao Paulo und las zum vierten oder fünften Mal das Telegramm von Dieter. War es ein Hilferuf, war irgend etwas nach der Hüftoperation an dem Indianerjungen im Resultat nicht so, wie zu erwarten? Dagegen sprach die Textstelle „Gruß vom alten Mann".

Vor meiner Weiterreise hatten Dieter und ich täglich im Hospital nach ihm Ausschau gehalten. Mein Abflugtermin war immer näher gerückt, doch der Alte blieb spurlos verschwunden. Auf Dieters Fragen hatte sein kleiner Patient nur erklärt, „Katunka kommt wieder", und auf sein bohrendes „Wann?" nur stereotyp wiederholt: „Katunka kommt wieder." Ich hatte vorgeschlagen, nach Katunka zu forschen, beim Pförtner des Hospitals, bei der Indianermission oder sonstwo in der Stadt. Dieter hatte diesen Nachforschungen keine Chance gegeben: „Mit dem Namen Katunka kannst du überhaupt nichts anfangen. Mit Sicherheit ist das nicht der richtige Name des Alten, sondern bloß eine spontane Eingebung des Jungen. Man nennt Indianer nämlich nicht bei ihrem richtigen Namen, der ist quasi Teil ihrer Seele und bleibt unausgesprochen." Schließlich wollte ich auf eigene Faust Nachforschungen anstellen, da aber war Dieter richtig heftig geworden: „Laß das! Wenn der Alte davon hört, kann das nur negative Folgen haben. Er wird sicher nicht kommen und sagen ‚Senhor Doktor, ich habe gehört, Sie suchen mich, womit kann ich dienen?', sondern im Gegenteil verschwunden bleiben."

Dieters Telegramm, das mich in Santos erreicht hatte, konnte also nichts mit der Operation, sondern mußte etwas mit dem alten Indianer und seinen Pflanzen zu tun haben, die bei unserer ersten Probe so durchschlagend gewirkt hatten. Natürlich hatte ich versucht, mir darüber telefonisch Klarheit zu verschaffen, aber erreichen Sie einmal einen Chirurgen, der acht bis zehn Stunden täglich operiert. Damals gingen Ferngespräche über das Fernamt und die praktischen Fax-Geräte warteten noch auf ihre Erfindung. Zum Glück war die Fluggesellschaft beim Umbuchen mehr als entgegenkommend, denn eigentlich sollte ich ja schon irgendwo über dem Atlantik in Richtung London unterwegs sein.

Als ich im Hospital von Sao Paulo ankam, hieß es, Dieter würde noch etwa zwei Stunden operieren. Ich hinterließ Nachricht, daß ich in der Cafeteria auf ihn warten würde und studierte einstweilen den Flugplan nach Verbindungen in die britische Hauptstadt, die es mir ermögli-

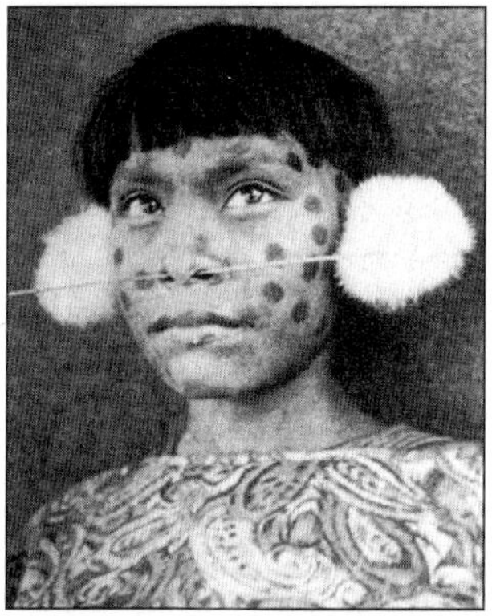

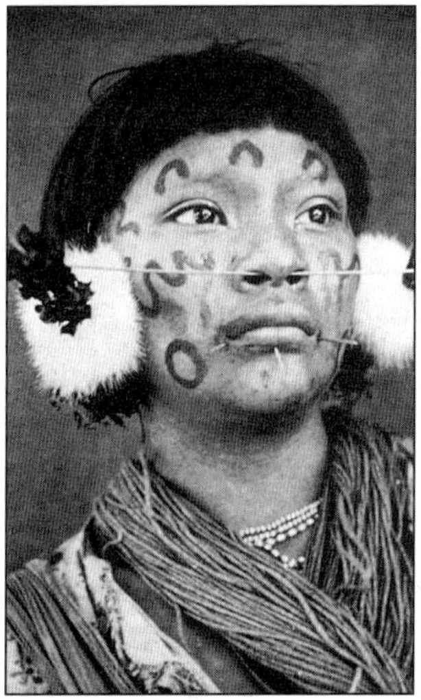

Zwei Yanomami-Frauen im Festschmuck. Die Farben ihrer Gesichtsbemalung sind vorwiegend schwarz und rot.

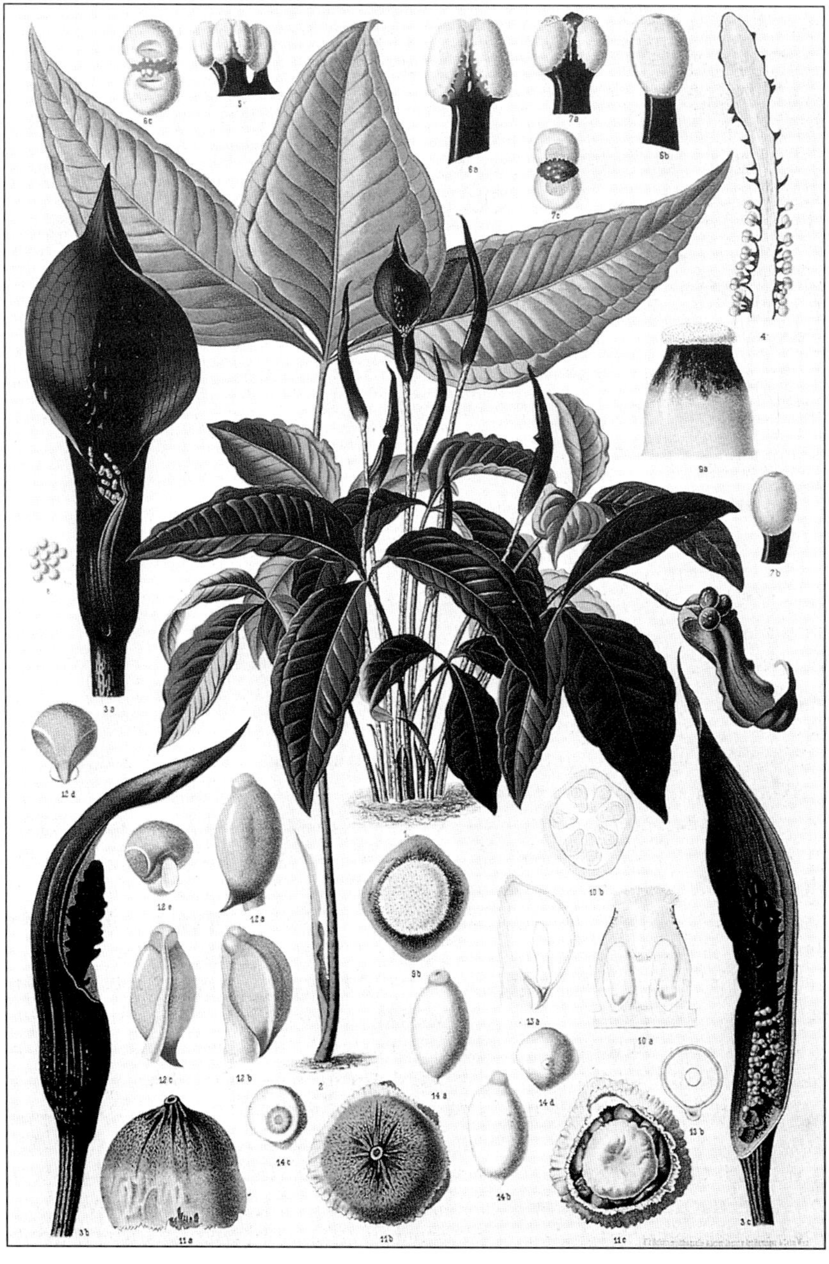

Eine Seite aus der „Aroldeae Maximilianae“, 1879. Das Prachtwerk der Botanik steht für die systematische Akribie, mit der Wissenschaftler und Zeichner zusammenarbeiteten. Freilich: Die meisten Botaniker von damals waren selbst Meister des Stiftes und der Farben.

chen würden, ohne Aufzahlung rechtzeitig zu meinen Vortragsterminen dort anzukommen. In diese Sisyphusarbeit platzte Dieter ohne jede Vorwarnung mit der Frage: „Wie schnell kannst du am Demini sein?"

Meinen sprachlosen Blick deutete er völlig richtig mit „???".

Er beantwortete ihn jedoch mit einem Durcheinander von Namen, Daten und Begebenheiten, die - geordnet - folgendes Bild ergaben:

Zwei Wochen nach meinem Abflug nach Santos stand der alte Indianer plötzlich im Krankenzimmer des Jungen. Zum Glück war die diensthabende Schwester informiert und ließ nach Dieter rufen, und zum Glück war Dieter nicht gerade beim Operieren, so daß er „Katunka", der sich übrigens jetzt als „Mauricio" vorstellte, gerade noch am Ausgang des Krankenhauses abfangen konnte. Nach einem Gespräch über das Befinden des Jungen war Dieter wie beiläufig auf die Pflanzen zu sprechen gekommen. Es seien Pflanzen, so der alte Mann, die der Doktor aus Europa mitnehmen solle, falls er vorher noch einmal in dem Indianerdorf vorbeischauen könnte. Abgekocht und als Tee getrunken, würden sie das Fieber vertreiben, das die Gringos im Regenwald so leicht bekommen.

Sein Stamm wäre ganz einfach zu finden: genau da, wo die Flüsse Demini und Toototobi zusammenfließen, fünf Tage der Abendsonne nach, und das Dorf seines Stammes wäre nicht zu verfehlen.

„Morgen kannst du deinen Katunka, Mauricio oder wie immer er auch heißen mag, im Krankenzimmer treffen. Meist kommt er so um neun Uhr morgens", sagte Dieter noch und mußte weg, da er schon zum dritten Mal über die Sprechanlage ausgerufen worden war. Beim Ausgang rief er mir noch zu: „Komm abends zu mir, ich habe einige gute Landkarten aus der Gegend, und wir können alles noch einmal besprechen."

Dieter nahm also mit Sicherheit an, daß ich der vagen Einladung in das Indianerdorf Folge leisten würde. Erstaunlich. Es wäre nicht gerade ein Spaziergang, wahrscheinlich würde ich Wochen unterwegs sein und das Dorf womöglich auch noch verfehlen. Dennoch kaufte ich mir schon mal eine Landkarte, denn ein paar Geographiekenntnisse aufzufrischen konnte keinesfalls schaden.

Auf dieser Karte, einer „Mapa Politica, Escala Aproximada 1:2.270.000" sah alles recht übersichtlich aus. Man brauchte nur mit dem Finger von der Dschungelmetropole Manaus 20 Zentimeter den Rio Negro bis zur Stadt Barcelos hinauffahren. Dort signalisierten zwar einige zackige blaue Linien ein Mehrstromland rechts und links vom Rio Negro, das sich leicht als etwas unübersichtlich herausstellen konnte, wenn man aber einmal die Abzweigung in den Rio Araca und von dort in den Rio Demini gefunden hatte, konnte es zur Mündung des Rio Toototobi nicht mehr weit sein. Der war allerdings auf der Karte nicht eingezeichnet.

Ich machte es mir inzwischen in Dieters Wohnung bequem. Der Hausherr war zwar noch nicht da, dafür aber saßen seine drei indianischen Putzfrauen noch immer so vor dem Fernseher, als ob sie sich in den Wochen seit meinem letzten Besuch nicht wegbewegt hätten. Mich störte das nicht, aber ich störte sie. Denn ich wußte, daß auf der anderen Seite des Fernsehers ein Bücherregal mit einem Brockhaus in 23 Bänden stand.

„Mal sehen", dachte ich und pflügte mich durch Band 2. „Demineralisation, Deminutivum, Demirel." Unter „Rio Demini" fand ich auch nichts. Enttäuscht klappte ich das Buch zu. Wenn schon der 1.800 Kilometer lange Demini nicht im Brockhaus stand, brauchte ich nach dem Rio Toototobi erst gar nicht zu suchen.

Wenig später tröstete mich Dieter mit einer Flasche Rioja. „Ich habe aeronautische Karten. Die sind genau und zuverlässig und werden dir Gewißheit geben." Nach ausführlichem Studium schien jedoch nur eines gewiß: Mein Zielgebiet war ziemlich unerforscht. Da und dort war in vagen Konturen ein Gebirge, eingezeichnet mit dem Vermerk „elevation not known" oder „relief datas incomplete." Und während ich mir im Geiste die Karte vom Mond vergegenwärtigte, mit ihren Tausenden Namen und sonstigen Eintragungen, schien mir eine Fahrt dorthin im Vergleich zu meiner Reise zu den unbekannten Erhebungen und unvollständigen Reliefdaten wie ein Wochenendausflug. Und von wegen „meiner Reise"! Noch war nur Dieter sicher, daß ich sie machen würde.

„Warum kommst du nicht mit", wollte ich ihn schon die ganze Zeit fragen und jetzt, da er die zweite Flasche Rioja öffnete, schien mir der beste Zeitpunkt dafür gekommen. „Gern würde ich der Wissenschaft diesen Dienst erweisen, kann aber nicht, mein Lieber. Das Risiko ist zu hoch."

Und dann erzählte mir Dieter, daß er von der Agentur FUNAI schon einmal wegen nicht genehmigten Betretens des Indianergebiets angehalten worden sei. Diese Agentur erteile als einzige brasilianische Behörde einen Passierschein und wache über ihr Hoheitsgebiet wie die Grenzsoldaten der ehemaligen DDR über das ehemalige Arbeiter- und Bauernparadies. „Die FUNAI stellt jedoch keine Genehmigungen aus. Genauer gesagt: Sie reagieren nicht auf dein Schreiben. Deine Bitten und Gesuche wandern schnurstracks in den Papierkorb. Wenn sie dich dann das erste Mal erwischen, lassen sie meist noch mit sich reden. Beim zweiten Mal landest du jedoch im Kittchen. Und eine Zelle in den Gefängnissen dieses Landes wünsche ich nicht einmal meinem Todfeind."

Was ich bis zu diesem Gespräch über die FUNAI (Fundacao Nacional do Indio) gehört hatte, ließ Dieters Vergleich mit Honeckers Schergen nicht nur deplaziert, sondern geradezu abstrus erscheinen. Diese nationale Indianerstiftung war von den Brüdern Villas Boas mitbegründet worden, die dafür sogar als Kandidaten für den Friedensnobelpreis genannt worden waren. Sie und weitere angesehene Familien des Landes weihten der Organisation ihr Leben. Allerdings hatten sich die Villas Boas in den 70er Jahren von der Stiftung zurückgezogen und erklärt: „Wir sind davon überzeugt, daß wir jedesmal,

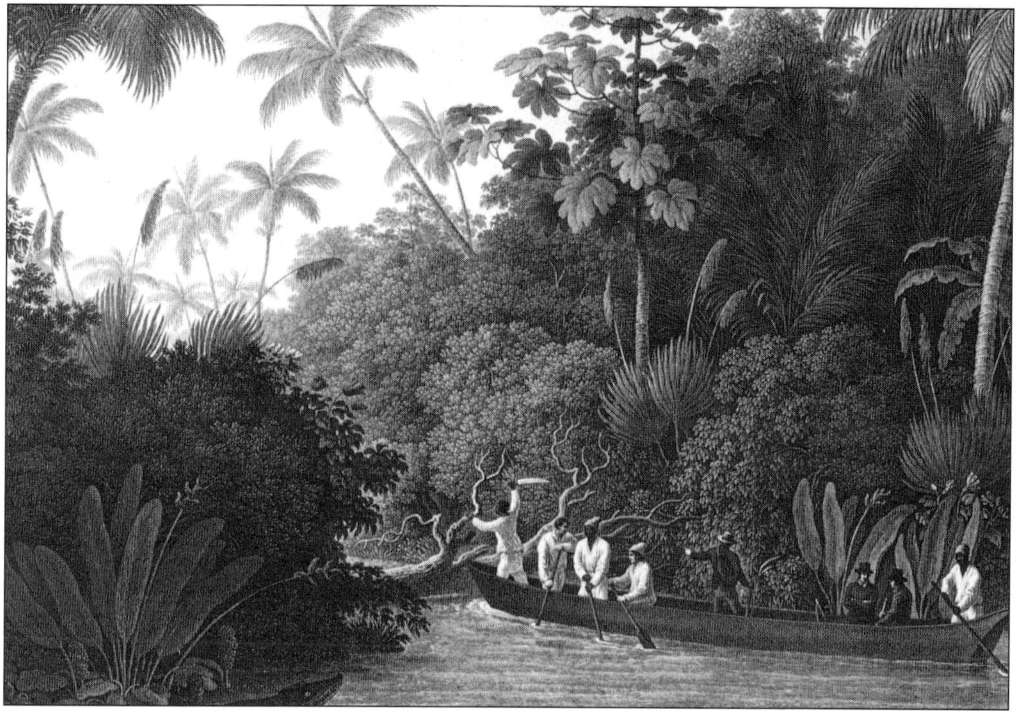

Prinz Maximilian zu Wied-Neuwied mit seinem Expeditionsteam in einem Gebiet, das heute zu den Vororten Rio de Janeiros gehört. So weit reichte vor kaum 200 Jahren der Dschungel. Lithographie aus dem Jahr 1835.

wenn wir mit einem Stamm in Verbindung treten, zur Zerstörung der reinsten Dinge beitragen, die der Stamm besitzt."

Viele Jahre war ja der bereits erwähnte Pater Stipe aus Dalmatien der gleichen Meinung gewesen, schließlich hatte er sie dann doch relativiert, um den Indianern helfen zu können. Der Lauf der Zeit hat ihm Recht gegeben. Einige Edelmütige und ein paar Tausend Indianerkrieger konnten das mächtige Rad der sogenannten Zivilisation nicht aufhalten. Indianer, die nicht rechtzeitig gelernt hatten, vor ihm zur Seite zu gehen, kamen unter dieses Rad und wurden zermalmt, weil Garimpeiros, die Goldsucher, sie erschossen oder mit Zivilisationskrankheiten ansteckten, gegen die ihr Immunsystem machtlos war.

„Was muß ich auf eine solche Reise mitnehmen", fragte ich Dieter. Der griff nach einer vergilbten Liste und las Maschinengetipptes herunter wie ein Pilot, der die Checkliste durchgeht: „Uhr mit Datum, Kompaß, Feuerzeug, Kamera, Macroobjektiv, Taschenlampe mit Handbetrieb, Dolch, Taschenmesser, Revolver, Patronen, Schere, Stopfnadeln, Schreibheft als Nottagebuch, Wörterbuch Portugiesisch - Deutsch, Wörterliste Yanomami - Deutsch, Kugelschreiberminen, Schlafsack, Hängematte, Malariatabletten, Schmerztabletten, Wurmtabletten, Pflaster, Mullbinden, Pinzette, Arterienabbinder, Antibiotika, Cortison, Heilsalbe, Moskitonetz, Moskitosalbe, Klebeband, chirurgische Nadel und Nahtmaterial, Prostigmin gegen das Pfeilgift Curare und Zyankali für eine absolut ausweglose Lage."

Als Dieter die dritte Flasche Rioja öffnete, sagte ich: „Ich werde in Wien eine Expedition zusammenstellen." Und vom Wein beflügelt, setzte ich nach: „Wir werden die Höhe dieser unbekannten Elevation schon in die verdammte Karte eintragen." Inzwischen war es sieben Uhr morgens geworden.

Eine Expedition wird geplant

Die volle Tragweite meiner Kampfansage an unbekannte Erhebungen westlich des Rio Demini kam mir erst zum Bewußtsein, als ich bereits im Wiener Café Landtmann saß. Vor einem ‚Verlängerten mit Schlag' (etwas dünnerer Kaffee mit reichlich Schlagsahne) blickte ich in die grundgütigen Augen meines Freundes Peter Seisenbacher, Doppelolympiasieger, Welt- und Europameister im Judo, der von einem Paar Wiener Würstchen abbiß, die in Wien Frankfurter heißen. Wie viele Kämpfer mag Peter wohl mit einem Blick aus diesen Augen überrumpelt haben - Augenblicke bevor er sie auf die Matte warf. Aber diesmal zappelte Peter am Haken, das spürte ich, nachdem ich ihm aus Dieters Checkliste vorgelesen und mir das Zyankali als schicksalsschweren Schlußpunkt aufgehoben hatte.

„Ist es wirklich gefährlich?" fragte er.

„Nicht, wenn wir noch ein paar Tausend Angelhaken, Pfefferminzbonbons und Schminkzeug als Geschenke für die Indianer mitnehmen", gab ich mich besonders gelassen. Diesen Rat hatte mir Dieter nach dem ein wenig dramatisch verlaufenen Treffen mit dem alten Indianer noch gegeben.

Der Indianer hatte uns nicht verstanden, wir hatten ihn nicht verstanden, und Dieter hatte vier Monde auf ein Papier gezeichnet, zwei Linien für die Flüsse Demini und Toototobi und an der Gabelung ein Strichmännchen, das ich sein sollte. Darauf hatte Katunka oder Mauricio, oder wie immer der Alte auch heißen mochte, Gehbewegungen gemacht und in Richtung untergehende Sonne gezeigt. Mein und Dieters Interesse an den Heilpflanzen hatten wir in stillschweigendem Einvernehmen unerwähnt gelassen.

„Und falls wir das Dorf des Alten verfehlen?" fragte Peter und wischte sich den Senf von den Lippen.

„Können wir gar nicht, meinten der Indianer und mein Freund Dieter."

„Und das willst du dir und uns wegen ein paar Pflanzen antun?"

Gute Frage, oft schon hatte ich sie mir bei den Reisevorbereitungen gestellt. Ging es mir überhaupt noch um die Pflanzen? Nein. Ich wollte mehr über die Indianer wissen, zumal ich inzwischen viel über sie und ihren Lebensraum gelesen hatte. Dies allein war aber zu dürftig, um Peter endgültig als Reisegefährten zu gewinnen. Denn dann ging es ja nur um eine Fahrt in den Regenwald, die man nach Belieben machen, verschieben oder bleiben lassen konnte. Ich erzählte also die ganze Geschichte von der Begegnung mit dem alten Indianer, von unserem sagenhaften Durchfall bis hin zu den Eintragungen „elevation not known" und „relief datas incomplete" auf der Pilotenkarte.

Nachdem sich Peter von der Existenz der erwähnten Kartenvermerke überzeugt hatte, sah er sich nach dem Ober um, bestellte „noch ein Paar Frankfurter, aber bitte mit etwas mehr Senf" und fragte mit Blick auf seine Fingernägel: „Und wann wollen wir los?"

Wir schrieben Mai 1983. Ich sagte: „Im August."

„An sich eine schöne Zeit, um hier zu bleiben." Peter studierte vielsagend die Kastanienbäume entlang der Ringstraße vor den Fenstern, die sich in beginnender Blüte gerade auf einen besonders schönen Sommer vorzubereiten schienen.

„Sperrstunde, bitte", sagte der Ober.

„Ich zahl deinen Flug", sagte ich.

„Du zahlst meine Würstel", erwiderte Peter grantig. Und da wußte ich, daß er sich bereits auf die Reise freute.

Der Heimweg durch die Wiener Innenstadt führte mich an jenem Geschäft vorbei, das mich in den letzten Wochen mit immer neuen Büchern und Landkarten über Amazonien versorgt hatte. Ein kleiner oranger Zettel lag in der Auslage, dessen Bedeutung ein süßes Geheimnis zwischen mir und der jungen Verkäuferin war. Er bedeutete: Neue Bücher über Amazonien sind eingetroffen. Dieses Zeichen hatten wir verabredet, da ich erstens telefonisch nur schwer erreichbar war, zweitens tagsüber kaum Zeit hatte, hier vorbeizukommen, um auf gut Glück wühlen zu können, und drittens längst nicht mehr alles in Bausch und Bogen kaufen wollte, was an Literatur zum Thema geboten wurde.

Zu diesem Zeitpunkt hatte ich nämlich schon etliche 1 000 Schilling in Nachlesbares investiert, was, gemessen an meinem Vorhaben, nicht gar so schlimm war. Doch die mehrfache Wiederkehr identer Zufälle und Begebenheiten, die verschiedene Autoren in verschiedenen Reiseberichten als ihr Erlebnis beschrieben, hatte mich wählerisch werden lassen. Der orange Zettel gab mir als Signal die Gelegenheit, jedes Buch und jede Karte zu sehen, bevor ich kaufte oder die Ware zurückschicken ließ. Ich dachte gerade darüber nach, daß Wien wohl bald eines der letzten Kulturzentren sein würde, wo man im Computerzeitalter auf eine so persönliche Art Bücher kaufen kann, als mir schlagartig klar wurde, daß die Reise in das Innere Amazoniens jetzt stattfinden mußte, koste es was es wolle. Als ich zu Peter am Telefon unwillkürlich „um sieben im Landtmann" gesagt hatte, wollte mich wohl mein Unterbewußtsein festnageln. Wie, ist leicht erklärt:

Seit das Café Landtmann anno 1873 unter der Herrschaft eines gewissen Konrad Zauner seine Pforten öffnete, wurden dort ungezählte Revolutionen geschürt, mächtige Diktatoren gestürzt, feindliche Kontinente erobert, bizarre Gipfel gestürmt und sogar berauschende Publikumserfolge für das Burgtheater direkt vis á vis geschrieben. Daß davon nie etwas verwirklicht wurde, wird dereinst Herr Robert, der Ober, vor seinem Höchsten Richter zu verantworten haben. Der hat alles mit seinem nächtlichen „Sperrstunde, bitte“ im Keim erstickt. Hätten wir also unsere Expedition im Landtmann nur besprochen, wären wir um nichts besser als all die Kaffeehausrevoluzzer und -literaten. Und ich hatte mir schon in früher Jugend geschworen, daß ich nie zu dieser Gruppe gehören würde. Die Reise zum Amazonas war also quasi Ehrensache geworden.

Welcome Austrians

Planmäßig landeten wir nach drei Monaten in der Dschungelmetropole Manaus. „Wir“ steht hier für Peter Seisenbacher, Norbert Herrmann, Freddy Reichhart und mich. Alle waren durchtrainierte Judokämpfer mit Medaillen der drei Kategorien aus der Aktivenzeit. „Was sollte uns schon passieren“, dachte ich, als ich in der klimatisierten Flughalle erleichtert feststellte, daß unser Gepäck vollzählig mitgeflogen war. „Was wird uns wohl alles passieren?“ fragte ich mich Minuten später, als uns die feuchte Hitze wie der berühmte Keulenschlag traf, und wir uns in zwei Taxis hineinzwängten.

Alle seriösen Autoren von Berichten über Reisen an den Amazonas bedauern in ihren Schriften, daß die Zeit ihrer Reise gemessen an ihrem Aufenthalt bei den Indianern viel zu lang war. Wochen standen oft nur einigen Tagen gegenüber. Diesen Fehler wollte ich unbedingt vermeiden, zumal mein Reiseziel präzise definiert war - wenn man ein Indianerdorf fünf Tagesmärsche westlich von der Mündung des Toototobi in den Demini bei möglichen Abweichungen von 50 Kilometern oder zusätzlichen vier Tagesmärschen im Urwald als präzise Zieldefinition akzeptiert.

Mehr denn je ging es mir um den Aufenthalt bei den Indianern, denn da waren ja die Pflanzen, über die ich möglichst viel lernen wollte. Deshalb hatten wir unsere Termine so geplant, daß wir uns nur zwei Tage in Manaus akklimatisieren wollten, bevor es per Schiff den Rio Negro bis nach Barcelos 750 Kilometer flußaufwärts gehen würde.

Diese zwei Tage verbrachten wir in Manaus unter dem Motto: Tourist ist immer der andere. Wir kauften Sonnenhüte, Hängematten und Moskitonetze, Peter erstand für sechs Dollar einen handgenähten Revolvergürtel mit Schlaufen für Patronen vom Nabel bis zu den Lenden. Und natürlich fotografierten wir: den Markt am Hafen, die Buden in den Avenidas, die Kathedrale, das unglaublich dekorative Zollhaus und last not least das Teatro Amazonas, das Opernhaus aus der Blüte Manaus im Boom der Kautschukzeit.

Wir ließen uns erzählen, daß die Reichen der Stadt damals, zwischen 1870 und 1890, so reich waren, daß sie ihre Wäsche zur Reinigung nach Europa schickten. Falls dieses Detail nicht wahr sein sollte, ist es jedenfalls gut erfunden.

Es möge dazu verhelfen, sich den Prunk des Musiktempels mit seinen Deckenmalereien von Domenico de Angelis vorzustellen.

Bei dieser unserer ersten Reise nagte der Zahn der Zeit an der Pracht, während sich die Termiten die Holzteile schmecken ließen. Inzwischen erstrahlt das Teatro Amazonas in neuem Glanz. Am 29. März 1990 begann sein neues Leben mit Placido Domingo als Don José der Carmen. Auch Wolfgang Amadeus Mozart ist ständig präsent. Am 5. Dezember 1991, dem 200. Todestag des Salzburgers, wurde ein Singspiel mit dem Titel „Das Königreich des Amazonas" uraufgeführt. Es wurde aus einem 18-seitigen Fragment von Mozart zusammengestellt und ist seither das Rückgrat des Spielplans.

Angesichts der Kriminalität ist dem Durchschnittstouristen nicht anzuraten, so sorglos durch die Stadt zu laufen, wie wir vier von der Judostaffel dies taten. Wer einen Stadtbummel macht, läßt am besten alles einschließlich Armbanduhr im Hotel und zieht sich eine abgerissene Jeans über. Eine andere Idee hatte Louise aus New York, die wir in Manaus kennenlernten. Als wir sie trafen, war sie schon allein in der Stadt unterwegs gewesen.

„War das nicht sehr riskant?", fragten wir besorgt. „Ich glaube nicht", antwor-

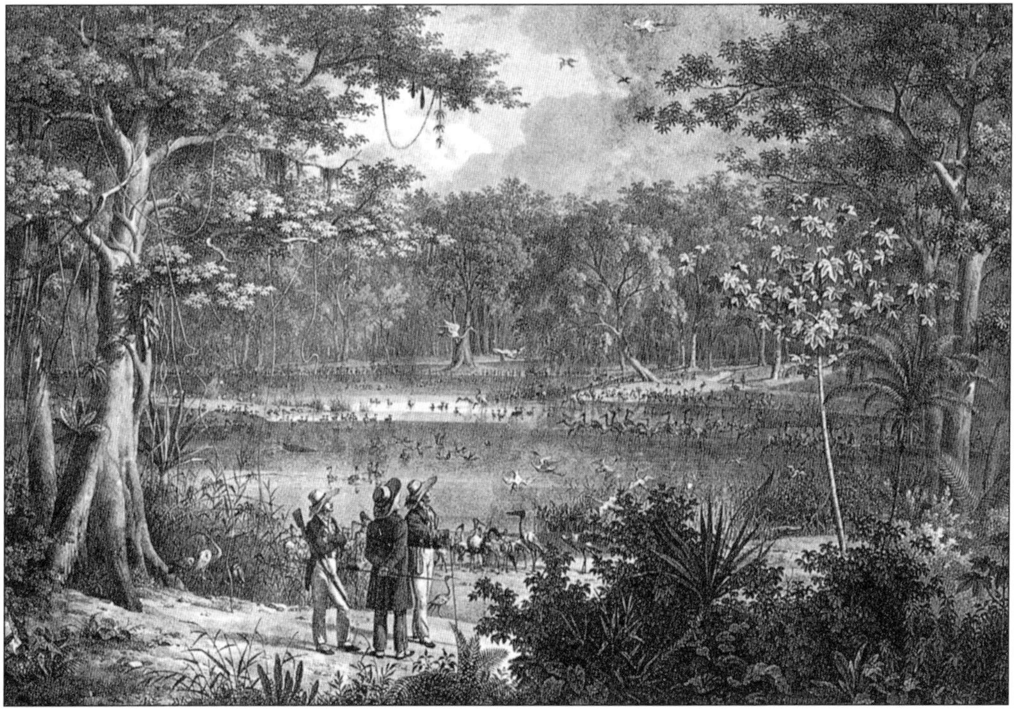

„Vögelteich am Rio San Francisco". Lithographie aus dem Jahr 1820.

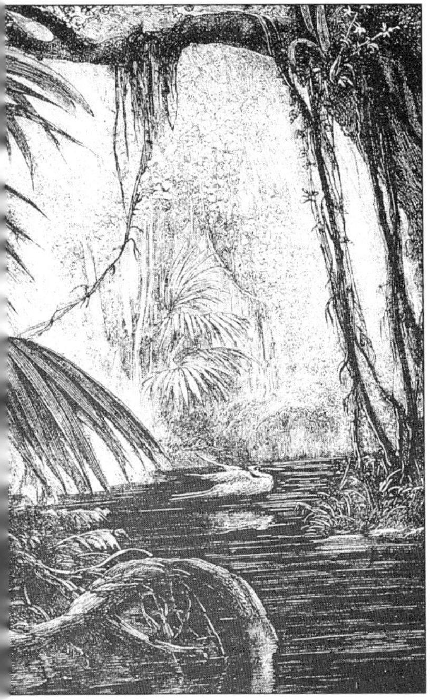

Am Rio Demini. Lithographie aus dem Jahr 1830.

tete sie. „Ich habe es wie in New York gemacht. Immer, wenn ich dort allein unterwegs sein muß, mime ich die Irre. Ich spreche laut vor mich hin, spucke aus, zucke und schimpfe. Sogleich weicht mir jeder aus. Nein, ich wurde noch nie belästigt. Aber natürlich ist es mir lieber, einmal ganz normal eine Sightseeing Tour machen zu können.“

So vergingen unsere Touristentage im Nu, und wir waren viel zu verlogen, um uns oder gar anderen unseren Jet lag und die Strapazen der Hitze bei einer Luftfeuchtigkeit von um die 90 Prozent einzugestehen. Still wurden wir erst, als wir jeder eine Pumpgun für schweres Korn und einen 38er Revolver mit je 56 Schuß Patronen erstanden. Immerhin kauften wir sie, um notfalls zu töten. Daß sie der Händler über den Ladentisch reichte wie ein Bäcker sein Brot, half dabei wenig.

Heinrich Harrer hat sein Vorwort zu dem Buch „Bei den Xingu-Indianern“ mit dem Satz eingeleitet „Lieber sterben als einen Indianer töten“ und war unbewaffnet losmarschiert. Ich aber hatte mehrfach gelesen, daß ein Yanomami einen Unbewaffneten für einen Ausgestoßenen der Gesellschaft und für verabscheuungswürdig hält. Und da wir vier Judoveteranen das Bild der absoluten Friedfertigkeit eines Heinrich Harrer nur unzulänglich vermittelten und Krokodile sowieso humane Erscheinungsformen nach höchst eigenwilligen Auffassungen beurteilen, hielt ich die Schießeisen für absolut notwendig.

Nun konnte mit der Einschiffung auf der „Emerson Madeiros“ am gleichen Abend der Ernst der Reise beginnen. Dazu zwei Anmerkungen gleich vorweg: Erstens erinnert mich das Wort „Einschiffen“ an eine Begebenheit, die sich so zugetragen haben soll: Der berühmte, gefürchtete, gehaßte, geliebte Helmut Käutner führte am Burgtheater Regie, als ihn ein besonders junger und wohl auch unerfahrener Schauspieler fragte: „Von welcher Seite, Herr Käutner, trete ich auf?“ Worauf dieser schnauzte: „Sie treten überhaupt nicht auf. Sie kommen einfach durch die linke Tür da.“ Genauso haben wir uns keineswegs „eingeschifft“. Wir gingen einfach mit Hunderten anderen an Bord.

Zum zweiten begann die Reise mit jeder Etappe von neuem ernst zu werden. Zunächst im Wiener Café Landtmann, dann beim Abflug von Wien und wieder bei der Ankunft in Manaus, bei der Einschiffung daselbst ebenso wie beim „Ate logo“ zum letzten Weißen, bevor uns das grüne Dickicht verschlang. Der Weg setzte sich aus Tausenden Schritten zusammen, und unser Schutzengel hat uns nie verlassen.

Die Fahrt auf der „Emerson Madeiros“ nach Barcelos ist ein Abenteuer, das sich ein trainierter Tourist durchaus zumuten sollte, wenn er schon einmal bis Manaus vorgedrungen ist. Deshalb möchte ich hier meine Reisenotizen nicht einfach überblättern.

Die „Emerson Madeiros“ ist ein schmucker Dampfer von 6000 Bruttoregistertonnen mit zwei Schiffsschrauben und, wie mir schien, bloß zwei Toiletten, die ständig besetzt sind. Zur Borddisziplin gehört des weiteren, daß man von den verlockenden Angeboten des Schiffsrestaurants besser keinen Gebrauch macht und nur von mitgebrachten Wasservorräten trinkt, wenn man gesund in Barcelos ankommen will. Diesen Vorbehalten stehen gegenüber: Das Treiben an Deck, wo man in den Hängematten dicht an dicht gegeneinander schaukelt, das Lachen und Treiben der Passagiere und der Mannschaft, das Meckern von Ziegen und Gackern von Hühnern an Bord, der überwältigende Sonnenuntergang über dem Rio Negro und vor allem der direkte Kontakt zu allerlei Spinnern und Abenteurern unter den Mitreisenden. Ob der Urwald sie so werden ließ oder ob er sie bloß angezogen hat, weiß ich nicht. In jedem Fall trifft man sie überall zwischen Manaus und Barcelos.

Recht ungewöhnliche Statussymbole möchte ich nicht unerwähnt lassen. Als am Morgen die Sonne aufging, fühlte ich mitleidige Blicke, die man uns Fremden schenkte. Ich prüfte das Äußere meiner Gefährten, blickte an mir hinab, konnte aber nichts finden, was dieses Mitgefühl erklärt oder gar gerechtfertigt hätte, bis ich die Hängematten der Mitreisenden näher betrachtete.

Sie waren mit allerlei Federn geschmückt, in kunstvollen Mustern geknüpft,

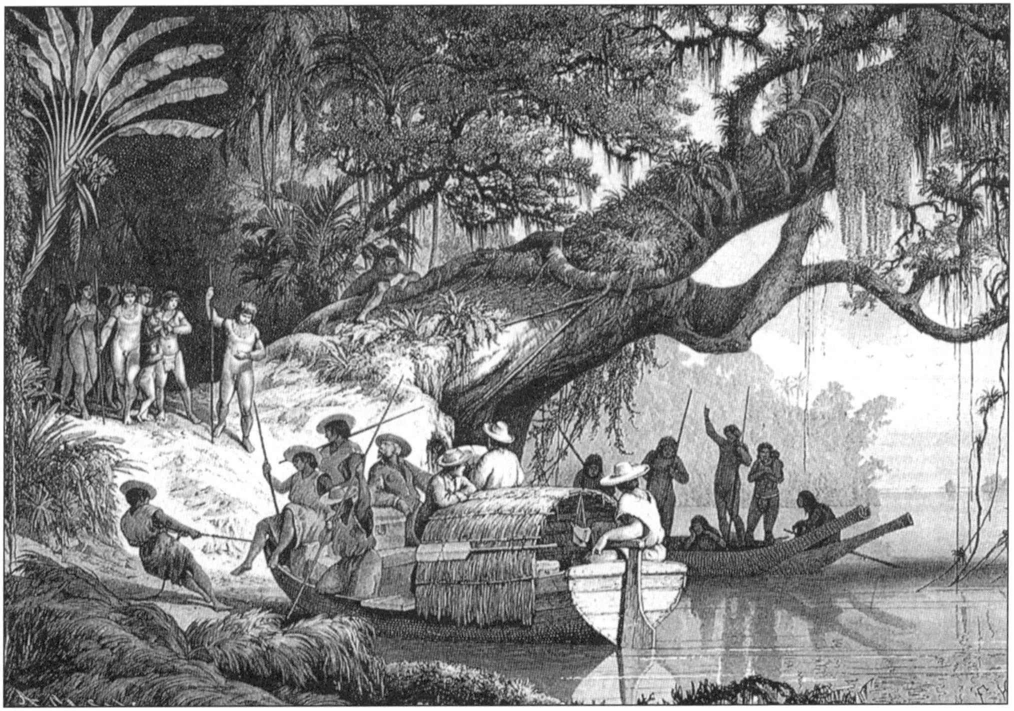

„Erstes Zusammentreffen mit Caripuna-Indianern" am Rio Madeira. Stahlstich aus dem Jahr 1867.

an einer hing eine Fahrradglocke, an einer anderen mehrere Spielzeugtrompeten. Unsere Matten nahmen sich dagegen wie Gratis-Einkaufsnetze aus einem Supermarkt aus.

Ich habe schon erwähnt, daß die 750 Kilometer lange Reise von Manaus nach Barcelos bloß zwei Tage dauert. Auf der Donau braucht man für 200 Kilometer stromaufwärts einen Tag und eine Nacht. Daran mag man die Trägheit ermessen, mit der sich der Rio Negro gemächlich in Richtung Amazonas bewegt. Und für diese Gemächlichkeit, die ihm die Topographie an diesem Flußabschnitt erlaubt, bedankt er sich mit Bildern seiner ganzen mächtigen Schönheit in faszinierendem Abwechslungsreichtum. An einigen Stellen ist das Fahrwasser 40 Kilometer breit, an anderen ist der Dschungel so nahe an Steuerbord oder Backbord, daß man meint, die Blätter greifen zu können. An diesen Stellen kommt jeder Laut mehrfach als Echo zurück an Bord, allerdings immer übertönt vom Stampfen der Dieselmaschine. Als leidenschaftlicher Segler ertappte ich mich bei vagen Versuchen, auf der Karte Stellen für einen swiften Turn zusammenzustellen. Wie herrlich müßte es sein, hier völlig lautlos dahinzugleiten.

Es gibt nicht viele Anlegestellen für die „Emerson Madeiros“ zwischen Manaus und Barcelos. Santo Antonio, Novo Airao, Moura Carvoeiro und Marova sind schnell genannt. Ich bin an keiner der Stellen an Land gegangen und weiß daher nicht, ob es sich lohnt. Ich habe mir jedoch sagen lassen, daß alle Orte mehr oder weniger Barcelos gleichen, nur daß Barcelos etwas größer ist. Ich habe von einem Hotel Oasis in Barcelos gelesen, das von einer deutschen Familie betrieben wird und vorzüglich für einen mehrtägigen Aufenthalt, beispielsweise bis zur nächsten Abfahrt der „Emerson Madeiros“ zurück in Richtung Manaus, geeignet sein soll.

Wir aber machten von diesem Wissen keinen Gebrauch. Ich erwähnte schon: Wir wollten nicht den Fehler anderer wiederholen, denen am Ende zu wenig Zeit für ihren Aufenthalt bei den Indianern geblieben war.

Ausgeruht und ausgeschlafen, wie wir nach der Nacht-Tag-Nacht-Fahrt waren, machten wir uns sofort auf, um den respektablen Abstand von immer noch 1.000 Kilometern zu unserem Ziel zu verkürzen. An dieser Stelle muß ich endlich dem Engländer William J. Smole danken. Seine Artikel und sein Buch „The Yanoama Indians“ haben mir eine ziemlich wirklichkeitsgetreue Vorstellung von dem vermittelt, was ich jetzt sah und was uns bevorstand. Ihm habe ich indirekt die Adresse Ians, eines Kautschukhändlers aus Moura zu verdanken. Der hatte mir schriftlich geantwortet, daß er zur Zeit unserer Ankunft zwei Tagesmärsche nordwestlich von Barcelos, unweit des Dorfes Baruri, mit seinem Boot auf uns warten würde. Er habe um diese Jahreszeit ohnedies dort zu tun. Mit seinem Boot würde er uns gegen Bezahlung rund 600 Kilometer den Rio Negro und Rio Demini hinauffahren. Von dort würden wir uns zur Mündung des Toototobi und weiter zu unserem Indianerdorf durch den Urwald schlagen. Im Brief war eine ziemlich genaue Zeichnung, wie Ian zu finden war. Wir mußten den Rio Negro entlang gehen, 14 Nebenflüsse oder Seitenarme überqueren und schließlich zu jener Stelle kommen, die Ian mit „Hütte" gekennzeichnet hatte.

Ian hatte seinen Brief noch durch ein PS ergänzt, das länger war als der Brief: „Da ich das Honorar gut gebrauchen kann, möchte ich, daß ihr in der Hütte heil ankommt. Es gibt weit und breit keine andere. Dennoch werde ich einen Zettel mit ‚welcome Austrians' auf die Innenseite der Tür nageln, damit ihr sicher sein könnt, falls ich gerade nicht da sein sollte. Ich bin nämlich um diese Jahreszeit sehr beschäftigt, um von den Sammlern Kautschuk einzuholen. Achtet auf die Krokodile, wenn ihr die Flüsse überquert. Die kleinen sind die besonderen Biester. Sie reagieren auf alles, und ihre Unruhe macht dann die großen auf eine mögliche Beute erst aufmerksam. Ist mein Eindruck. An jedem Fluß müßt ihr entlanggehen, bis ihr einen Baum findet, auf dem ihr hinüberkommt. Es müssen immer Lianen zum Festhalten daran verknotet sein. Ansonsten Vorsicht, der Baum könnte einfach in den Fluß gefallen sein oder in einem Piranhaloch enden und mein ganzes schönes Honorar wäre ins Wasser gefallen. Wie man sich gegen Piranhas einigermaßen schützt, erkläre ich euch, wenn ihr da seid. Der Trick ist ganz einfach, aber nicht immer zuverlässig. Gegen die Wasserwürmer, die sich mit Widerhaken in eurer Harnröhre festsetzen könnten, zieht ihr euch am besten einen Pariser über. Im schlaffen Zustand wird er aber kaum helfen. Die Finger von Gummihandschuhen eignen sich besser. Ist mein Eindruck. Good luck, Ian."

Von der Schiffsstation von Barcelos in den Dschungel waren es bloß 300 Schritte in die Richtung, die wir zu gehen hatten. Empfanden wir die Moskitos schon auf dem Schiff als eine Plage, merkten wir jetzt sofort, daß dies nur die Vorboten unbezwingbarer Heerscharen waren. Einer der Quälgeister stach mich in den Handrücken, und ich konnte zusehen, wirklich zusehen, wie er anschwoll, bis die Haut an der Stelle des Einstiches platzte und zu bluten begann, was sofort neue Angreifer anlockte.

Wir stellten das Gepäck ab und beschmierten uns über und über mit Salbe. Norbert fluchte über das Übergewicht der Arten: „Hat jemand gesagt, ‚zu wenig Insekten, daher keine Vögel'. Ich sage ‚zu wenig Vögel, daher zu viele Insekten'." Freddy und ich stimmten ihm zu, Peter aber spann den Faden weiter: „Die Sache ist so, meine Lieben: Bei der Hitze kann den Vögeln nicht zugemutet werden, auch noch zu fliegen. Damit sie aber nicht verhungern, ist alles so eingerichtet, daß sie nur den Schnabel zu öffnen brauchen, und schon können sie 2 Milliarden Moskitos verschlucken." Ich dachte: „Du lieber Gott, erst 300 Schritte im Urwald, und schon sind meine Freunde die gleichen Spinner, wie sie zu Hunderten auf dem Boot herumlungerten." und sagte:

„Die ersten Schritte sind immer die schwersten."

Die Überlebenschancen junger Krokodile sind gering. Artverwandte Reptilien und kapitale Raubfische schätzen sie als Futter.

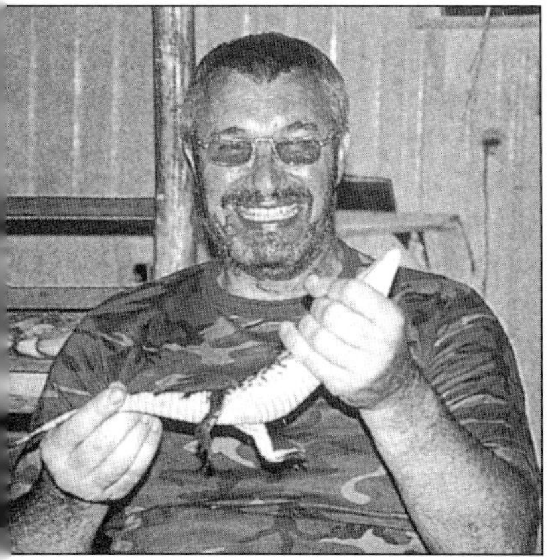

Meine Freunde quittierten soviel Weisheit mit Blicken, die mir verrieten, daß sie jetzt das gleiche von mir dachten, wie ich eben von ihnen.

Nach einer Stunde spürte ich kaum noch meine Rechte, mit der ich den Weg durch das Unterholz freischlug. Wie eine Festungsmauer schienen sich uns die Lianen und halbwüchsiges Grün in den Weg zu stellen.

„Wir sollten weiter abseits vom Fluß gehen. In der Dunkelheit unter dem Blätterdach ist das Unterholz lange nicht so dicht wie hier am Ufer, und wir kommen besser voran", schlug Peter vor.

„Schon, aber wir dürfen Ians Hütte nicht verpassen", erwiderte ich.

„Na, diese Gefahr stellt sich ja bis auf weiteres nicht", beharrte Peter.

Wir waren exakt vier Stunden gegangen und mochten eine Wegstrecke von maximal fünf Kilometern hinter uns gebracht haben. Nein, diese Gefahr stellte sich bis auf weiteres tatsächlich nicht. Von fern hörten wir ein Rauschen, das nicht zum trägen Rio Negro gehören konnte.

„Hört, hört", witzelte Freddy, von den ersten Strapazen gezeichnet. „Seitenarm Nummer 1, Thomas, auf Karte abhaken."

Er hatte ganz recht. Bei 14 kann man sich leicht verzählen. Ich markierte also unseren Standort auf Ians Skizze.

Nach einer halben Stunde standen wir schon wieder vor einem Wasser. War das nun Nebenfluß Nummer 2 oder bloß ein Seitenarm von Nebenfluß Nummer 1? Falls Ian die Flüsse einigermaßen entsprechend ihren Entfernungen voneinander eingezeichnet hatte, mußte dieses Gewässer zu Nummer 1 gehören.

„Ich habe gelesen, daß schon bei geringem Ansteigen des Wasserspiegels neue Flüsse entstehen", sagte ich.

„Ich würde sagen, das wird sich weisen. Finden wir einen Baum quer darübergelegt mit einer Liane zum Festhalten, ist es Fluß Nummer 2. Andernfalls befinden uns an Fluß 1a", meinte Norbert.

Zwar hatten wir ein GPS-Gerät, den Autopiloten für Wanderer, im Gepäck. Doch bei dem Gedanken, ohne genaue Karte von all den Flüssen östlich des Rio Demini den Rio Toototobi erkennen zu müssen, wurde mir weich in den Knien.

„Das ist ganz einfach", feixte Freddy. „Du gehst den Fluß auf und ab, und wenn du ein Schild findest, auf dem Toototobi steht, bist du richtig."

Minuten später jubelte er: „Da ist ja der Baum mit der Liane zum Festhalten. Es ist also Fluß Nummer 2."

„Thomas, auf Karte abhaken", grölte ein dreistimmiger Männerchor. Erleichtert machte ich ein weiteres Kreuz auf Ians Karte.

„Schau dort", bedeutete mir Peter flüsternd, als ob lautes Sprechen einen selten bunten Vogel, den er mir zeigen wollte, aufscheuchen könnte. Auf der Sandbank in der Richtung, in die Peter zeigte, saß aber kein seltener Vogel. Dort lagen sechs oder sieben ausgewachsene Kaimane, Krokodile von gut fünf Metern Länge.

„Wir können beruhigt sein, es ist kein Kleines dabei", witzelte Freddy schon wieder, diesmal in Anspielung auf Ians Post Scriptum.

„Da braucht es das schwere Kaliber“, meinte Norbert.

Jeweils drei von uns hielten die Pumpgun anschlagbereit, während sich der vierte über den Baum hangelte. Einige Löffler, weiße Vögel, doppelt so groß wie ein Storch, begannen fürchterlich zu keppeln und erschreckten uns zu Tode. Die Kaimane aber gähnten nicht einmal, obwohl sie uns sicher wahrgenommen hatten.

Norbert hatte plötzlich einen häßlichen schwarzen Fleck auf dem Nacken. Ich besah ihn mir näher und stellte fest: eine Art Blutegel, woher auch immer. Noch hatten wir nicht einmal unseren Fuß ins Wasser gestellt. Allerdings waren wir zwischendurch knietief im Schlamm gewatet. Sogleich stellte sich heraus, daß wir alle von den Biestern befallen waren. Wir befreiten uns gegenseitig davon. Ich muß hinzufügen: noch. Schon bald würden wir wegen einer solchen Kleinigkeit nicht mehr anhalten und uns gegenseitig absuchen. Ich wußte das, wir alle wußten das, aber wir sprachen nicht darüber.

Danach übten wir uns im sogenannten „Alleingang“. Für den Fall, daß einer aus irgendwelchen Gründen zurückbleiben mußte, sollten die anderen im gewohnten Marschtempo weitergehen. Der Zurückgebliebene mußte dann sein Tempo beschleunigen und zur Gruppe aufschließen. Besondere Vorwände für das Üben brauchten wir nicht zu erfinden. Seit Manaus hatte einer nach dem anderen Durchfall bekommen.

„In alphabetischer Reihenfolge“, hatte Freddy belustigt festgestellt. „Zuerst ich, dann Norbert, dann Peter und schließlich Thomas.“

„Stimmt nicht“, brummte Peter. „Ich bin mit Durchfall immer noch per Sie. Und da lautet die Reihenfolge David, Herrmann, Reichhart, Seisenbacher.“

Freddy aber wußte es besser: „Warte nur, mit der Zeit wirst du mit deinem Durchfall per Du sein und dann stimmt die Reihung.“

„Gott erhalte uns möglichst lange die Fähigkeit, so vor uns herzublödeln“, dachten wir wohl alle dabei. Schlimm würde es erst, wenn wir uns stumm, fiebernd und nach Luft schnappend nebeneinander fortschleppen würden.

Um fünf Uhr abends, wir hatten gerade Fluß Nummer 8 ohne Zwischenfall erfolgreich überquert, begannen wir, unser Nachtlager einzurichten. Mehr als die Hälfte der Wegstrecke mußte hinter uns liegen. Eben waren wir alle noch so müde, daß wir meinten, sofort nach dem Feuermachen und Essen einschlafen zu können. Doch die Bewegung hatte uns fit gemacht. Wie ein Förster, der die Gesundheit seines Baumbestandes überprüft, klopfte ich gegen Riesen und Zwerge und überzeugte mich, wie richtig der Vergleich des Regenwaldes mit Etagen eines Hauses war. Wir teilten uns das Erdgeschoß mit einigen spärlichen Pflanzen, die nur wenige Tiere ernähren konnten. Hatten wir deshalb noch kaum ein Wild gesehen, oder hatte der Abschuß so nahe von Barcelos den Bestand bereits derart dezimiert?

„Kinder, paßt mir auf Spinnen und Schlangen auf. Ihr wißt, nicht nur der

Asphaltdschungel wird abends gefährlich."

Irgendeiner sagte: „Ja, Papi."

Oben im Dachgeschoß, gleich unter dem Himmel, der immer noch hell war, dessen Licht aber das dichte Blättergefieder nicht mehr bis zum Boden herab durchdringen konnte, brüllte ein Affe und andere stimmten ein. Befreit vom Streß der Orientierungsarbeit, hörte ich erstmals bewußt auf die Geräusche des Urwalds und konnte versuchen, sie zu unterscheiden. Hoch über mir knarrte ein Ast und als ich hinaufsah, entdeckte ich mehrere große Vögel, die im Gegenlicht geradezu mystisch aussahen und unter deren Last der Ast hin und her schwang. Stammte das unregelmäßige Pfeifen von ihnen, oder hielt sich da noch anderes Geflügel versteckt? Wieder keiften die Affen, die sich vielleicht gerade um einen Schlafplatz stritten. All dies war übertönt von einem aufdringlichen Blaskonzert der Frösche, die phonetisch allgegenwärtig schienen, von denen wir aber bisher optisch nur einige wenige wahrnehmen konnten. Sie waren fast alle so groß wie neugeborene Schäferhundwelpen. Ab und zu brüllte in etwas größerer Entfernung dumpf irgendein mächtiges Tier. Es klang aber keinesfalls bedrohlich.

Überhaupt schien alles recht ungefährlich. Wäre es nicht so drückend schwül gewesen und hätten die Affen nicht gerade so einen Krach gemacht, ich hätte in diesem Augenblick meinen können, ich wäre im Wienerwald. Waren wir nur zu leichtsinnig, sahen wir die Gefahr bloß nicht, die uns Unerfahrene vielleicht gerade belauerte?

Ich hatte die erste Wache, war dann fest eingeschlafen, als mich ein Donner weckte. Ich hörte ein Rauschen in den Blättern, und schon strömte der Regen wie ein Sturzbach auf uns herab.

Wir krochen aus unseren Hängematten, hoben die Hände wie beschwörend zum Himmel und ließen uns anregnen. Es war nicht gerade ein warmer Regen, aber immer noch besser als unsere von der hohen Luftfeuchtigkeit und unserem Schweiß sowieso klatschnassen Kleider.

So willkommen der Wolkenbruch im ersten Augenblick war, so sehr erschreckte er mich im zweiten. Ich überlegte, ob wir nicht gleich aufbrechen sollten, rechtzeitig bevor sich das Regenwasser da oder dort zu neuen Flüssen sammeln und unsere Orientierung durcheinanderbringen konnte. Doch in dieser stockdunklen Nacht wären wir unweigerlich gegen den nächsten Baum gerannt. Freddy ließ seinen Flachmann „gefüllt mit Obst von Mama" kreisen. Wir nahmen einen Schluck und jetzt war sie da, die Stille zwischen uns, weil jeder mit seinen Worten dachte: „Was jetzt, wenn es statt der verbleibenden sechs plötzlich zwölf Flüsse bis zu Ians Hütte gibt? Und was tun, wenn der Rio Negro alles hier überflutet und wir bestenfalls schwimmend nach Barcelos zurückkehren können."

„Ein Boot wäre schön", sagte einer. Ich weiß nicht mehr wer, aber ich habe den deprimierten und deprimierenden Tonfall noch heute im Ohr. Zum Glück hörte der Regen von einem Augenblick zum anderen auf. Es donnerte zwar noch ganz greulich, aber da schliefen wir schon wieder, durchnäßt aber erleichtert in unserer Hängematte - alle bis auf Norbert, der Wache schob und sich eine Zigarette ansteckte, die den ganzen Urwald zwischen Anden und Atlantik zu verpesten schien. Irgendwie vermittelt der Regenwald mit seinem mächtigen Blätterdach das Gefühl eines Wohnzimmers.

Am nächsten Morgen brachen wir früh auf. Der Regen saß uns noch in den Gliedern, nicht wegen der Nässe, sondern als Schreckgespenst, weil er unsere Orientierungspunkte, die Flüsse, heillos multiplizieren könnte. Das war zwar allem Anschein nach nicht der Fall, doch wir wateten seit zwei Stunden knietief im Wasser. Auch wenn wir dem Rio Negro noch weiter nach links auswichen, das Land blieb überflutet. Irgendwo, nicht weit von hier, mußte es ausgiebig geschüttet haben.

Wir gaben uns die Sporen, sprachen kaum miteinander, wunderten uns nur hin und wieder, daß absolut keine Menschenseele zu sehen war. Angesichts des Terrains war das nicht verwunderlich, aber wir waren kaum 20 Kilometer von Barcelos entfernt. Irgend jemand hätte uns doch entgegenkommen oder wenigstens überholen müssen. In verschiedenen Büchern war die Gegend zwar als kaum besiedelt, aber nicht als menschenleer beschrieben worden. Waren wir vielleicht vom Weg abgekommen? War der Strom rechts von uns gar nicht mehr der Rio Negro, sondern bloß ein Nebenstrom, an dessen gegenüberliegendem Ufer wir Ians Hütte suchen müßten? Nein, das konnte nicht sein. Wir durften uns nicht schon am zweiten Tag wegen ein paar Tropfen verrückt machen lassen! Als wir gegen Mittag eine kurze Pause einlegten, befiel Norbert sofort ein Schüttelfrost. Das Klappern seiner Zähne hörte sich an wie das Klopfen eines Spechtes. Als es ihm auffiel, biß er die Kiefer zusammen.

„Soll ich dir etwas geben?" fragte ich.

„Aber nein, das vergeht gleich. Ich muß mich bei dem Regen in der Nacht etwas verkühlt haben."

Ich klappte das Medikamentenfach meines Rucksacks zu und sagte nur: „Freddy, den Flachmann."

Wieder studierte ich Ians Skizze, verglich sie mit meiner Karte. Kein Zweifel, ein Fluß noch, und wir mußten da sein. Wenig später überquerten wir ihn. Das heißt wir zogen einander aus dem Wasser auf einen mächtigen Baumstamm, der das Flußbett überspannte, und erreichten so das andere Ufer, um dort wieder ins Wasser zu steigen. Dieses Ufer schien aber etwas höher zu liegen.

„Wir müssen jetzt ganz nahe an den Rio Negro, sonst gehen wir an der Hütte vorbei", kommandierte ich. Mal hatten wir festen Boden unter den Füßen, dann sanken wir wieder ein bis zu den Knien. Da sagte Harry: „Horch!"

Irgendwo vor uns krähte ein Hahn - und gleich darauf noch einmal.

So leise wie möglich wateten wir durch das seichte Wasser dem Hahnenschrei nach und erreichten knapp 100 Meter weiter eine kleine Lichtung, vielleicht so groß wie ein mittleres Baugrundstück. Auf der uns abgewandten

Seite stand eine Hütte aus Baumstämmen und Bambusrohren, von Lianen zusammengehalten. Die Schwelle ragte gerade noch aus dem Wasser heraus.

Wir sahen einander an, sprachen aber nicht, weil wir wußten, daß es gefährlich sein konnte, im Regenwald jemandem plötzlich in die Arme zu laufen. Er konnte wer weiß was im Schilde führen oder zu Tode erschrecken und deshalb unter Umständen sehr unfreundlich reagieren.

„Die Hütte ist leer“, flüsterte Peter nach einer Weile.

Von einer Fahnenstange hing schlapp und traurig ein zerzauster Wimpel der Holland America Line. Falls die Hütte überhaupt eine Tür hatte, stand sie sperrangelweit offen. Wir riefen „Ahoi“ und etwas später „Ian, are you there?“, aber nichts rührte sich. Wir näherten uns der Hütte, Freddy voran, ich dicht hinter ihm. Die anderen blieben, ohne daß dies einer Absprache bedurft hätte, zurück, als ob sie uns Deckung geben wollten. Freddy und ich betraten schließlich vorsichtig den Raum, worauf drei Hühner, die es sich auf dem Tisch bequem gemacht hatten, empört zu gackern anfingen. „Wir sind falsch, die Hütte hat keine Tür“, dachte ich, doch Freddy zeigte aufgeregt auf einen Zettel, der auf dem Tisch lag und mit einem Stein beschwert war.

Der Zettel war mit Hühnerkot reichlich bekleckert, doch ich hätte ihn am liebsten wie einen ersten Liebesbrief abgeküßt. „Welcome Austrians“ stand in dicken Blockbuchstaben darauf. Die wichtigste Verabredung dieser Reise hatte sich als Volltreffer erwiesen. Welch eine gütige Fügung! Wie oft verabredet man sich vor der Oper und der Partner kommt nicht. Sofort ist man unsicher: Habe ich Bühneneingang oder Haupteingang gesagt? Man sucht zwischen den beiden Möglichkeiten hin und her und verpaßt den anderen womöglich. Und hier hatten wir ein Treffen vereinbart, jenseits des Ozeans, 750 Kilometer flußaufwärts des Rio Negro, zwei Tagesmärsche und 14 Flußüberquerungen weiter und - paßt. Allerdings: Hätte der Hahn nicht gekräht, würden wir vielleicht noch immer da draußen herumwaten.

In der Hütte sah es fürchterlich aus (Sorry, Ian), also machten wir zunächst einmal sauber. Mit dem Mist, herumliegendem Laub, das einigermaßen trocken schien, Ästen und Bambus machten wir Feuer, und bald rauchte es aus den Fensteröffnungen und der offenen Tür hinaus, denn es gab eine Feuerstelle, aber keinen Schornstein. Norbert wollte noch etwas Brennbares sammeln, ging vor der Hütte um die Ecke, und plötzlich war von ihm nur noch sein Hut zu sehen, der einsam auf der Wasseroberfläche dahindümpelte. So entdeckten wir, daß eine Fahrrinne vom Rio Negro direkt bis zur Hütte führte. Der auftauchende Norbert fluchte, Freddy aber fand: „Das ist ja ein richtiges kleines Paradies.“

Zwei Stunden später hörten wir das Tuckern eines Außenborders näherkommen. Das erste, was uns Ian zurief, war: „Seid sparsam mit dem Brennholz. Wir werden nichts Trockenes finden.“

Nach unserem Briefwechsel hatte ich Ian für einen Engländer gehalten, aber:

„Engländer? Wie kommst du darauf, daß ich Engländer bin? Ich komme aus Holland, Mensch, aber das ist eine lange Geschichte." Deshalb also der Holland America Line-Wimpel vor der Hütte.

„Den habe ich für euch aufgezogen, damit ihr wißt, daß ich da bin, falls eines der verdammten Hühner den Zettel auffrißt."

„Wie kommt es, daß die Gegend so menschenleer ist?" fragte ich.

„Menschenleer? Nun, ich weiß nicht. Einer hat mir schon gestern abend in Baruri erzählt, daß ihr im Anrücken seid, und ein Kautschuksammler erzählte mir unten am Tonktong, daß er euch beobachtet hat, wie ihr euch trotz eurer Pumpguns wegen ein paar Krokos die Hosen naß gemacht habt. Eine Nackte am Reformationstag in einer Kirche hätte nicht mehr Publikum gehabt. Ist mein Eindruck."

Hätte Ian nicht das mit den Krokodilen erwähnt, ich hätte ihm nicht geglaubt. Und wir waren die ganze Zeit überzeugt, mutterseelenallein unterwegs zu sein! Wir mußten noch viel lernen, denn jede unverhoffte Begegnung mit Fremden im Urwald konnte mindestens so gefährlich sein wie zehn Krokodile.

Der Holländer schien meine Gedanken lesen zu können. „Ihr müßt vorsichtiger sein. Nehmt mich zum Beispiel. Ich könnte euch ins Boot laden und ein paar Kilometer flußaufwärts irgendwo abknallen, mir eure Sachen und euer Geld nehmen und wieder hierher zurückkehren. Sicher, man würde nach euch suchen, aber man würde euch nie finden. Sicher, man würde mich fragen. ‚Na ja', würde ich sagen, ‚die waren schon hier. Aber wir wurden uns über den Fahrpreis nicht einig. Da wollten sie bloß über den Fluß gebracht werden und dort habe ich sie abgesetzt. Sie gaben mir lausige 10 Dollar, aber was sollte ich allein schon gegen sie ausrichten. Ich bin dann fluchend zurückgefahren. Seither habe ich sie nicht mehr gesehen.' Man würde mir glauben oder auch nicht, aber das wär's."

Wir wurden nachdenklich, Ian schwieg. Nach dem letzten Tropfen aus Freddys Flachmann sagte er unvermittelt: „Haben die Herren hier vielleicht noch etwas vor? Nein? Gut, dann brechen wir auf. Es hat die letzten Tage so heftig geregnet, daß ich ohnedies nichts arbeiten kann." Darauf steckte er seine drei Hühner und den Hahn in einen Käfig, hievte ihn auf das Boot, wir warfen unsere Sachen hinterher, er startete seinen Außenborder, und ab ging die Post in Richtung Rio Demini.

Ian kannte die ganze Umgebung wie seine Westentasche, das merkte man sofort. Als wir auf dem offenen Fluß waren, erhöhte er das Tempo, ein ansehnlicher Fahrtwind blies uns angenehm kühl um die Ohren. Der Holländer ließ seine Linke am Steuer, griff mit der Rechten in seine Tasche, holte mit zwei Fingern Tabak und ein Stück Papier gleichzeitig heraus, machte ein paar Drehbewegungen und hatte plötzlich eine Zigarette in der Hand. Ein Strich mit dem Streichholz über ein blankes Stück auf dem Armaturenbrett und schon brannte sie. Wir sahen Norbert an und lachten. Der hatte sich fünf lange Minuten gequält, mit seinem Sturmfeuerzeug eine fabrikgemachte Zigarette anzu-

Ziffern und Zahlen sind den Yanomami unbekannt. Aber das Fehlen auch nur eines Pfeiles aus einem Bund von 20 oder 30 merken sie mit einem Blick.

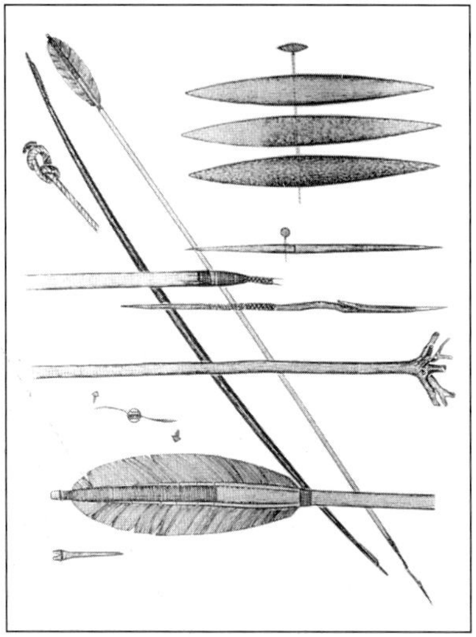

zünden, und sie dann verärgert ins Wasser geworfen.

Der Mann am Ruder begann zu singen, wir wußten nicht, ob es uns zustand, einzustimmen. Da drehte er sich um: „Was ist, können Österreicher nicht singen?“ Und Freddy stimmte an: „Hänschen klein, ging allein, in die weite Welt hinein.“ So fuhren wir dem Demini entgegen. Nach einiger Zeit hielt Ian auf eine ganz kleine Insel mitten im Fluß zu, auf der eine Hütte stand, noch kleiner als die, von der wir gerade kamen. Beim Näherkommen stellten wir fest, daß es keine Insel, sondern ein Floß war, das hier verankert lag. Nachdem wir daran festgemacht hatten, erhob sich ein braungebrannter Mann undefinierbaren Alters von einem Faß. Er sagte in unverständlichem Portugiesisch einige Sätze zu Ian, der mit drei oder vier Worten antwortete. Das Ende eines Schlauches ging von Hand zu Hand, Dieselgeruch verbreitete sich, wir tankten sechs Reservekanister voll. Ian brummte etwas, der Mann lachte und weiter ging‘s. „Am Demini sind die Tankstellen knapp“, sagte Ian.

An der Mündung des Rio Demini in den Rio Negro tauchten vor unserem kleinen Boot plötzlich drei Süßwasserdelphine auf, die eine ganze Weile auf- und untertauchend vor uns herschwammen. Zeitweise muß es vom Ufer her ausgesehen haben, als ob sie uns in ihrem Schlepptau hätten. Unser Skipper war wenig beeindruckt. Immerhin sagte er so etwas wie: „Die sind aber selten hier.“ Das hatte ich auch gedacht, denn der Rio Negro heißt ja nicht zuletzt wegen seines geringen Sauerstoffgehalts „Schwarzer Fluß“.

Die Fahrt war eine angenehme Erholung, obwohl wir fast ein schlechtes Gewissen bekamen. Hier waren wir, vier einigermaßen trainierte Schwergewichtler, bepackt und bewaffnet, bereit, den Regenwald zu erobern - und Ian tat alles, wußte alles, sagte nur hin und wieder: „Ich mach schon.“ Doch wir sollten unser schlechtes Gewissen bald loswerden. Zuerst hörten wir ein leichtes Rauschen, das bald den Motor übertönte, und gleich hinter der nächsten Flußkrümmung sahen wir die Bescherung: Vor uns türmte sich ein Wasserfall, nicht hoch, aber von geballter Kraft. Ian drosselte die Geschwindigkeit und wendete in Richtung Ufer.

„Ich habe eine Abkürzung von gut 100 Kilometern genommen. Allerdings müssen wir das Boot die nächsten zwei Kilometer tragen.“

Im Ernst?

Er sah uns abschätzend an und fügte hinzu: „Stark genug seid ihr ja.“

Ian blieb beim Boot, wir marschierten los mit Gepäck und Außenbordmotor. Am Ziel angelangt, blieb Norbert zurück, um alles notdürftig zu verstecken, wir holten Ians Bootsladung samt Hühnerkäfig. Dann schleppten wir die Dieselkanister. Schließlich kehrten wir alle vier zurück und schleppten, zogen, schoben und trugen zu fünft die Bootsschale, gut und gern 300 Kilogramm. Das Stück war unter der Wasserlinie glitschig wie ein Aal, Ians Leinen schnitten einem die Schulter fast bis zur Hüfte ein und zudem waren, wie meist in der Nähe eines Wasserfalls, an den Ufern Felsen und Steine zu überwinden.

Als es endlich geschafft war, sagte Ian: „Holt Brennmaterial. Wir haben uns etwas Frisches zum Essen verdient. Aber seid vorsichtig, hier gibt es Vogelspinnen und jede Menge Schlangen."

Es war wirklich faszinierend. Kaum machte man vom lichten Flußbett 50 Schritte in den Wald hinein, wurde es zwar unter dem Blätterdach dunkel, dafür war man aber wieder in jenem herrlichen Wohnzimmer, fast frei von Unterholz, man konnte richtig spazierengehen. Aber Brennmaterial fanden wir hier natürlich nicht. Wir mußten wieder zurück ins Unterholz am Flußufer, ob wir wollten oder nicht.

Als wir zu Ian zurückkehrten, brannte schon ein bescheidenes Feuer. Auf einem Stock steckte ein gerupfter Vogel, ausgenommen und zum Braten bereit. Wie möchte Ian den wohl gefangen haben? Einen Schuß hatten wir nicht gehört, sonst wären wir sofort zu ihm zurückgelaufen. Mein Blick fiel auf den Käfig. Drei traurige Hühner saßen darin. „Unser Retter, der Hahn!" schoß es mir durch den Sinn. Er schmeckte vorzüglich.

Vier Tage später setzte uns Ian am Rio Demini ab. „Hier ist unser kleiner Ausflug zu Ende. Die Strecke weiter oben ist absolut unbefahrbar. Haltet euch immer am Fluß und ihr könnt den Tootobi nicht verfehlen. Er mündet in drei Läufen in den Demini. Daran werdet ihr ihn erkennen." Ich zahlte den Fahrpreis und fragte noch: „Wie willst du allein über den Wasserfall kommen?"

„Überhaupt nicht, ich nehme den Umweg. Good luck."

Der Motor heulte auf, Ian hatte schon wieder abgelegt.

Ich glaube, mehr hat er während der ganzen Flußfahrt nicht gesprochen. Wir erfuhren nichts über die lange Geschichte, wie er als Holländer hierher kam, wie er in Moura am Rio Negro lebte, ob man vom Kautschuksammeln leben konnte, wie man sich vor Piranhas schützt. Und doch erhalte ich auch heute noch alljährlich Weihnachtsgrüße von ihm.

Wahrscheinlich hat er nach meinem ersten Schreiben aus Wien nicht vier Riesen erwartet und sich vor uns gefürchtet. Und ich muß jedesmal darüber lachen, wenn ich daran denke, daß wir in der ersten Nacht, die wir wiederum allein im Regenwald verbrachten, fürchteten, Ian könnte seine Geschichte wahr machen und uns einen nach dem anderen abmurksen. Wie hatte er noch gesagt: „Traue nie dem letzten Weißen, den du siehst, bevor du in den Regenwald gehst."

Daß auch andere diesen Spruch zu beherzigen wußten, erlebte Peter. Er hatte sich von unserem Lager entfernt und stand plötzlich einem Artgenossen, wahrscheinlich einem glücklosen Goldsucher, gegenüber. Dem fuhr der Schreck in die Glieder, und bevor Peter etwas sagen konnte, war er spurlos verschwunden. So schoben wir wieder Nachtwache in Zweierschicht. Sicher ist sicher.

Bei aller Bewunderung für Gewehre bevorzugen Indianer ihre herkömmlichen Waffen. Sie taugen besser zur Jagd, weil die Pfeile lautlos ihr Ziel erreichen. Wird ein Artgenosse getroffen, fliegt eine Vogelschar auf, aber nicht auf und davon wie nach einem Schuß, der auch Gegnern den ungefähren Standort des Schützen verrät.

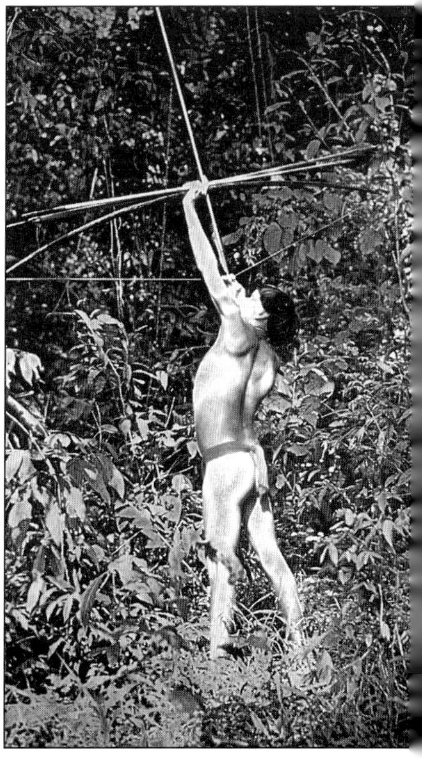

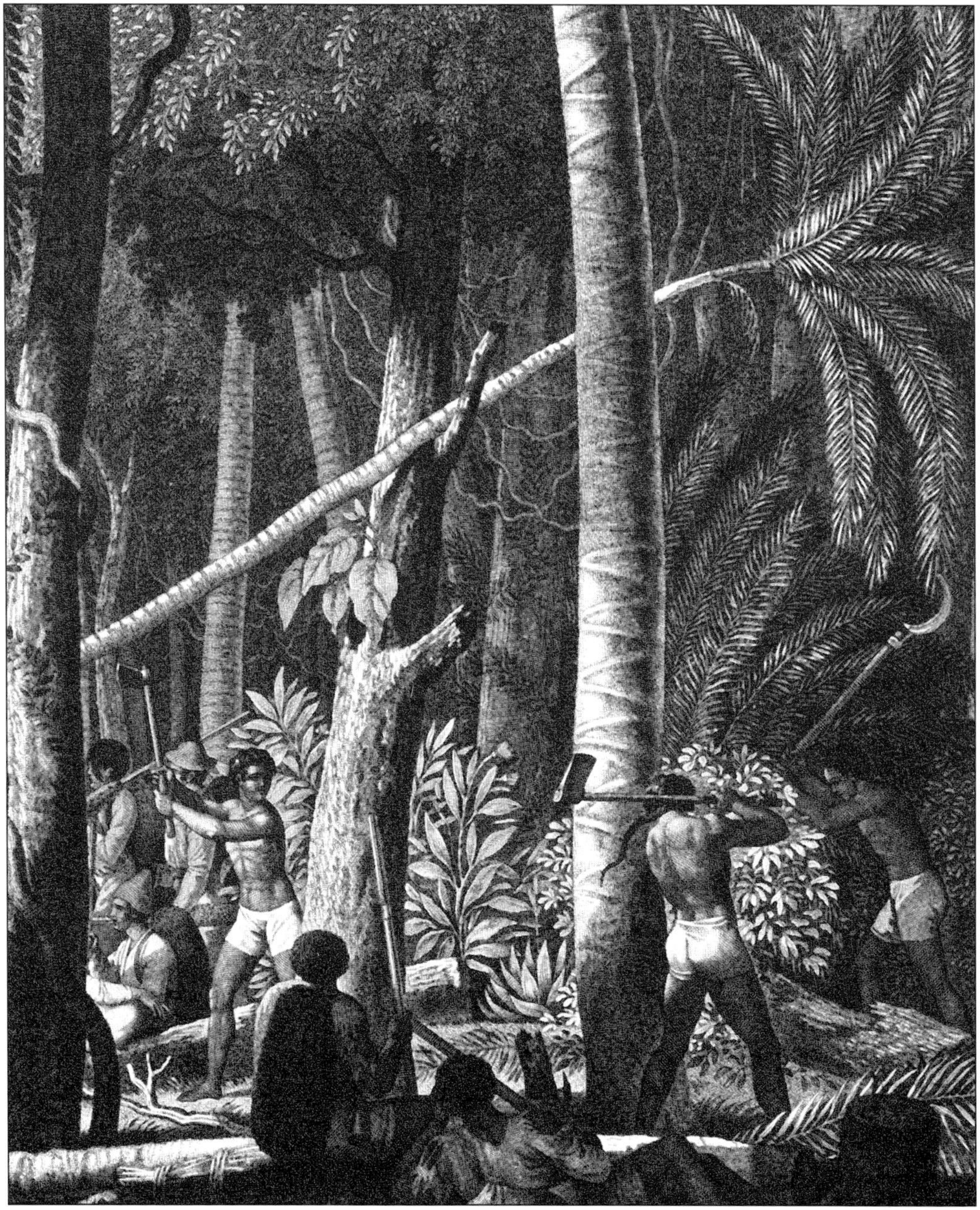

Der Kupferstich von der Reise Prinz Maximilians zu Wied-Neuwied zeigt Straßenarbeiter am Rio Mucuri. Zu Beginn des 19. Jahrhunderts gab es noch nicht die Landvernichtungsmaschinen der Straßenbauer und Minengesellschaften; der Regenwald reichte bis an die Atlantikküste.

Die Lehre des Schamanen

Nach sieben Tagen und unzähligen kleinen Flüssen, die wir inzwischen ziemlich geschickt zu überqueren wußten, ohne gleich ins Wasser zu fallen, vor deren Getier wir aber noch immer einen Heidenrespekt hatten, kamen wir an einen breiteren Fluß. Unser GPS-Gerät, der Autopilot des Wanderers, zeigte auf 63 Grad 30 Minuten Länge und 1 Grad 33 Minuten Breite. Wir bogen westwärts und richtig, nach vier Stunden kamen wir das erste Mal an eine Stelle, an der sich der Fluß in Richtung Rio Demini gabelte, und zwei Stunden später noch einmal.

Nach Ians Beschreibung und unserer Positionsmessung mußte dies der Rio Toototobi sein. Das bestätigten uns auch drei Yanomami-Krieger, die plötzlich vor uns standen. Anders als Ian oder Peters Goldgräber sprachen sie ganz ungezwungen mit uns. Sie fühlten sich in ihrer Heimat sicher, trotz unserer Gewehre.

Offensichtlich waren sie auf der Jagd gewesen. Einer trug voll Stolz ein ausgenommenes Wildschwein auf der Schulter, von dem noch das frische Blut tropfte. (Wir hatten nach solchen Leckerbissen vergeblich Ausschau gehalten.) Der andere hatte zwei Schakuhühner im Gürtel stecken. Der dritte trug ein Bündel von gut 20 Bambuspfeilen unterm Arm. Mühsam erklärten wir, daß wir ein Maloka suchten, in dem ein kleiner Junge lebte, der von einem weißen Schamanen in der Stadt der Weißen operiert worden war. Ich sei der Schamane und wir wollten ihn besuchen. Offensichtlich hatten sie davon gehört. Mit Hilfe der Wörterliste Yanomami - Deutsch wiederholte ich unsere Fragen mehrere Male und jedesmal antworteten sie aufgeregt und deuteten in Richtung Westen, also in die richtige Richtung.

Ich fragte, wie viele Tage wir noch gehen müßten. Einer der Krieger beschrieb einen Bogen senkrecht von Ost nach West: ein Sonnenaufgang und ein Sonnenuntergang, also einen Tag. Sie führten uns an eine Stelle, wo wir den Rio Demini (ihrer Meinung nach) gefahrlos überqueren konnten und halfen uns bei dem (unserer Meinung nach gewagten) Unternehmen. Wir machten keine Geschenke. Unter Kriegern auf der Jagd - und solche waren wir ja auch für sie - schickt sich das nicht, hatte mich Dieter gelehrt. Die Körpersprache und der Abschied von den dreien mit Winken und Zurückwinken gaben ihm recht.

Geübter als an den ersten Tagen, legten wir jetzt immerhin schon stündlich drei bis vier Kilometer zurück und gingen von morgens bis abends, mit einer kurzen stündlichen Unterbrechung zwecks

Zwischen Blue Jeans und Kriegsbemalung: Der Schamane Katunka, gelehrt und lernfähig, ein Segen für seinen Stamm.

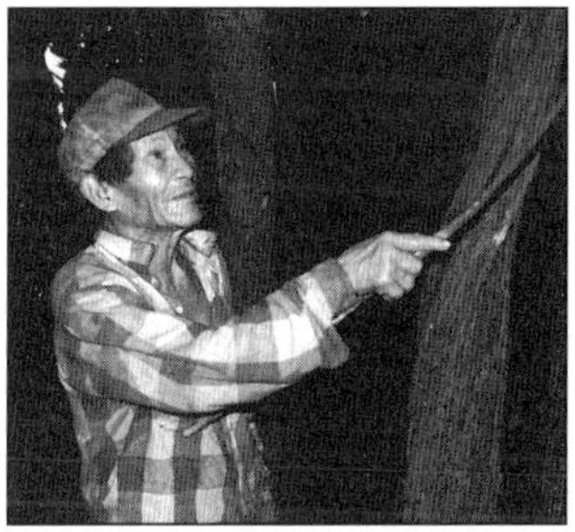

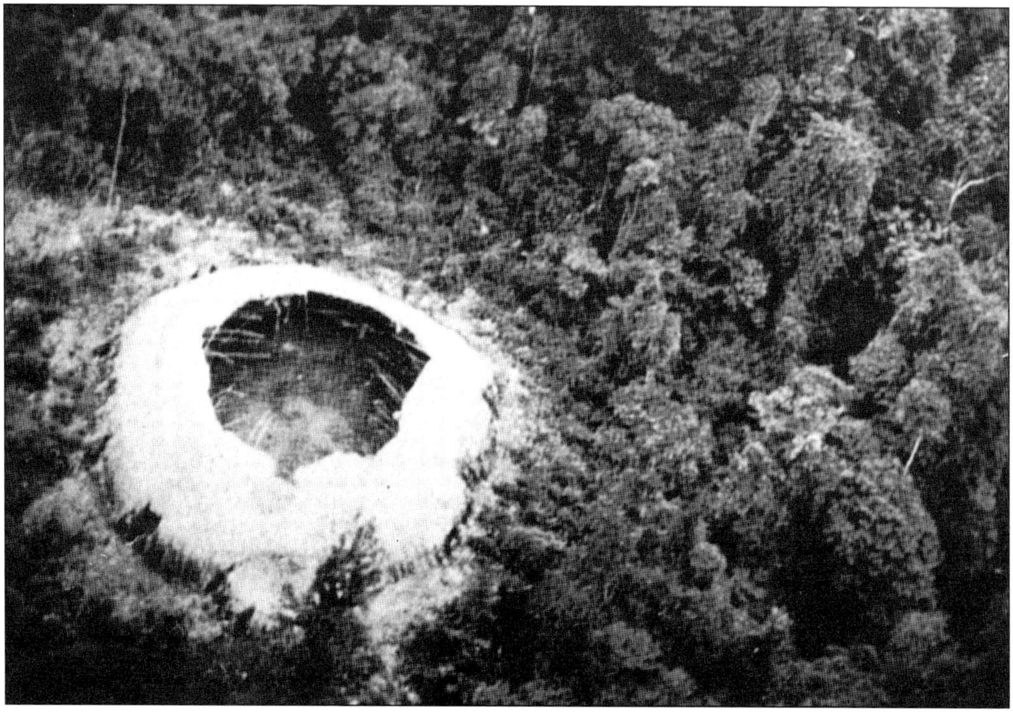

Der Umgebung Regenwald perfekt angepaßt: Ein Yanomami-Maloka aus der Vogelperspektive. Nie übersteigen Population und Oval eine bestimmte Größe. So kann die Wunde im Regenwald in wenigen Monaten vernarben, nachdem die Indianer weitergezogen sind.

Peilung und Eintragung ins Logbuch. Das führte ich mit kleinlicher Genauigkeit, als ob ich von einem Küstenverlauf mit Klippen und Untiefen eine Seekarte zu erstellen hätte.

An einer Lichtung sahen wir nördlich einen einsamen Berg, der sich wie eine riesige grüne Welle erhob. Ob das wohl die Stelle war, die mit „Elevation not known" auf der Karte vermerkt war und die Peter im Wiener Café Landtmann so fasziniert hatte? Jetzt zeigte er dafür kein besonderes Interesse. Wir hatten seinen Rucksack um einige Stücke erleichtert, weil sein Ohr schmerzte und zu eitern begann. Ich hatte ihm davon abgeraten, Antibiotika zu nehmen. Ich ging davon aus, daß das Maloka nicht mehr weit sein könne. Dort würde er sich hinlegen und ausruhen können und hoffentlich schnell erholen.

„Ist mir auch lieber so, schließlich gibt es dort einen Schamanen. Der gibt mir einen Tee und macht meine Seele gesund", sagte er und mühte sich redlich, kein schmerzverzerrtes Gesicht zu machen. Norbert fieberte immer noch. „Aber nur bei Nacht", schwor er immer wieder und biß die Zähne zusammen.

Was wir im Stillen befürchtet hatten, trat ein. Wir brauchten nicht einen son-

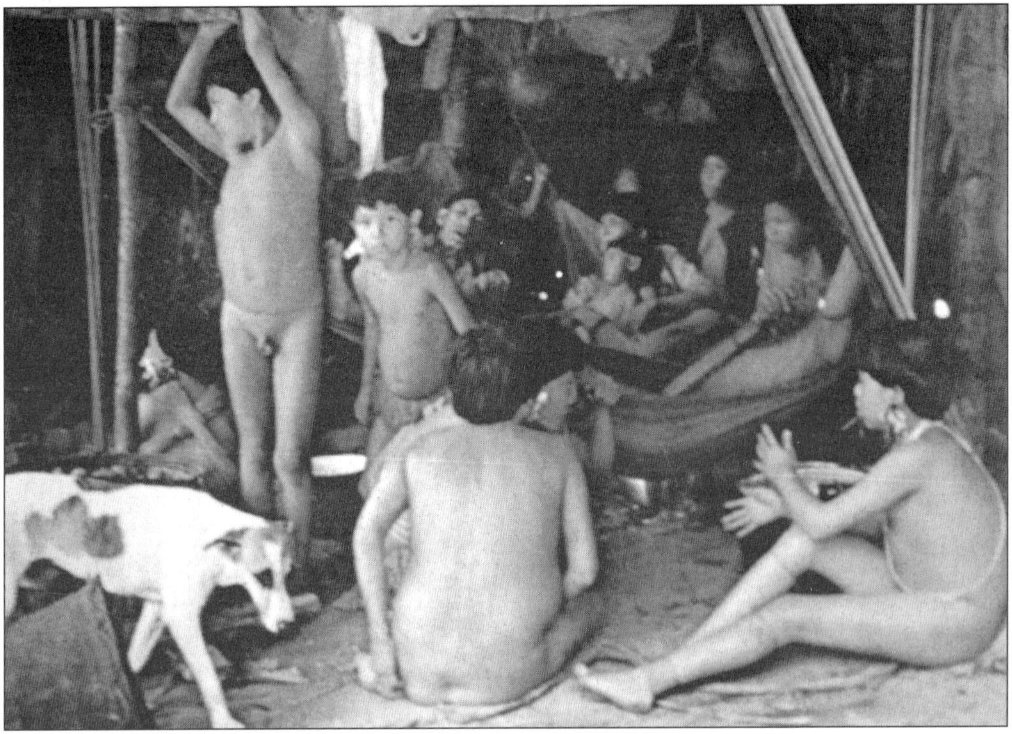

Sauberkeit und Körperpflege, ein Gebot mit Priorität in jedem Maloka, auch die Hunde sind stubenrein. An Hygiene unübertroffen ist das allgegenwärtige Dschungel-Klo. Unzählige Arten von Kriechtieren und Insekten lassen die Ausscheidungen in wenigen Stunden spurlos verschwinden.

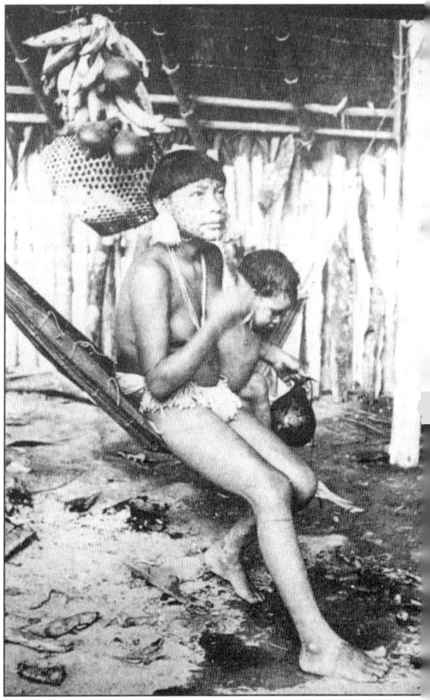

dern drei Tage, bis wir auf eine Gruppe von Spähern stießen (Hielten sie vielleicht schon nach uns Ausschau?), die uns sicher zu Katunkas (respektive Mauricios) Maloka geleiteten. Davor aber mußten wir einen Rasttag einlegen. Norberts Zustand hatte sich verschlechtert, er nahm jetzt Antibiotika, wir sammelten Regenwasser und labten ihn stündlich mit Tee.

Das ganze Indianerdorf bestand aus einem kunstvollen Bau aus Bambus und allerlei Geflecht, der ein beinahe geschlossenes Oval ergab. Es erinnerte mich an das überdachte Oval einer Stierkampfarena. Im Abstand von jeweils etwa vier Metern wurde das geflochtene Dach von senkrechten Bambusstangen gestützt. Jede Stange war gleichzeitig die ungefähre Grenze zwischen den einzelnen Wohnungen. Die Zwischenwände waren aus geflochtenen Matten, die einfach herunterhingen.

Der freie Platz in der Mitte des Ovals war Spielplatz der Kinder. Offensichtlich war es ihnen verboten, allein in den Wald loszuziehen. Allerdings konnten wir später beobachten, daß sich einige von ihnen - und immer die gleichen - magisch von ihm angezogen fühlten. Sie ähnelten darin unseren Großstadtkindern, die trotz

Verbot auf der Straße spielen oder ihnen noch unbekannte Wohnviertel auskundschaften. Ich dachte beim Anblick des Indianerdorfes unwillkürlich daran, daß es hier, von einigen Aluminiumtöpfen abgesehen, vor 30.000 Jahren genauso ausgesehen haben könnte wie heute. Allerdings gab es in dieser Vorzeit wahrscheinlich mehr Yanomami als heute. Einige Wissenschaftler behaupten, daß vor Ankunft der Weißen an die drei Millionen Menschen diese Gegend - etwa die Fläche der alten Bundesrepublik - bevölkerten. Bis in die 60er Jahre wurden nur zum Spaß regelrechte Jagden auf Indianer veranstaltet, ähnlich wie zur Jahrhundertwende in manchen Teilen Australiens auf die Aborigines.

Als wir am späten Morgen des dritten Tages im Maloka ankamen, schritt uns Katunka - ich bleibe jetzt bei diesem Namen - genauso aufrechten Ganges entgegen, wie damals im Hospital von Sao Paulo. Statt der Jeans trug er einen dünnen Gürtel, sonst war er nackt. Die herumstehenden Frauen waren kleinwüch-

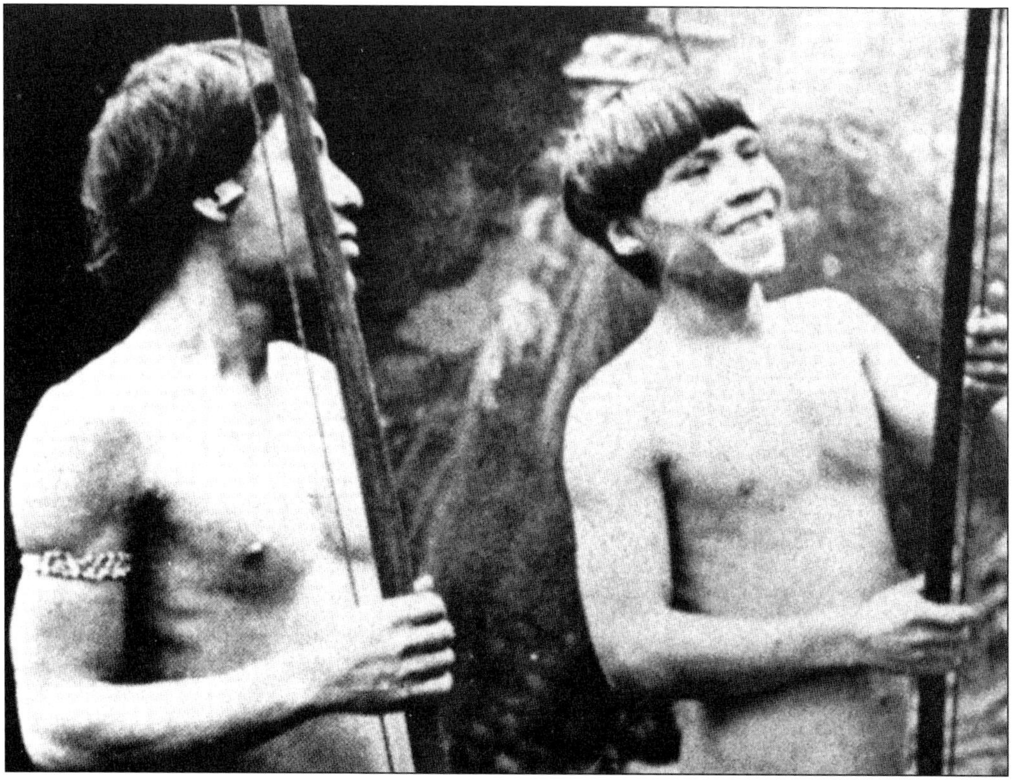

Wie das Schicksal so spielt: Die Hüftoperation des kleinen Suma (rechts) führte mich zu den Yanomami und zum CoD-Tee.

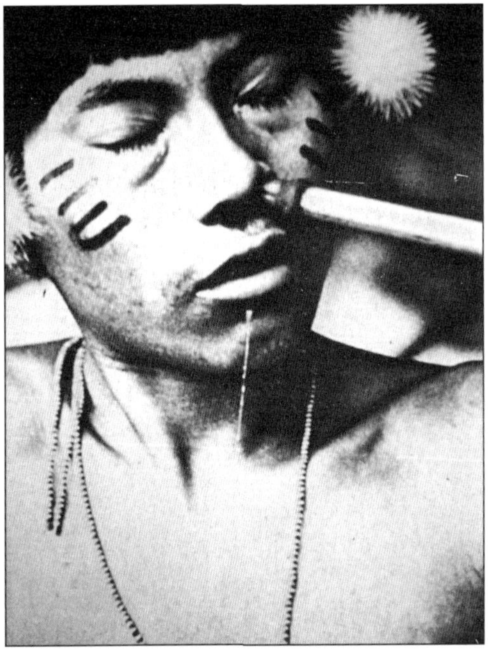

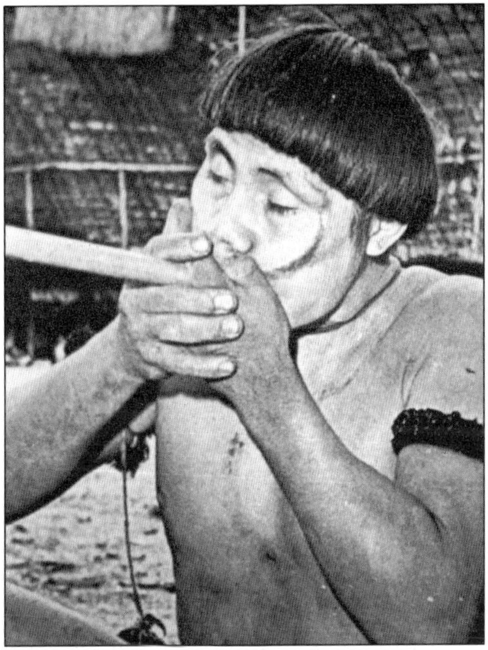

Vor Kultfeiern berauschen die Yanomami sich, indem sie sich gegenseitig das Rauschmittel in die Nasenlöcher blasen.

sig, dick und splitternackt. Sie hatten ihre Schamhaare ausgezupft, was ihre Nacktheit noch betonte. Kinder spielten und waren so beschäftigt, daß sie zunächst nur wenig Notiz von uns nahmen.

Männer sah ich nur einige wenige. Nach und nach nahmen sie in respektvollem Abstand hinter Katunka Aufstellung. Katunka hob beide Arme zu einer einladenden Geste und hielt eine kurze Begrüßungsrede, von der wir nur den portugiesischen Schluß verstanden: „Bom dia."

Unsere Rechnung war aufgegangen: Wir hatten es von Manaus bis hierher in 13 Tagen geschafft. Wie lange wir bleiben konnten, würde jetzt von der Dauer unseres Rückweges abhängen. Wie in so vielen anderen Fällen leistete uns auch hier Katunka unschätzbare Hilfe. Krieger eines befreundeten Nachbarstammes weiter unten am Fluß würden uns den Rio Demini in ihren Kanus bis nach Romao, das wir laut Karte mit Ian passiert, aber nicht gesehen hatten, hinunterfahren. Von dort könnten wir dann mit einem „tuktuktuk" bis nach Marova fahren, und von dort aus mit der „Emerson Madeiros" zurück nach Manaus. Bis dies alles geklärt war, waren schon zwei Tage vergangen. Aber wir konnten insgesamt zwei volle Wochen bleiben. Nach all meinen Pflichtlektüren für diese Reise nahm ich an, daß

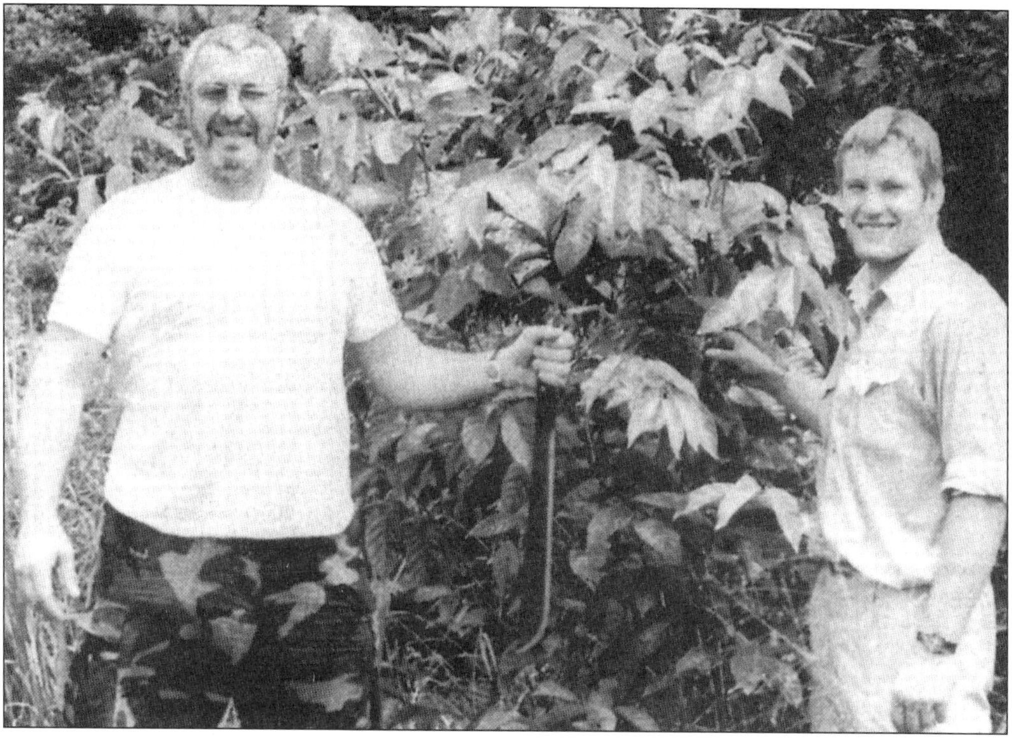

Mit Peter Seisenbacher auf Pflanzensuche. Das Bild täuscht: Immer hatten wir einen Eingeborenen dabei, um nicht die Orientierung zu verlieren. Für den Ungelernten braucht es im Dschungel nur wenige Schritte, um verlorenzugehen.

es selbst Indianern wie Katunka schwer fallen würde, unsere Probleme, nota bene unsere Terminzwänge, zu verstehen. Aber dem weisen alten Mann schien das - aus welchen Gründen immer - ein Kinderspiel.

Um so mehr kam es jetzt für uns darauf an, die Indianer zu verstehen. Wann würde der rechte Augenblick gekommen sein, um nach den Heilpflanzen zu fragen? Da war (fast hätte ich jetzt geschrieben zum Glück!) Peters eiterndes Ohr. Ich hatte es nach unserer Ankunft Katunka gezeigt. Seine Körpersprache sagte: „Ja, ja, das tut weh, aber das vergeht von selbst." Ich war da nicht so sicher und sagte zu Peter:

„Nimm doch lieber ein Antibiotikum. Es hat doch keinen Sinn, daß du dich so quälst."

Am dritten Tag tauchte plötzlich der Junge auf, den Dieter in Sao Paulo operiert hatte. Am liebsten hätte ich ihm gesagt „Na, wo hast du dich denn versteckt gehalten?"

Er reichte mir zum Gruß die Hand und sprach ganz gut portugiesisch, jedenfalls besser als ich. Erstaunlich, was der kleine Patient aus dem Urwald in den wenigen Wochen in Sao Paulo alles gelernt hatte.

Ich gab ihm ein paar Pfefferminzbonbons, und er war begeistert. Dann fragte ich nach seinem Namen, wie aus der Pistole geschossen sagte er „Thomas." Insgeheim hatte ich erwartet, daß mich sehr bald eine Freundschaft mit dem Jungen verbinden würde. Doch ich wurde grob enttäuscht.

Schuld war Freddy. Er hatte eine Maultrommel bei sich, die Thomas nach Verzehr des letzten Pfefferminzbonbons mehr zu interessieren schien als sonst irgend etwas auf der Welt. Nun wollte sich Freddy von dem einzigen Musikinstrument, das er einigermaßen beherrschte, nicht trennen. Also bastelte er einen Behelf aus einem Kamm und einem Stück Kaugummipapier. Und schon liefen sämtliche Indianerkinder hinter ihm her.

Bisher war ich mit meinen Geschenken mehr als knausrig gewesen. Es sollte nicht so aussehen, als wollte ich mich über plumpe Bestechungsversuche an die Pflanzen heranpirschen. Bevor ich dieses Mittel einsetzte, wollte ich möglichst viel über die Denkweise der Indianer und ihre Reaktionen erfahren und schlimmstenfalls unverrichteter Dinge nach Hause fahren, um ein Jahr später wiederzukommen.

Wir hatten schon am ersten Tag beschlossen, daß wir uns im Dorf jeden Tag ein paar Stunden getrennt bewegen wollten. Jeder könnte sich so mit irgendwelchen Indianern besonders anfreunden.

Abends in den Hängematten tauschten wir dann im Plauderton unsere Erfahrungen aus. Wenn ich heute meine Notizen durchblättere, finde ich aber bloß Eintragungen wie diese:

„Freddy hat mit einigen Kindern drei Indianerinnen bei der Feldarbeit (am Ende der Lichtung) geholfen. Angebaut wird Maniok, aus dem das Mehl für die Brotfladen gemahlen wird, etwas Tabak, Baumwolle und Bananen. Es kann unmöglich reichen, um den Stamm zu ernähren. Die Frauen sind sehr geschickt, aber der Boden ist karg und die Humusschicht ganz dünn."

Und an anderer Stelle habe ich notiert: „Norbert hat 72 Frauen, 46 Kinder und Jugendliche und nur 18 erwachsene Männer inklusive Katunka gezählt. Selbst wenn man berücksichtigt, daß im Bevölkerungsdurchschnitt zwei Frauen auf einen Mann kommen, fehlen einige. Wo sind sie? Auf der Jagd? Peter sagt, er fühle sich immer beobachtet, selbst wenn er sich zurückzieht, um sein Geschäft zu verrichten. Freddy meint, eine junge Indianerin mache ihm eindeutig schöne Augen. Sie halte sich jetzt neuerdings ständig bei der Gruppe einiger besonders wilder Jungs auf, mit denen er sich zusammengetan habe."

Am fünften Tag war auch Katunka, der sich zumindest jeden Morgen und Abend für eine Weile zu uns gesellt hatte, verschwunden. Langsam wurde es in dem Dorf langweilig.

Was hatten nicht die Reiseschriftsteller, deren Bücher ich gelesen habe, alles erlebt. Just in den paar Tagen ihres Aufenthaltes wurden Totenfeiern zelebriert, bei welchen die Leichname in Netzen an Bäumen aufgehängt worden waren (was

„Historia naturalis palmarum", ein botanisches Prachtwerk aus dem frühen 19. Jahrhundert, zeigt detailgetreu Pflanze, Blüten- und Fruchtstände.

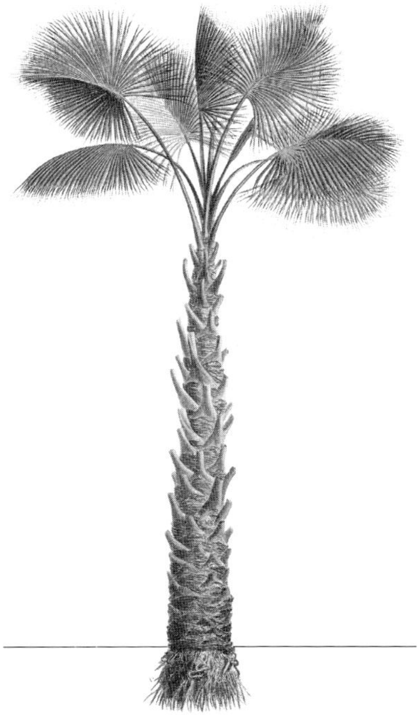

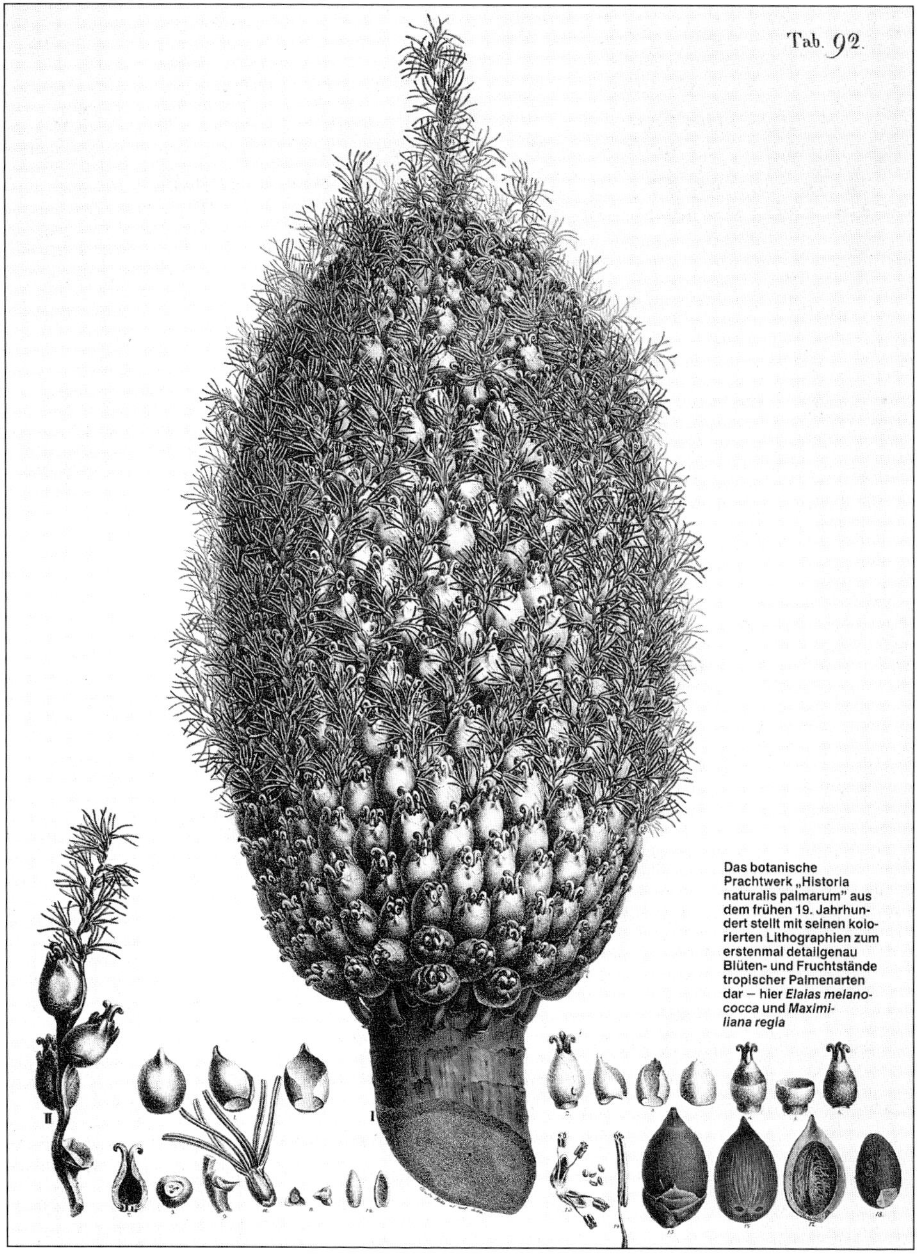

Das botanische Prachtwerk „Historia naturalis palmarum" aus dem frühen 19. Jahrhundert stellt mit seinen kolorierten Lithographien zum erstenmal detailgenau Blüten- und Fruchtstände tropischer Palmenarten dar – hier *Elaias melanococca* und *Maximiliana regia*

tatsächlich weitverbreitet der Brauch ist), wurden Frauen von rivalisierenden Stämmen geraubt, was abenteuerliche Kleinkriege zur Folge hatte, wurden wilde spirituelle Feste unter Rauschgifteinwirkung gefeiert, kamen Babys zur Welt. Und der Höhepunkt unseres Aufenthaltes sollte sein, daß Freddy meinte, ein Indianermädchen mache ihm schöne Augen? „Das darf doch nicht wahr sein", dachte ich grimmig.

Der Maloka-Vertrag

Doch am siebten Tag sollte sich alles ändern. Rund 20 Krieger standen plötzlich im Dorfrund. Auch Katunka war unter ihnen. Da er bemalt war, erkannte ich ihn nicht sofort. „Oha, jetzt wird's ernst", sagte Freddy.

Die Männer wurden von den Frauen nicht gerade überschwenglich begrüßt. „Kein Wunder" dachte ich, „wenn sie nicht einmal ein Stück Wild als Beute nach Hause bringen."

Katunka kam mit einem großen Mann, vermutlich dem Häuptling, und einem anderen, den ich ebenfalls noch nie gesehen hatte, auf uns zu, etwas steif und hölzern, wie mir schien. Der Unbekannte, er war wohl als Dolmetscher mit nach vorn getreten, begrüßte uns auf portugiesisch und teilte uns folgendes mit:

Einige Tagesmärsche nördlich von hier, an der Amazonasstraße „Perimetral Norte" hatte es Streit gegeben. Damals wie heute machte allerlei Gesindel die Gegend rechts und links der Fahrbahn unsicher. Und über die Goldgräber, die dort ebenfalls ihr Unwesen trieben, sagte man: „Wenn sie kein Glück haben, haben sie vielleicht das Glück, dich zu treffen." Womit gesagt sein sollte, daß Raub das mindeste war, wozu sie dann bereit waren. Der Dolmetscher fuhr fort, es habe Streit mit den Gringos und Tote auf beiden Seiten gegeben. Daher könnte es sein, daß Gringos hier auftauchten. Daran schloß sich die Frage, ob es uns lieber wäre, rechtzeitig zu gehen.

Peter trat einen Schritt auf den Häuptling zu, vergrößerte sich durch extreme Aufrechthaltung von einsfünfundneunzig auf zwei Meter und sagte: „Vielleicht sollten wir lieber hierbleiben, damit die Gringos gehen." Der Dolmetscher übersetzte. Eine Weile war es bis auf die ständigen Geräusche auf den Bäumen rund um die Lichtung vollkommen still. Dann überreichte der Häuptling dem Dolmetscher seine Pfeile, kam zu uns herüber und schüttelte jedem von uns nach europäischer Sitte die Hand. Wieder unter uns sagt Freddy: „Euch ist ja wohl klar, daß das, was wir hier tun, dem Geist der immerwährenden Neutralität Österreichs widerspricht."

Den „Friedens- und Freundschaftsvertrag von Maloka" - so nannten wir fortan unseren Handschlag mit dem Häuptling - belohnten die Indianer mit vorbehaltlosem Vertrauen. Alton, der Dolmetscher, stand uns zur Seite und war von nun an immer in Rufweite.

Das erste, was wir von Alton erfuhren, war wenig schmeichelhaft. Die Indianer hatten in uns nicht so sehr wegen unserer Waffen, Stärke und Körpergröße einen beträchtlichen Schutzfaktor gesehen. Als Waffenbrüder wären wir wohl zu ungeschickt, lachte Alton.

Vielmehr hatte ihr Häuptling, genauer Katunka, gehandelt wie dereinst der österreichische Bundeskanzler Bruno Kreisky. Der hatte dereinst ein Multi-Milliarden-Objekt für den Sitz von UNO-Organisationen in Wien vor Kritikern damit gerechtfertigt, daß diese Investitionen „der Sicherheit unseres Landes mehr bringen als Tausend neue Panzer...,weil niemand wird doch ein Land okkupieren, in dem die UNO vertreten ist, und sich so fürchterliche diplomatische Verwicklungen einhandeln".

Ähnlich die Strategie unserer Yanonami: „Katunka hat gesagt, wenn Garimpeiros kommen, um Rache zu nehmen, werden sie glauben, die Weißen (Alton zeigte dabei auf uns) sind Delegierte. Die Garimpeiros werden nicht töten, sondern gehen, weil die anderen Weißen sonst Garimpeiros einsperren."

Peter hatte also dem Häuptling mit unserem Angebot zu bleiben aus der Seele gesprochen. Nichts anderes hatte der von uns hören wollen.

„Wieso glaubst du, daß wir ungeschickt sind?" fragte Norbert gekränkt.

Alton erklärte, daß sein Stamm überall Späher postiert hatte, um sofort zu melden, falls Garimpeiros sich näherten, und die hatten uns den ganzen Weg vom Fluß herauf immer wieder beobachtet. Dazu bemühte er sich ungebeten als Pantomime, imitierte unser Straucheln und Stolpern und unsere Marscherleichterungen wie Schweißabwischen, die Fächerbewegungen mit unseren Hüten zwecks Abkühlung und - patsch hier und patsch da - unsere Jagd nach Moskitos auf nackter Haut.

„Und woher wußtet ihr, daß wir keine Garimpeiros sind?"

„Garimpeiros keine Klickmaschine, kein rotes Kreuz, kein Schreibstift."

An unserem Fotoapparat, an dem kleinen Rotkreuz auf meinem Medikamentenfach und an meiner genauen Kartenführung hatten uns also die gar nicht so weltfremden Kerle erkannt. Wer weiß, vielleicht haben uns diese Utensilien das Leben gerettet. Darum also waren die drei Krieger, die wir im Wald getroffen hatten, so freundlich und vertrauensselig.

„O Gott, wir müssen Alton von Peters Begegnung mit einem Weißen erzählen, damit er seinen Häuptling warnen kann", schoß es mir durch den Kopf.

„Ist tot", sagte Alton.

Da nun schon einmal Fragestunde war, bohrte ich weiter: „Wie kommt es, daß der kleine Thomas in der Stadt der Weißen operiert wurde?"

„Wer?"

Ich erzählte ihm von Sao Paulo und von der Hüftoperation.

„Ah, Suma. Er war im FUNAI-Hospital am Demini mit Katunka. Von dort in die Stadt."

Tatsächlich unterhält die FUNAI an vielen Punkten des Indianergebiets Ambulatorien. Offensichtlich hatte dort ein Mediziner die Notwendigkeit der Operation erkannt und von unseren Möglichkeiten gewußt. Später erfuhren wir auch, daß der alte Katunka die berühmten Mitbegründer der FUNAI, die Brüder Villas Boas, persönlich kannte und schon öfter die Indianer bei Tagungen in den verschiedensten Gremien vor der Regierung vertreten hatte.

Das erklärte vieles. Mindestens hundertmal hatte ich mich gefragt: „Wie kommt ein Indianerjunge aus einem kleinen Dorf mitten im Regenwald wegen eines nicht gerade lebensbedrohenden Leidens zu einer Operation in die Universitätsklinik von Sao Paulo? Und wie ist es angesichts der Entfernungen möglich, daß ihn ein Verwandter besuchen kommt, als wäre er eben aus einem anderen Stadtviertel mit der Straßenbahn herübergefahren?"

„Ist Katunka euer Schamane?" fragte ich.

„Katunka weiser Mann, Schamane, Vater von Häuptling Shururi. Häuptling Shururi auch Schamane."

„Ich bin Schamane der Weißen. Ich möchte von Katunka lernen, Katunka ist ein weiser Mann und viele Jahre alt. Ich bin noch jung, Katunka kann mir viel beibringen", sagte ich.

„Morgen", sagte Alton.

Den Abend verbrachten wir mit fast allen Männern des Dorfes am Feuer. Katunka und Häuptling Shururi sprachen nicht viel, sondern kauten an ihrem Tabak.

Unser Raucher Norbert bot Shururi eine Zigarette an. Der Häuptling nahm die ganze Packung, riß gekonnt eine Zigarette auf, steckte das Papier fein säuberlich gefaltet in seinen Gürtel und formte aus dem Tabak, der so feucht war wie die Luft, eine Kugel. Die steckte er in den Mund und kaute weiter. Es schien ihm zu schmecken. „Da waren es nur noch neun", sagte Norbert in Anspielung auf seinen schwindenden Vorrat traurig. Er wußte nicht, daß ich noch zwei ganze Stangen von dem widerlichen Gift in meinem Rucksack hatte, als Überraschung für seinen Geburtstag, den er in zwei Tagen feiern würde.

Norbert machte ein so langes Gesicht, daß ich sie am liebsten sofort ausgepackt hätte.

Mit dem Segen der Geister

Früh am nächsten Morgen kam Alton und sagte: „Schule."

Daß er dieses Wort kannte, wunderte mich nicht mehr, denn am Vortag hatte er mir erzählt, daß die FUNAI weiter oben am Demini Schulen für die Indianerkinder eingerichtet hatte. Bei einer späteren Reise am Rio Madeira besuchten wir so eine Schule: Die Kinder wurden aus einem Umkreis von 20 Kilometern mit dem Boot zum Unterricht gebracht. Dem Schulhaus angeschlossen war eine Ambulanz, eine Rot-Kreuz-Station und ein kleines Hospital für Indianer. Alles blitzte vor Sauberkeit, die Ausstattung der Hausapotheke konnte sich sehen lassen.

Da stand also Alton und wartete ungeduldig wie ein Schulbusfahrer im amerikanischen Mittelwesten, bis ich meine Siebensachen gepackt hatte. Wir gingen quer über den Platz in ein Abteil der Maloka, wo uns Katunka stehend erwartete. Alton entfernte sich auf einen Wink Katunkas.

Der hatte sich wie ein Schulmeister, der seine Pflichten wohl kennt, auf den Unterricht vorbereitet. Ich registrierte, daß Katunka Förmlichkeiten zu schätzen wußte. Er hatte sich die Jeans übergezogen, in der er mir in Sao Paulo auf dem Krankenhausflur entgegengekommen war. Auf einem Brett auf dem Fußboden lagen wie auf einem Katheder fein säuberlich voneinander getrennt etliche Pflanzen und Baumrindenstücke. Es fehlten nur Tintenfaß, Tafel undKreide, und das Klassenzimmer wäre perfekt gewesen.

Wie der Lehrer meiner ungarischen Kindheit bedeutete mir Katunka, ich dürfte mich setzen. Offensichtlich kannte er den Betrieb in den Indianerschulen am Fluß, ich vermutete, daß er auch schon Vorträge und Konferenzen in den Städten besucht und selber Vorträge bei Kongressen gehalten hatte. Alton hatte das ja schon angedeutet, und es sollte sich später bestätigten.

Nachdem ich mich auf den Boden gehockt hatte, war es eine Sekunde mucksmäuschenstill. Dann begann mein Lehrer Unverständliches vor sich herzubrabbeln. Ich sah ihn mit 100 Fragezeichen an, aber seine Augen waren geschlossen. Nach kurzer Zeit sagte er - wieder auf portugiesisch: „Ich habe die großen Geister beschworen, sie mögen gutheißen, was wir hier tun. Es möge meinem Stamm, allen Indianern an den Flüssen und in den Wäldern und den Weißen jenseits der Morgensonne gut sein. Rede du jetzt mit dem großen Geist der Weißen, dann können wir mit der Schularbeit beginnen."

Er meinte wohl, ich solle beten.

Mein Gott, darauf war ich überhaupt nicht vorbereitet. Es war zwar morgens, aber mir fiel in der Schnelligkeit nur das Gute-Nacht-Gebet ein, das meine Großmutter in meiner frühen Kindheit immer mit mir gebetet hatte. Und so stotterte ich: „Herr, bleibe bei uns, denn es will Abend werden. Bleibe bei uns am Abend des Tages, am Abend des Lebens und sei uns gnädig am Tag des Gerichts."

Der Alte sah mich erwartungsvoll an. Hatte ich etwas falsch gemacht oder vergessen?

Ich sagte: „Amen."

„Amen", wiederholte er zufrieden und begann ohne weitere Pause mit seinem Vortrag.

Alles, was er über sein Volk und die Kräfte des Waldes, über die Tiere auf dem Lande und über die Fische im Wasser und die Vögel in der Luft wisse, habe er von seinem Vater gelernt. Sein Vater sei ein großer Schamane gewesen, der Tote zum Leben erwecken konnte. Deshalb sei er von Indianern eines anderen Stammes entführt worden. „Niemand hat ihn je wieder gesehen."

Daß ihn seine Nachkommen wahrscheinlich bis zur Erschöpfung gesucht hatten, stand außer Zweifel. Schon damals ahnte ich vage, was für ein schreckliches Schicksal die Entführung seines Vaters für Katunka war. Es mußte ihm nämlich höchst fraglich erscheinen, ob dessen Geist nach dem Tod zum

Himmel aufsteigen konnte. Dazu gehört nicht nur beträchtliches Geschick bei den Prüfungen, die gleich nach der Ankunft im Jenseits zu bestehen sind, sondern auch, daß der irdische Rest des Verschiedenen zu feiner Asche verbrannt und von den Hinterbliebenen gegessen wird. Vorher wird der Leichnam in einem großen Netz an einem Baum aufgehängt und gewartet, bis Ameisen und Insekten nur das reine Skelett übriggelassen haben.

Dieser Glaube mag übrigens den Ausschlag dafür gegeben haben, daß die Indianer bis zum heutigen Tag in einer festen, intakten Sippe zusammengeblieben sind. Wer würde ihre Asche in der Fremde schon essen?

Wohl gibt es Indianerstämme, bei denen die Erdbestattung üblich ist. Zieht der Stamm weiter, weil die Maloka aus irgendeinem Grund aufgegeben wird, werden jedoch die Gebeine der Toten ausgegraben und mitgenommen.

Alles was er sonst noch wisse, habe er von den Weißen gelernt, fuhr Katunka fort. Dazu beschrieb er die Nachteile der Entdeckungen der Weißen recht anschaulich:

„Alles, was Weiße bringen, gut und schlecht. Feuerpfeil gut. Bum, und Garimpeiro tot. Aber andere Garimpeiros hören Bum und kommen und töten. Feuerpfeil gut. Bum, und Tier tot. Aber andere Tiere hören Bum und sind weg. Indianerpfeil nur gut, nicht schlecht. Ffft, und Garimpeiro tot. Ffft, zweiter Garimpeiro tot. Ffft, und Tier tot. Ffft, und zweites Tier tot."

Hätte ich an dieser Stelle einwenden sollen, daß der Krieg der Weißen so laut ist, daß der Knall eines Schusses im Schlachtenlärm glatt untergeht? Und daß ein Jäger nur einen Hirsch schießt, den er vielleicht nicht einmal ißt, sondern dessen Geweih er sich in seiner Maloka an die Wand hängt? Es hätte Katunkas Verständnis für die Kultur der Weißen eher geschmälert denn gemehrt, also ließ ich es sein. Schließlich stand es mir als Schüler sowieso nicht zu, meinen Lehrer zu unterbrechen.

Dem weiteren Vortrag Katunkas konnte ich entnehmen, daß es für ihn nur zwei Sorten Weiße gab. Die einen (Guten?, Erfolgreichen?, Reichen?), die in ihren Städten blieben, und die anderen (Schlechten?, Erfolglosen?, Verstoßenen?, Unfähigen?), die in den Regenwald kamen, um hier zu leben und die Indianer zu vertreiben. Nach dem gleichen Gesetz, nach dem ein Stamm seine Sachen packt, wenn ihn sein Lebensraum nicht mehr ernähren kann, und notfalls einen anderen Stamm auslöscht, der ihm im Weg ist.

Tatsächlich ist es auch heute noch so, daß nicht nur weiße Glücksritter die Indianer bedrohen und töten, sondern daß sie einander oft genug gegenseitig in Stammesfehden umbringen. Dazu möchte ich hier den Briten Tom Sterling zitieren, der im Auftrag der Food and Agriculture Organization der UNO das Thema bearbeitete. Er schreibt:„Die meisten Europäer, die ohne Versorgung von außen hier leben müssen, sind bald dem Hungertod nahe.

Aber auch die Indianer müssen ohne zusätzliche Versorgung auskommen; dennoch überleben sie. Wie ist das möglich? Die Antwort auf dieses Rätsel gibt erstaunliche und oft bestürzende Aufschlüsse darüber, wie sich der Mensch verhalten muß, wenn er in Harmonie mit der Natur leben will. Eine erste, unmittelbare Folge des Nahrungsmangels ist, daß die wenigen Gruppen von Amazonas-Indianern klein und überaus mordlustig sind ... Der Mangel an Nahrungsmitteln zwingt jede Gruppe, sich ab einer gewissen Menge zu teilen. Wenn die Gruppen, die kaum mehr sind als erweiterte Familien, auf ihrer verzweifelten Suche nach Nahrung weiter ins Land vorstoßen, geraten sie aneinander."

Bei allem Verständnis für die Weißen war also selbst ein Mann von der Intelligenz und der Erfahrung Katunkas tief in seinem Inneren überzeugt, daß alle Weißen, die hierher kamen, nur deshalb die Strapazen der Reise auf sich genommen hatten, weil sie zu Hause in ihren Städten verstoßen worden waren oder dort die Nahrung ausging. Wahrscheinlich hatten die menschenunwürdigen Behausungen in den Slums der südamerikanischen Städte ein übriges getan, um Katunkas Meinung zu festigen.

Unser Glück war also, daß wir uns von den anderen Weißen im Regenwald dadurch unterschieden, daß wir nicht einfach gekommen, sondern eingeladen waren.

Bevor ich mit der Wiedergabe meiner ersten Unterrichtsstunde fortfahre, möchte ich nochmals Tom Sterling zitieren, um zu veranschaulichen, wie kritisch man Berichte über Amazonien und seine Bewohner lesen und prüfen muß. Sterling schreibt nämlich an der Stelle, an der ich oben das Zitat beendete, weiter:

„Die Behauptungen romantisch veranlagter Außenseiter, alle Indianer lebten brüderlich vereint im Wald und betrachteten nur den weißen Mann als Feind, sind schlechthin nicht wahr. Der gefährlichste Feind eines Indianers ist ein anderer Indianer ...

Eine Reihe von Beobachtern ist der Ansicht, daß das gesamte System von Krieg und Gewalttätigkeit der Amazonas-Indianer die Bevölkerungszahlen niedrig hält und für Ausgleich zwischen der Zahl der Esser und den Nahrungsreserven des Waldes sorgt. Die Zahl der mordlustigen Jivaros ist stabil; auf gut drei Quadratkilometer Land kommt ein Mensch, und man darf folgern: Das ist genau soviel, wie die Gegend ernähren kann. In den Wäldern des Amazonas hat es nie sehr viele Indianer gegeben - im Verlauf der letzten 15 000 Jahre, dem Zeitraum, in dem sie nachweislich dort gelebt haben, vermutlich niemals mehr als drei Millionen."

Aber jetzt sind es nur noch 300 000, vielleicht sogar nur noch 200 000. Der Autor kann also mit seiner Behauptung, der gefährlichste Feind eines Indianers sei ein anderer Indianer, nicht recht haben, wenn seit dem Vordringen der Weißen ein im Regenwald nie dagewesenes Genozid ihre Zahl von vielleicht drei Millionen auf 300 000 oder gar nur 200 000 dezimierte.

Die wichtigsten Immunverstärker im CoD-System

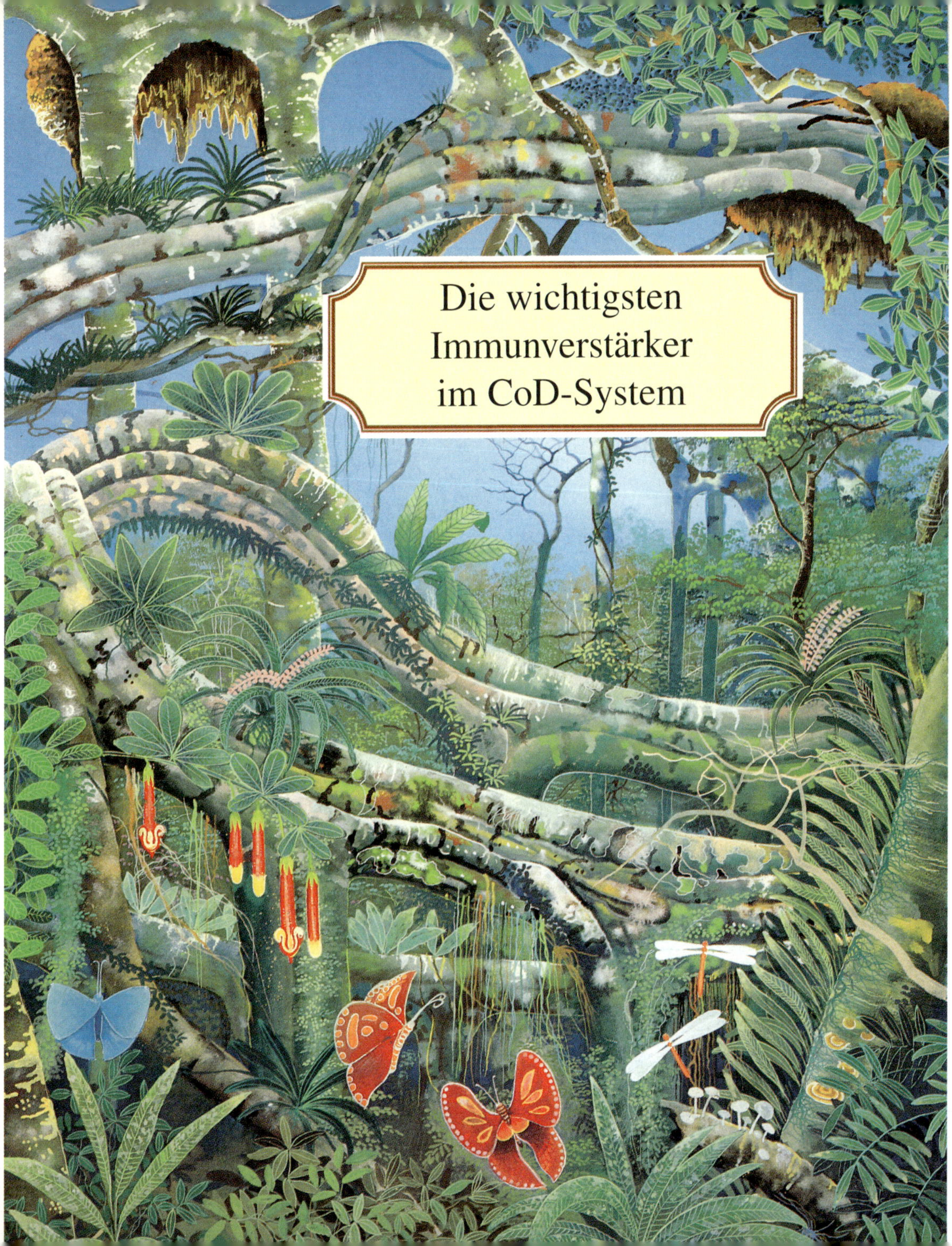

Aus dem Medizinschrank der Schamanen

Der Erfahrungsschatz in der Pflanzenheilkunde der Regenwald-Indianer beweist die unbegrenzte Globalität dieses Strebens der Vorfahren aller Kulturen, aus der Nahrung Heilung zu gewinnen. Es mag überraschen, daß die indianischen Völker Südamerikas Krankheiten kennen, die bei uns als Zivilisationskrankheiten gelten. Zum Beispiel Rheuma, Hämorrhoiden und Gicht. Diese Krankheiten lindern oder heilen sie mit den gleichen Pflanzen oder Pflanzenextrakten wie wir Europäer - sofern sie natürlich in ihrem Lebensraum vorkommen. Auch Knoblauch oder Brennessel werden aus den gleichen Gründen geschätzt wie bei uns.
Die Indianer haben gelernt, aus der geballten Überlebenskraft der Regenwaldpflanzen Nutzen zu schöpfen. Wissenschaftler haben eben erst entdeckt, was diese Völker schon seit Jahrtausenden wissen: Die Kraft, die diese größten aller Wälder unserer Erde am Leben erhält, ist nicht im Boden verborgen, sondern wohnt in der Pflanze selbst. Wird also ein Teil der Grünfläche brandgerodet, bringt der Boden dank der Asche als Dünger noch ein oder zwei Jahre Leben hervor, um dann vollends zu veröden. Ein auch nur annähernd umfassendes Lexikon der Regenwaldpflanzen wird noch lange auf sich warten lassen. Noch zahlen Pharmakonzerne „Kopfprämien“ für jedes unbekannte Grün aus dieser artenreichsten Region unseres Planeten.
Die Abbildungen in diesem Buch wurden nach ihrer Bedeutung für die Zusammensetzung des CoD-Systems ausgewählt und beschrieben.

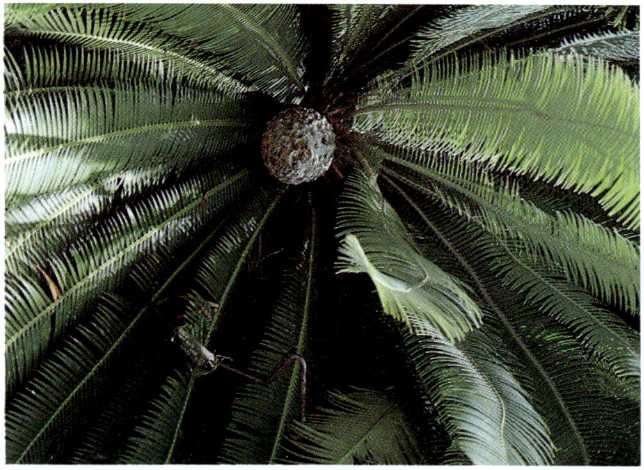

Dach, Zwischen- und Außenwand. Die Palmen liefern den Indianern das Baumaterial, ihre Fruchtstämme dienen als Zeichen der Gastfreundschaft.

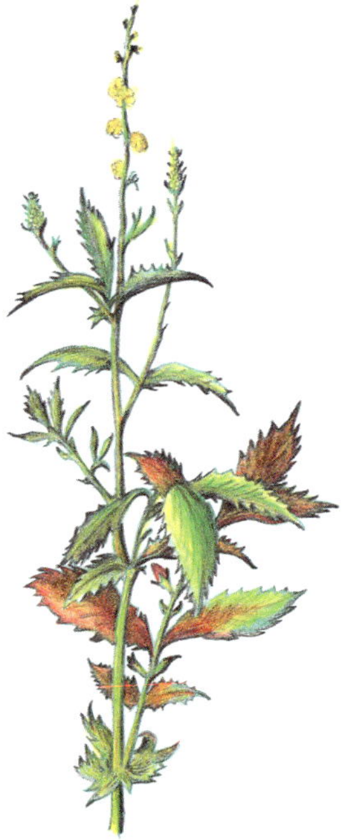

AGRIMONIA

Agrimonia eupatoria
Familie der Rosaceae

Eine etwa 90 cm hohe Pflanze mit vielen kleinen gelben Blüten. Säumt die Ufer der Flüsse Amazoniens.

Wird angewendet bei:
Leberinsuffizienzen, Durchfall und Bauchkrämpfen, bei Nieren- und Blasenentzündung, Asthma, Entzündung der Rachen- und Kehlkopfschleimhaut, Entzündung der Darmwand, Verdauungsstörungen, Typhus und Tumoren. Wird hauptsächlich als Diuretikum (harntreibendes Mittel) und Adstringens eingesetzt.

Aus den Blättern und Blüten wird ein Tee zubereitet. Zur äußerlichen Anwendung Kompressen und Mundspülungen.

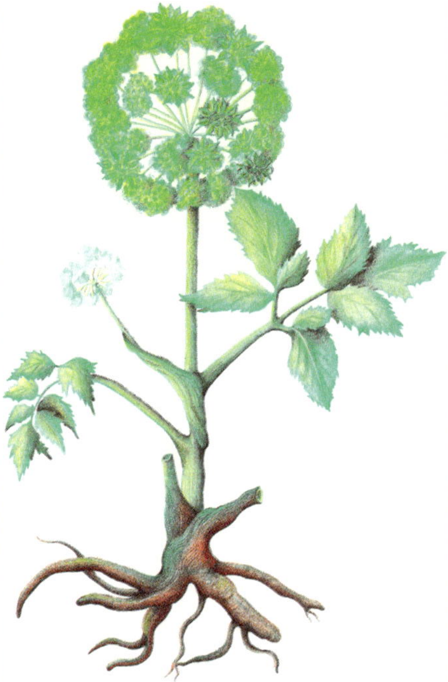

ANGELICA

Angelica archangelica
Familie der Umbeliferaceae

Kommt an den Flüssen Amazoniens vor, hat weiße Blüten und erreicht eine Größe von bis zu zwei Metern.

Wird angewendet bei:
Magen- und Verdauungsstörungen, Leberfunktionsstörungen, Bauchkoliken, Bronchitis, Mandelentzündungen, Skorbut, Gicht, hysterischen Anfällen, Rheumatismus, Tetanus, Typhus, Menstruationsstörungen.

Verwendet werden die Früchte, die Blätter, die Samen und die Wurzeln. Aus Blättern und Blüten wird ein Aufguß gemacht, aus den Früchten, Samen und Wurzeln ein Sud.

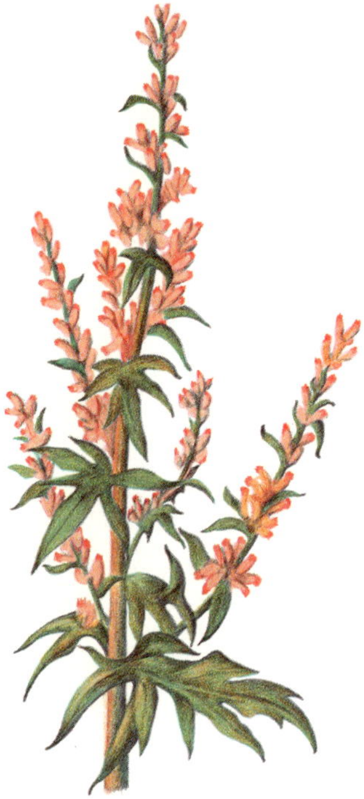

ERVA DE SAO JOAO

Artemisia vulgaris
Familie der Compositae

Kommt in ganz Amazonien vor. Wird bis zu einem Meter hoch und hat weiße Blüten.

Wird angewendet bei:
Anämie, Bauchkoliken, Magenfunktionsstörungen, Durchfällen, Darmentzündungen, Epilepsie, Gelbsucht und Wurmbefall.

Es findet die ganze Pflanze Verwendung.
Für die innerliche Anwendung wird ein Aufguß aus den Blüten und Blättern zubereitet. Aus den Wurzeln wird ein Sud hergestellt, den man 15 Minuten kochen läßt.

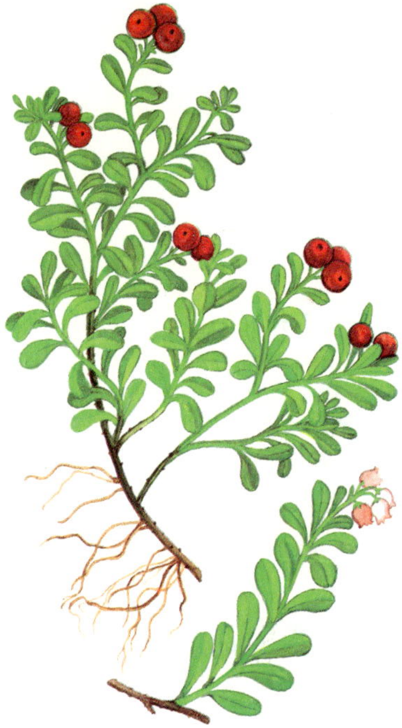

UVA DO URSO

Arctostaphylos uva ursi
Familie der Ericaceae

Kommt an den Flüssen Amazoniens vor, blüht rosa und wird 15 bis 30 cm hoch.

Wird angewendet bei:
Erkrankungen des Harnapparats, Cystitis, Nierensteinen. Lindert Schmerzen beim Urinieren. Wurde als Antiseptikum, Nieren-, Blasen- und Gallensteinlöser erkannt.

Verwendet werden die Blätter. Es wird ein Sud hergestellt, in dem die Blätter 10 Minuten lang kochen müssen.

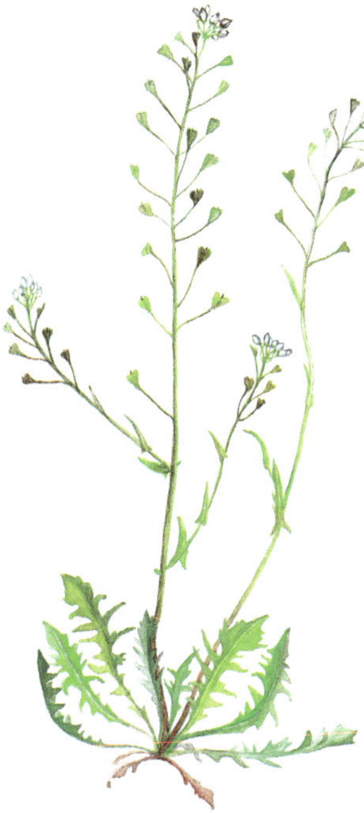

BOSLA DE PASTOR

Capsella bursa pastoris
Familie der Cruciferaceae

Eine ca. 60 cm hohe Pflanze mit weißen Blüten. Kommt in allen Teilen Amazoniens vor.

Wird angewendet bei:
Blutvergiftung, den verschiedensten Ursachen des Erbrechens, Nasenbluten, Gebärmutterblutung, verschiedenen Tumoren.
Gilt als Hämostatikum (Blutstiller) und Entzündungshemmer.

Es werden Blätter und Wurzeln verwendet.
Aus den Blättern wird ein Tee als Aufguß zubereitet, aus den Wurzeln ein Sud. Kochzeit 15 Minuten.

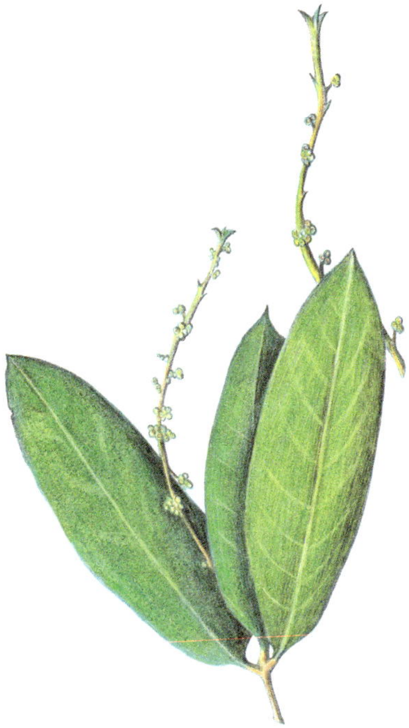

CARAPA

Carapa guianensis
Familie der Meliaceae

Wächst als riesengroßer Baum, als sogenannter Überständer, in ganz Amazonien.

Wird angewendet als:
Mittel gegen Wurmbefall, wirkt fiebersenkend. Wird auch äußerlich gegen chronische Irritationen der Haut und als Entgifter und Reiniger verwendet. Das alkoholische Extrakt wehrt Insekten ab.

Aus den Ästen und Blättern wird ein Sud hergestellt.

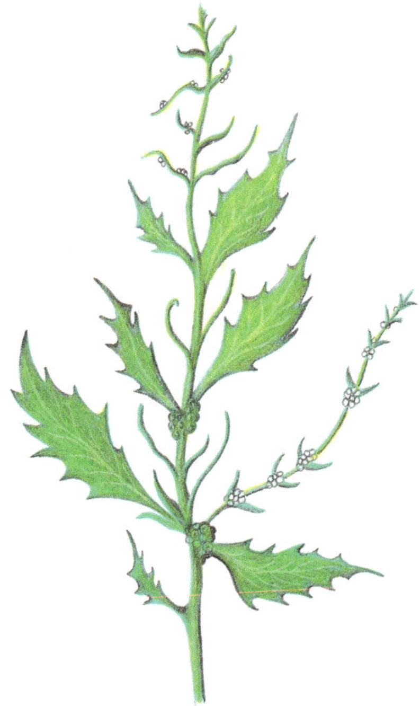

ERVA DE SANTA MARIA

Chenopodium ambrosioides
Familie der Quenopodiaceae

Kommt in ganz Amazonien vor.

Hat sich als Insektizid, gegen Tuberkulose und gegen Wurmbefall bestens bewährt.

Aus den Blättern wird ein Tee als Aufguß zubereitet. Dabei kommt auf 20 Gramm Blätter ein Liter Wasser, wovon 3 Tassen pro Tag getrunken werden.
Vorsicht, Überdosierungen können schädlich sein.
Zur äußerlichen Anwendung, für Kompressen und Mundspülungen.

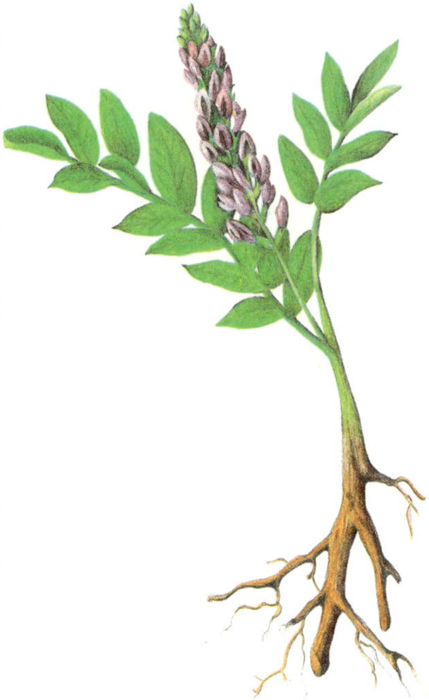

RAIZ DOCE

Glycyrrhiza glabra
Familie der Leguminosae

Ein Bäumchen, das ein bis zwei Meter groß wird. Wächst an den Flüssen Amazoniens.

Wird angewendet bei:
Bronchitis, Mandelentzündungen und Laryngitis (Entzündung der Kehlkopfschleimhaut und/oder der Stimmbänder). Es werden die Wurzeln verwendet.

Aus ihnen wird ein Sud hergestellt, wovon täglich vier bis fünf Tassen getrunken werden.
Man nimmt 20 g von den Wurzeln auf einen Liter Wasser.

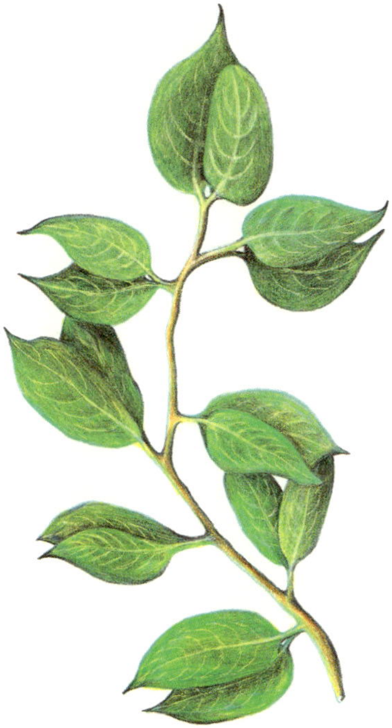

JATOBA

Hymenaea courbaril
Familie der Leguminosae

Kommt in ganz Amazonien vor.

Wird angewendet bei:
Akuter Cystitis, Prostatitis, Diurie, Anurie und Bronchitis. Hilft bei Prostataerkrankungen und bei Gelenksschmerzen.

Es wird ein Sud aus der Baumrinde zubereitet. Der Tee wird mit etwas Honig eingenommen.
Der Latex der Pflanze wird als Adstringens (vgl. Seite 137), Wurmmittel und Magenhilfe verwendet.

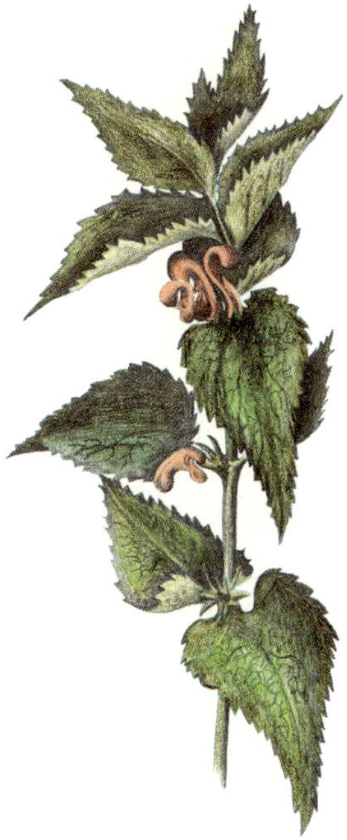

URTIGA BRANCA

Lamium album
Familie der Labiaceae

Kommt als 20 bis 40 cm große Pflanze in allen Teilen Amazoniens vor.

Ein hervorragendes Mittel gegen Entzündungen und Katarrhe der Atemwege. Wird bei Blutungen, Eiterungen, Menstruationsstörungen und Eierstockentzündungen eingesetzt.

Verwendet werden die Blüten, aus denen ein Aufguß hergestellt wird.

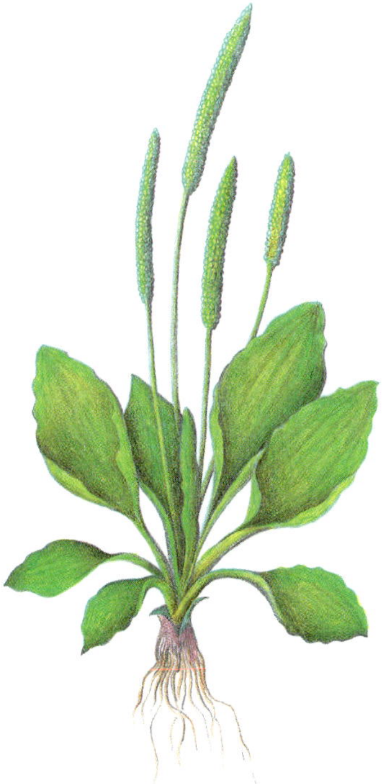

TANCHAGEM

Plantago major
Familie der Plantagenaceae

Kommt in Amazonien vor.

Wird angewendet bei:
Anämie, Debilität, Gastritis, Durchfall, Nephritis, Cystitis, Blutungen, Lungenentzündung, Tumoren und bei Überreaktion auf Insektenstiche.

Verwendet werden die Blätter und die Wurzeln. Aus den Blättern wird ein Aufguß hergestellt, aus den Wurzeln ein Sud. Bei Augenerkrankungen und -entzündungen werden Kompressen gemacht und gleichzeitig der Aufguß getrunken.

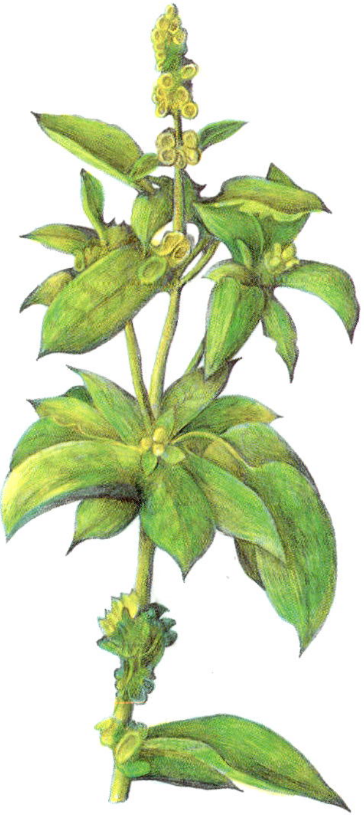

MANHE RISAO

Ocimum basilicum
Familie der Labiaceae

Kommt in Amazonien vor.

Wird angewendet bei:
Milchmangel nach der Niederkunft, Mandelentzündungen, Darmerkrankungen. Unterstützt den Harnfluß und die Harnbildung, hilft bei Magenstörungen.

Aus den Blättern und den frischen Blüten wird ein Tee als Aufguß zubereitet. Wird in manchen Gebieten auch gegen Tuberkulose eingesetzt.

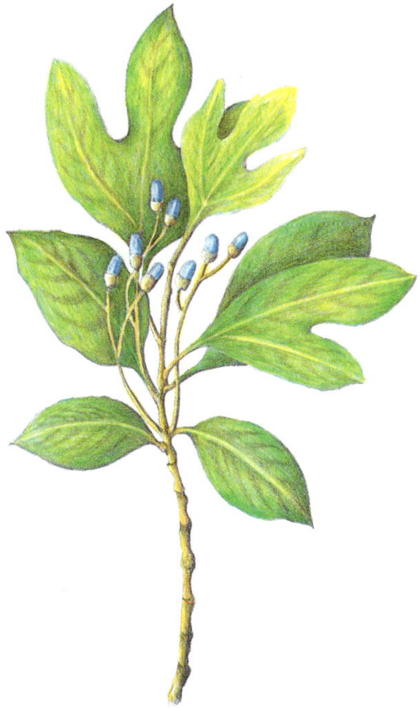

SASSAFRAS DO BRASIL

Laurus sassafras
Familie der Lauraceae

Wächst als Baum bis zu 12 Meter hoch. In allen Teilen des südamerikanischen Regenwaldes.

Wird angewendet bei:
Dermatosen, Arthritis und Gicht. Findet auch Verwendung als Mittel gegen Metallvergiftungen (zum Beispiel Amalgam-Vergiftung), gegen Syphilis und Transpirationsstörungen der Haut.

Aus den Wurzeln und Ästen wird ein Sud hergestellt. Man nimmt 20 g pro Liter Wasser, wovon man täglich 5 Tassen trinkt.
Kochzeit: 20 Minuten.

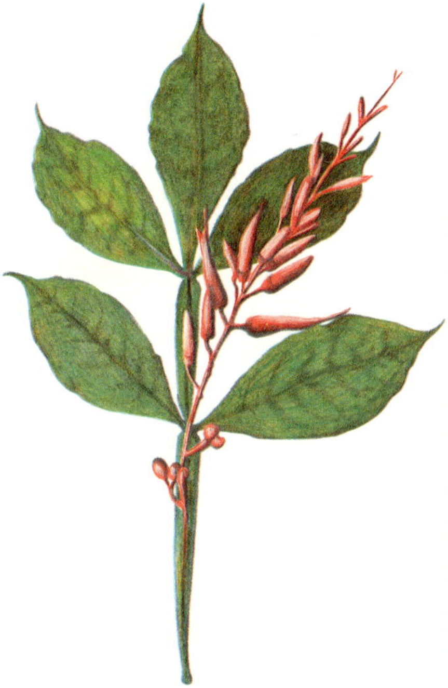

PAU AMAGO

Quassia amara
Familie der Simarubaceae

Kommt als kleiner Baum in allen Teilen Amazoniens vor.

Wird angewendet bei:
Gallensteinen, Nierensteinen, bei Störungen der Magenfunktion, bei Durchfall und Fieber.

Aus Wurzeln und Rinden wird ein Tee als Aufguß zubereitet, von dem drei Tassen pro Tag getrunken werden.

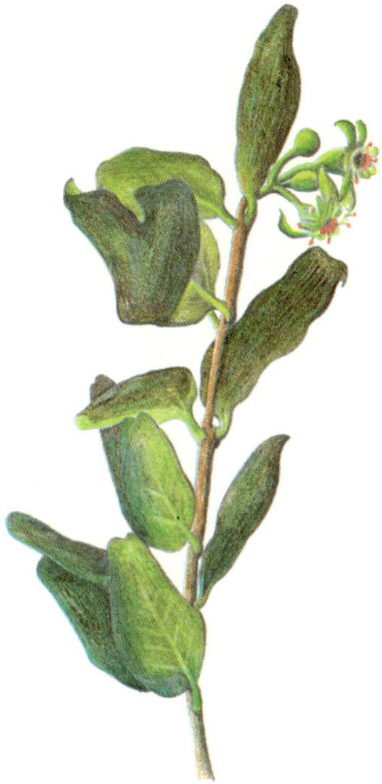

BOLDO

Peumus boldus molina
Familie der Monimiaceae

Säumt die Ufer der Flüsse Amazoniens.

Wird angewendet bei:
Leberentzündungen, Leberfunktionsstörungen, Verdauungsstörungen, Appetitlosigkeit, Gallensteinen, Gallenkoliken und als Adjuvans (ein die Wirkung unterstützender Zusatz zu einer Arznei) bei Bronchitis und Mandelentzündungen.

Aus den Blättern wird ein Tee als Aufguß zubereitet.

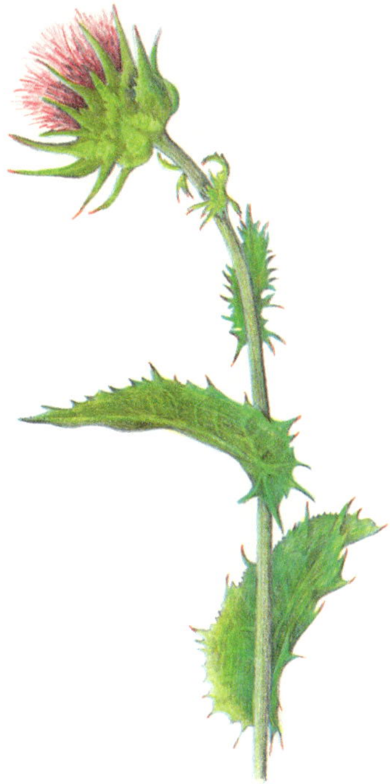

SERRALHA

Silybum marianum
Familie der Compositae

Die größte aller Disteln. Kommt neben Amazonien auch in Europa und Nordafrika vor.

Die Inhaltsstoffe haben eine spezifische Leberschutzwirkung. Hilft auch bei schweren Vergiftungen. Weitere Verwendungen bei Hämorrhoiden, als Blasen- und Vaginaspülmittel.

Aus den Früchten wird ein Tee als Aufguß zubereitet.

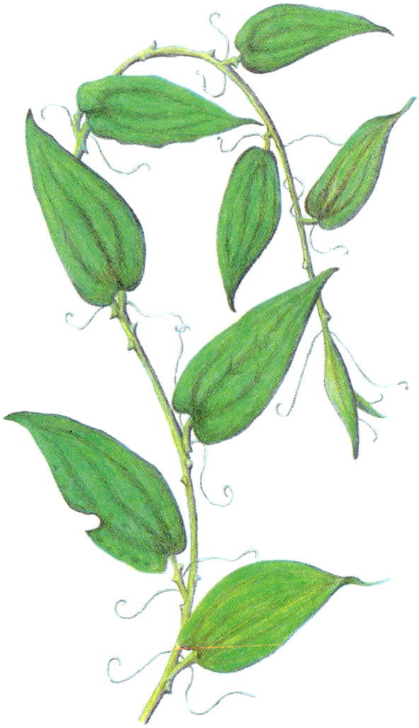

SALSAPARILLHA

Smilax aspera
Familie der Liliacae

Säumt die Ufer der Flüsse Amazoniens.

Wird angewendet bei:
Syphilis und allen seinen Erscheinungsformen, bei verschiedenen anderen Geschlechtskrankheiten, bei Rheumatismus, Arthritis und Arthrose, bei verschiedenen Hauterkrankungen und Hypercholesterinämie.

Verwendet werden die Blätter und Wurzeln. Aus den Blättern wird ein Aufguß hergestellt, aus den Wurzeln ein Sud. Die Indianer bereiten aus Blättern und Wurzeln auch eine Suppe.

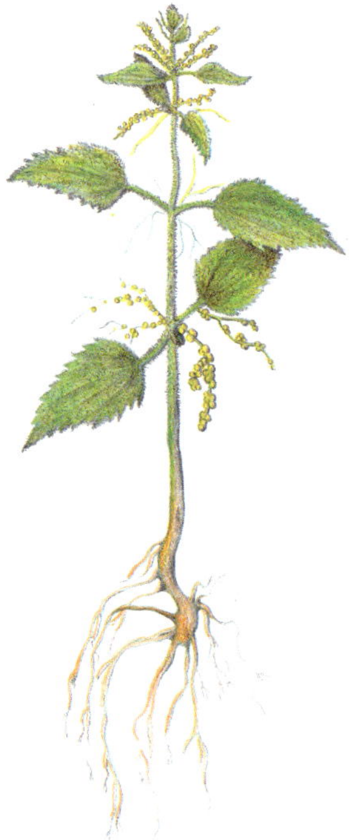

URTIGA DA MIUDA

Urtica urens
Familie der Urticaceae

Kommt in ganz Amazonien vor.

Wird angewendet bei:
Anämie, Tuberkulose, Asthma, Diabetes, Hämophilie, Gicht, Rheumatismus, Blutungen und Urämie.Wird häufig als Entzündungshemmer angewendet.

Aus den Blättern, Blüten und Thallus wird ein Aufguß gemacht, aus den Rinden und Wurzeln ein Sud. Kochzeit 10 Minuten. Aus den grünen Pflanzenteilen wird ein Salat gemacht, der die Magensäfte stimuliert und den Harnabsatz vermehrt.

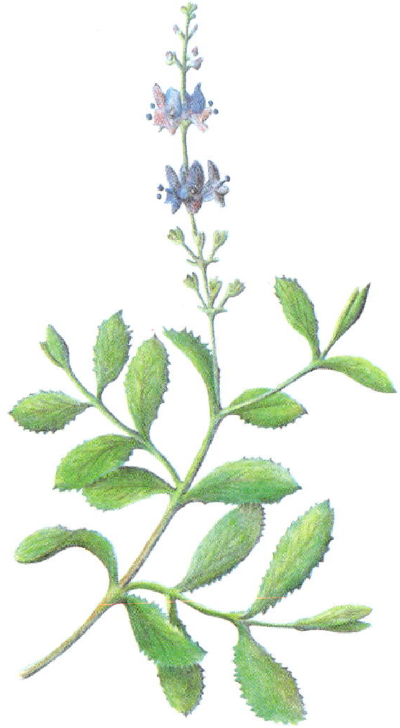

CHA DA EUROPA

Veronica officinalis
Familie der Scrofulariaceae

Kommt in ganz Amazonien vor.

Wird angewendet bei:
verschiedenen Erkrankungen der Lunge und der Bronchien, bei Tuberkulose, Gallen-, Nieren- und Blasensteinen, bei Gicht und Ekzemen. Wirkt als Antiseptikum (Bakterienwachstum hemmendes oder verhinderndes Mittel).

Verwendet wird die ganze Pflanze. Aus den Blättern und reifen Blüten wird ein Aufguß hergestellt, aus den Wurzeln, Stengeln und Ästen ein Sud.

Heilpflanzen aus Fernost

nach Dr. Li Qin, Universitätsklinik Chengdu

Die traditionelle Heilkunde der Chinesen ruht auf einem fünftausend Jahre alten Erfahrungsschatz. Mehr als in anderen Kulturen berücksichtigen sie in ihren Alltags- und Essgewohnheiten die Grundsätze dieses Wissens und werden an Körper und Geist reichlich dafür belohnt, wie der Vergleich der Statistiken der Welt-Gesundheits-Organisation Jahr für Jahr zeigt.
Dank ihrer kosmologischen Philosophie von Yin und Yang (kalt und warm) erkannten sie schon 3000 Jahre vor unserer Zeitwende, daß die Heilwirkung der Pflanzen nicht nur auf das Zusammenwirken positiver, sondern auch auf das Gegeneinanderwirken positiver und negativer Inhaltsstoffe zurückzuführen ist. Es mag Jahrhunderte gebraucht haben, bis die Chinesen alle Pflanzen Yin oder Yang zugeordnet hatten. Doch seither ist es für sie leicht, diese Erkenntnisse in der täglichen Ernährung zu berücksichtigen. Er muß nur bei Unpäßlichkeiten eines Yin-Organs, beispielsweise der Nieren, seine Mahlzeit yangbetonter gestalten. Etwa dadurch, daß er bestimmte Gemüse röstet, statt sie zu kochen.
Bei meinen Reisen durch die chinesischen Regenwälder bestätigte sich mir, daß sie an Pflanzenvielfalt mit Amazonien nicht zu vergleichen sind. Auch nehme ich an, daß die Lebenskraft der Pflanzen nicht an die am Amazonas heranreicht, weil ihnen ihr Habitat freundlicher gesonnen ist. Andererseits gibt es Heilpflanzen, die wiederum nur in diesem Teil der Erde vorkommen.

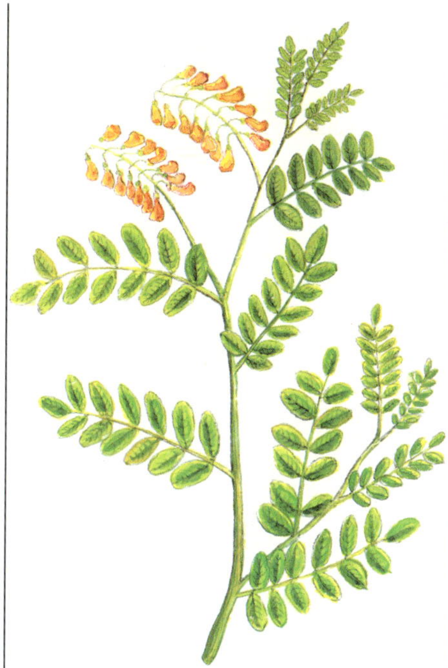

HUANG QI

Astralagus membranaceus
Familie der Leguminosae

Im Norden Chinas beheimatet.

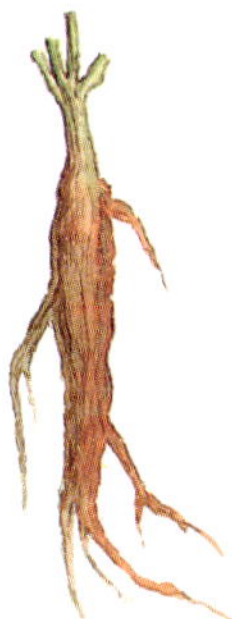

Wird hauptsächlich als Diuretikum (harntreibendes Mittel) und als immunstärkendes Mittel eingesetzt.Hat gute Einwirkungen auf Nieren- und Leberfunktionen sowie auf den Hormonhaushalt und Herz und Kreislauf. Fördert die Nieren- und Hautdurchblutung durch Kapillarerweiterung. Senkt den Blutdruck und den Blutzucker.

Die Heilkraft der Pflanze gewinnt man, indem man aus den Wurzeln einen Sud zubereitet.

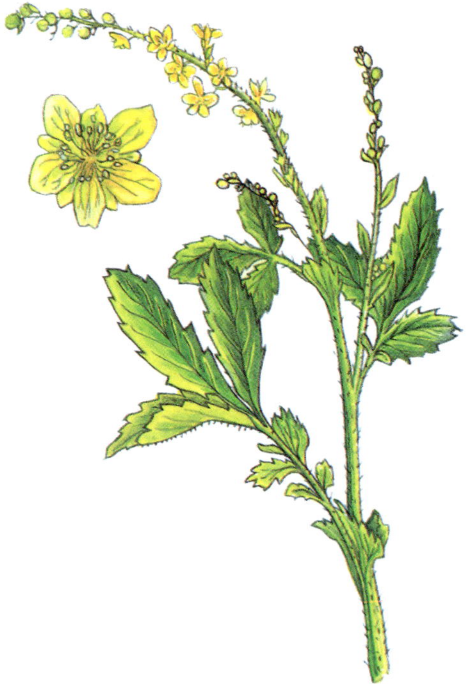

LONG YA CAO

Agrimonia pilosa
Familie der Rosaceae

Kommt in China, Korea und Japan vor.

Wirkt heilsam bei:
Funktionsstörungen des Herzens, der Leber und der Lunge. Hat zusammenziehende und blutstillende Wirkung. Wird bei allen Formen von Blutungen angewendet. Der Extrakt der Pflanze unterstützt die Thrombozytenbildung.

Aus den Blättern wird ein Aufguß hergestellt, aus den Wurzeln ein Sud.

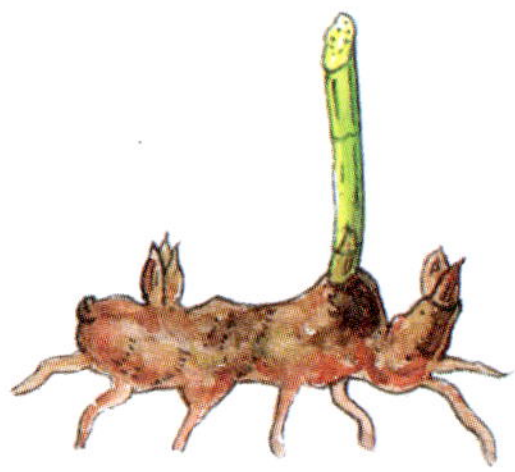

Die Chinesen heilen aber auch mit einem Sud aus den Ästen der Pflanze. Das Getränk fördert die Blutgerinnung, stärkt den osmotischen Widerstand der Gefäßwände. Diese Wirkung ist seit Jahrtausenden bekannt. In den Gebieten, in denen die Pflanze vorkommt, wird der Sud von den Einheimischen fast täglich vor den Mahlzeiten eingenommen.

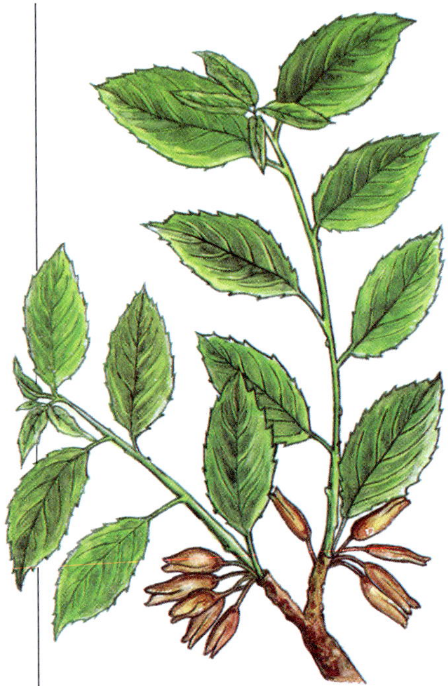

DU ZHONG

Eucommia ulmoides
Familie der Eucommiaceae

Kommt nur in China vor.

Wird angewendet bei:
Leberinsuffizienz, Niereninsuffizienz, Lumbago (Schmerzen im Bereich der Lendenwirbelsäule; Hexenschuß), Kopfschmerzen, Impotenz und Lumbago bei schwangeren Frauen.

Verwendet werden die Extrakte der Baumrinde.

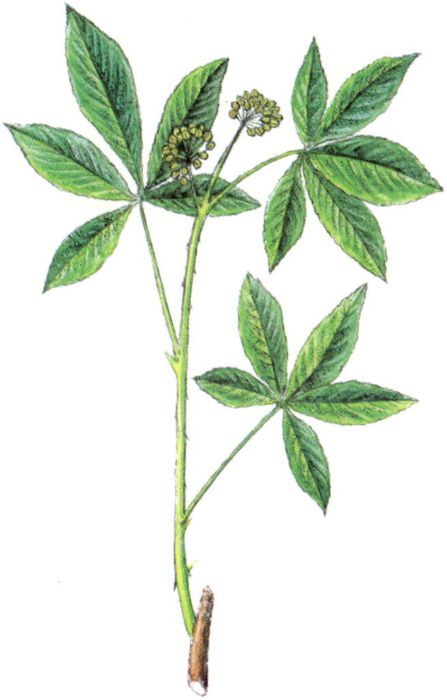

WU JIA PI
Eleutherococcus gracilistylus
Familie der Araliaceae

Kommt in China und Japan vor.

Hat gute Wirkung auf Leber und Niere. Stärkt Bänder und Sehnen. Wird angewendet bei Rheumatismus, Arthritis, Krämpfen, Leber- und Nierenfunktionsstörungen. Schwäche im Rücken und in den Beinen.

Aus der Haut der Wurzeln und der Äste wird eine Tinktur hergestellt, die generell belebt und eine Steigerung der sexuellen Potenz zur Folge hat.

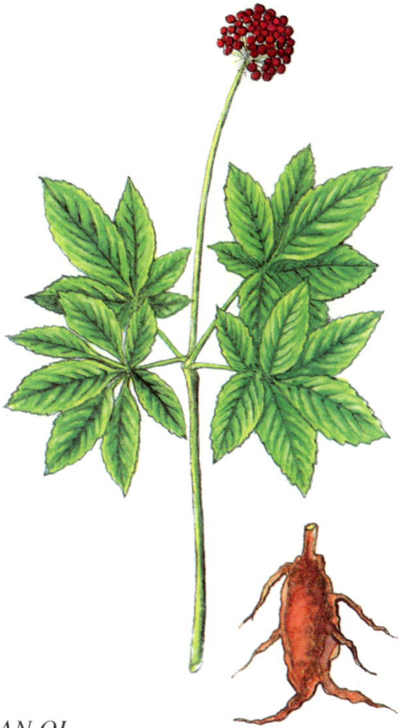

SAN QI
Panax notoginseng
Familie der Araliaceae

Kommt in China und Japan vor.

Hat gute Wirkung auf Leber und Magen. Findet auch als Blutstiller und Thrombosenlöser Anwendung. Die besondere blutstillende Wirkung kommt am besten zur Geltung, wenn eine Tinktur davon direkt auf die blutende Wunde aufgebracht wird. In den meisten Fällen bleibt kaum eine Narbe zurück.

Es werden die Wurzeln als Sud und als Tinktur oder aber auch als Pulver zerstampft eingenommen.

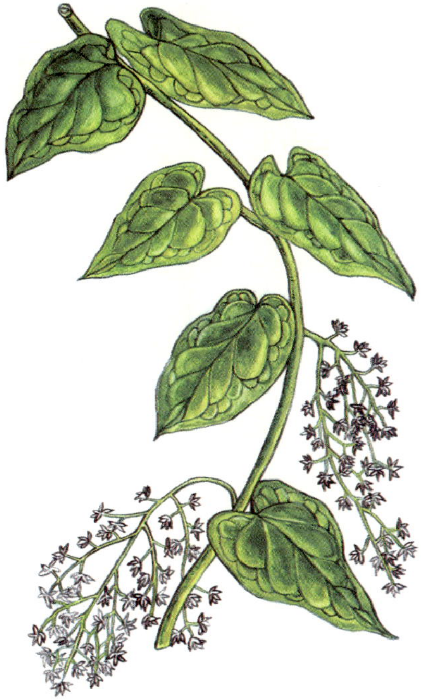

HE SHOU WU
Polygonum multiflorum
Familie der Polygonaceae

Kommt nur im Regenwald Südchinas vor.

Hat gute Wirkung auf: Lipid- und Glukosestoffwechsel und einen antibiotischen Effekt. Wird auch bei Störungen der Knochenbildung, Anschwellung der Lymphknoten und bei Abszessen mit Erfolg verabreicht.
Neueste Untersuchungen ergaben, daß ein Sud aus Wurzeln und Ästen auch gegen hohen Blutdruck und gegen Arteriosklerose eingesetzt werden kann.

Die Blätter finden als Aufguß Verwendung.

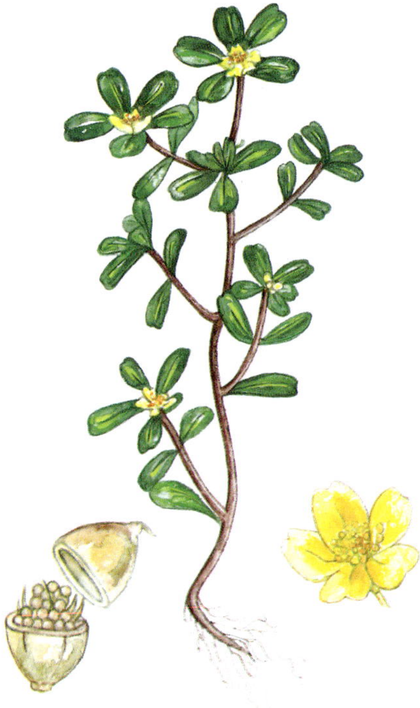

MA CHI XIAN

Portulaca oleracea
Familie der Portulacaceae

Kommt nur in China vor.

Dieser Pflanze wird eine besonders gute Wirkung auf Dickdarm und Leber nachgesagt. Sie hat aber auch eine fiebersenkende und entgiftende Wirkung. Findet Verwendung bei anaerobem Durchfall, bei Hämorrhoiden und Abszessen.

Die Chinesen essen diese Pflanze als Gemüse. Der Genuß der frischen Pflanze ist am wirkungsvollsten. Wird in sehr hohen Dosen eingenommen, da absolut ohne Nebenwirkungen.

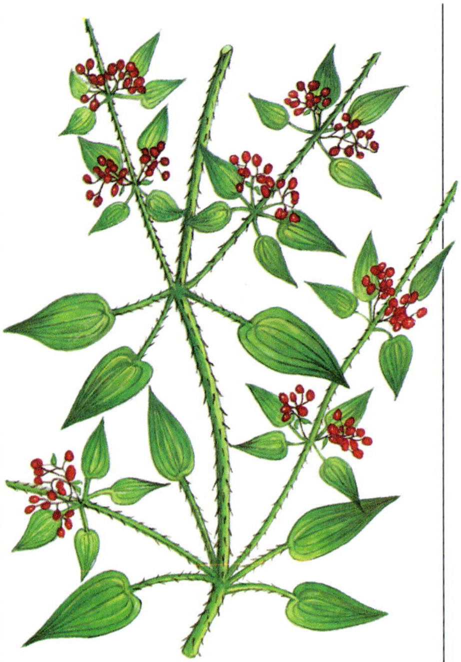

QIAN CAO GEN

Rubia cordifiola
Familie der Rubiaceae

Kommt in China und Afrika vor.

Löst die Thromben bei Arteriosklerose und bei sehr hohem Blutcholesterin und Triglyceriden auf. Damit kann es vorbeugend gegen den Herzinfarkt eingesetz werden.

Aus den gut getrockneten Wurzeln wird ein Sud zubereitet.

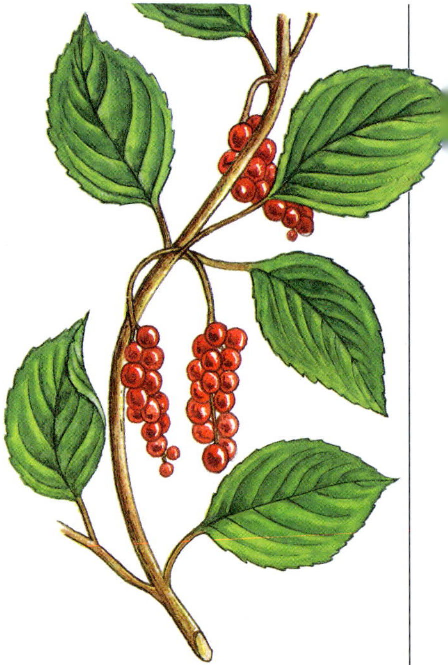

WU WEI ZI

Schisandra chinensis
Familie der Magnoliaceae

Kommt in China und Japan vor.

Hat gute Wirkung auf den Stoffwechsel, hilft als Blutdruckregulator bei einem positiven cardiovasculären Effekt. Wird auch bei chronischem Husten und Asthma verwendet. Ist im Organismus zu viel Flüssigkeit vorhanden, dann wirkt die Pflanze austrocknend. Bei einem Flüssigkeitsdefizit aber wirkt sie schleimhaut- und organbefeuchtend.

Aus den getrockneten Früchten wird ein Aufguß zubereitet.

GOU TENG

Uncaria rhyncophylla
Familie der Rubiaceae

Kommt nur im Süden Chinas vor.

Wirkt fiebersenkend, beruhigt die Leber und löst Krämpfe. Einnahme gegen Kopfschmerzen, Sehstörungen und verschiedene Krämpfe, besonders bei Kindern. Hilft gegen Unwohlsein im 6. bis 8. Monat der Schwangerschaft.

Der Sud aus den Ästen und aus den Stacheln der Pflanze erweitert die Kapillaren und andere Blutgefäße. In dieser Form findet sie auch als blutdrucksenkendes Mittel Anwendung.

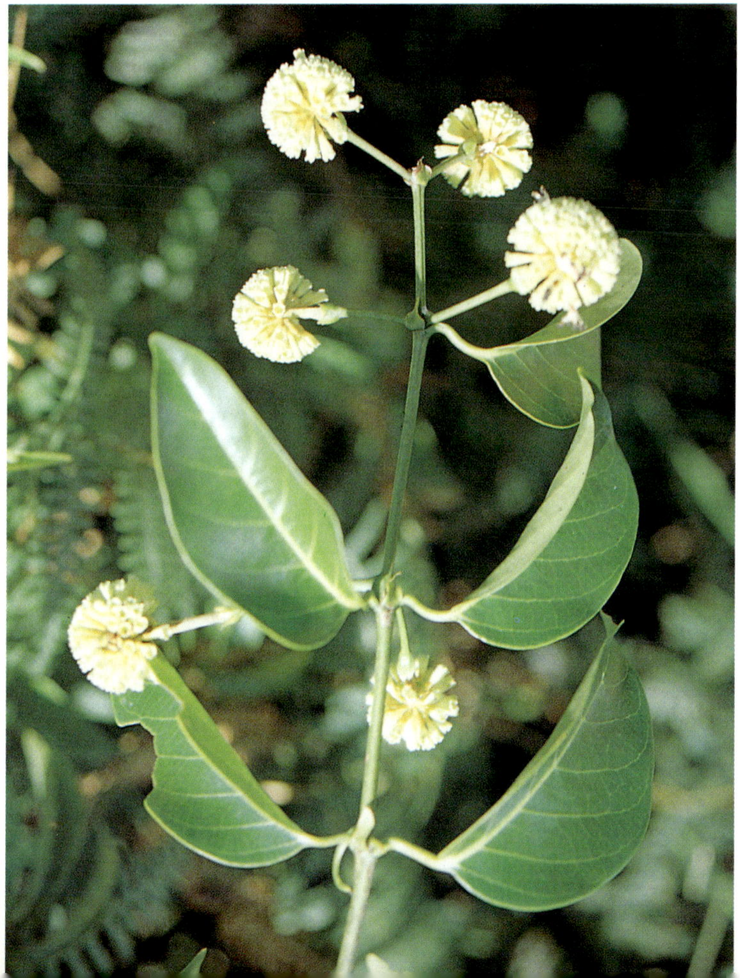

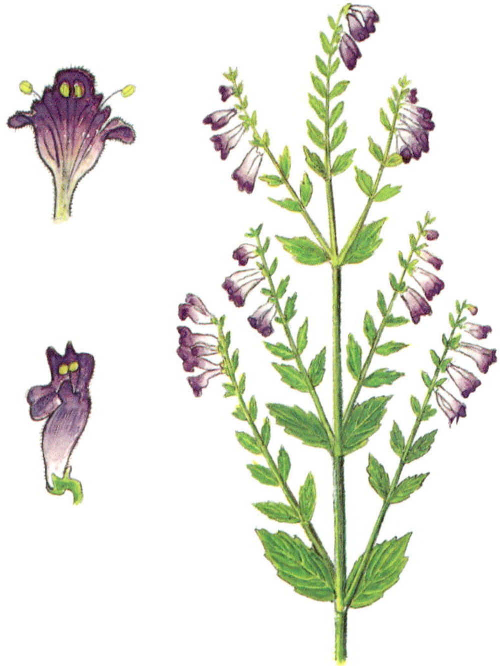

BAN ZHI LIAN

Scutellaria barbata
Familie der Labiaceae

Kommt in China und Japan vor.

Hat fiebersenkende, entgiftende, diuretische (harntreibende), blutstillende und abschwellende Wirkung. Anwendung bei Abszessen, Schlangenbissen, Magengeschwüren, Lungenfunktionsstörungen, Darmfunktionsstörungen.

Es wird die ganze Pflanze verwendet, aus der ein Aufguß zubereitet wird.

Aus der Natur vor der Haustür

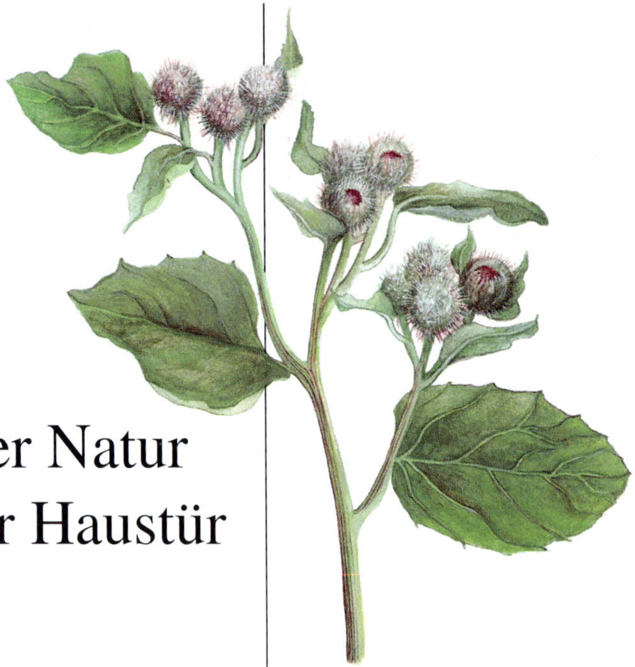

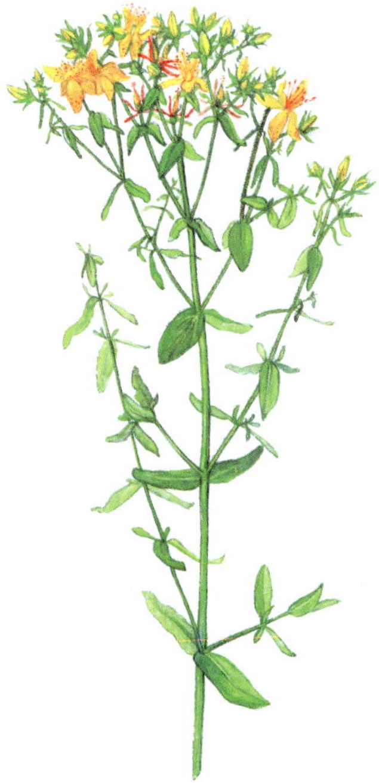

In der überlieferten Heilwirkung bestimmter Pflanzen unserer Fluren und Wälder liegt vielleicht die Möglichkeit, einige der unvorstellbar schwer erhältlichen Komponenten des CoD-Regenwaldtees zu ersetzen. Nach dem bisherigen Stand unserer Forschungen ist noch keine Aussage darüber möglich.
Sollte aber auch nur ein taugliches Substitut gefunden werden können, wäre dies für alle Beteiligten ein Segen. Die Herstellungskosten des Tees würden sich verringern, die lange Liste der Nachschubprobleme wäre um eine entscheidende Zeile kürzer geworden.

BARADNE

Arctium lappa
Familie der Compositae

Eine bis zu eineinhalb Meter lange Klette. Kommt in ganz China, Japan und Nordamerika, aber auch in Europa vor.

Wirkung auf Lunge, Magen, Nieren und Leber. Weil es die Nierenfunktion verstärkt, fördert es die Ausscheidung schädlicher Substanzen. Eine Salbe aus der Klettenwurzel ist ein beliebtes Mittel gegen Haarausfall. Die Blätter enthalten Gerbstoffe und in Spuren ätherische Öle, die sich gegen Gallen- und Nierensteine bewährt haben.

Für die heilende Wirkung werden Wurzeln, Samen und Blätter verwendet. Aus Samen und Blättern wird ein Aufguß hergestellt, aus den Wurzeln ein Sud.

JOHANNISKRAUT

Hypericum perforatum
Familie der Guttiferaceae

Kommt in Südamerika und Europa vor. Eine Staude mit zweikauligem Stengel und goldgelben Blüten.

Der Tee wird gegen Magen- und Darmgeschwüre verwendet. Er hilft auch gegen hohen Blutdruck, bei Verdauungsstörungen, inneren und äußeren Blutungen, Nieren und Gallenbeschwerden. Äußerlich wird er bei Hauterkrankungen und schwer heilenden Wunden verwendet. Mundspülungen helfen bei Halsentzündungen und Zahnfleischschwund.

Der Tee wird oft auch als Antidepressivum verwendet

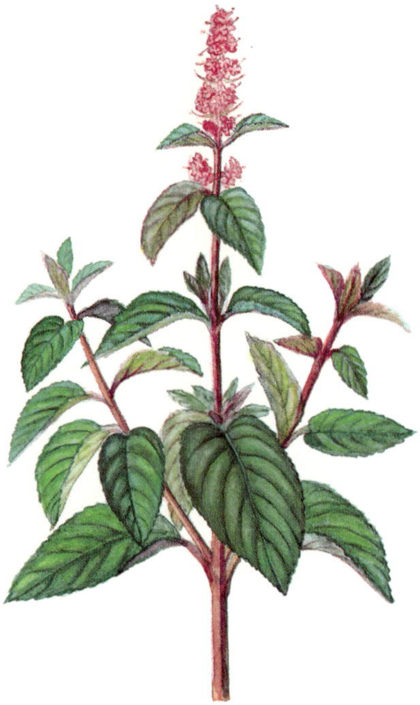

HORTELA

Mentha piperita
Familie der Labiaceae

Kommt in Guyana, Surinam, in China und Europa vor.

Wird bei Asthma, Ikterus (Gelbsucht), Leberinsuffizienz, Magenschmerzen, Verdauungsstörungen, Krämpfen, Wurmbefall, Gallen- und Nierenkoliken, nervösem Erbrechen, Schlaflosigkeit, Bauchschmerzen, Gebärmutterkoliken, Nierenkoliken und Laryngitis verwendet. Wirkt auch als Antiseptikum (antibakterielles Mittel) und bei Schleimhautproblemen.

Aus Blättern und Blüten wird ein Aufguß hergestellt.

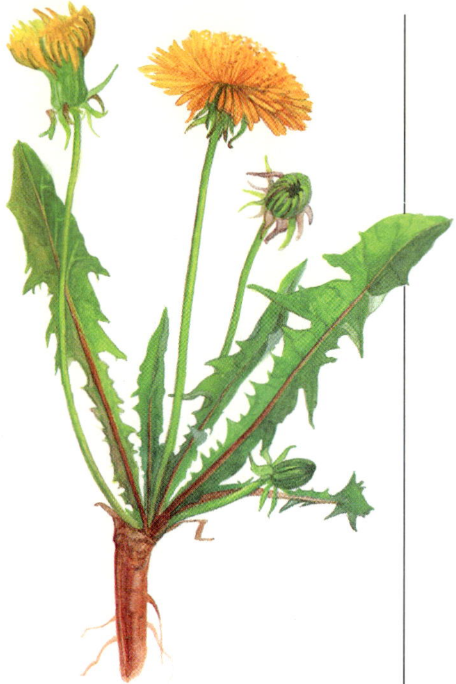

LÖWENZAHN

Taraxacum officinale
Familie der Compositae

Kommt in Amazonien, China und Europa vor.

Wird bei Appetitlosigkeit, Hepatitis, Leberinsuffizienz, Cholecystitis, bei Diabetes, Nephritis, Milzentzündungen eingesetzt. Hat besondere Bedeutung bei der Senkung von Cholesterin- und Harnsäurewerten und hilft daher gegen Gicht und rheumatische Schmerzen.

Anwendung als Diuretikum (harntreibendes Mittel) oder Laxativum (mildes Abführmittel). Die Indianer essen Taraxaco auch als Gemüse.

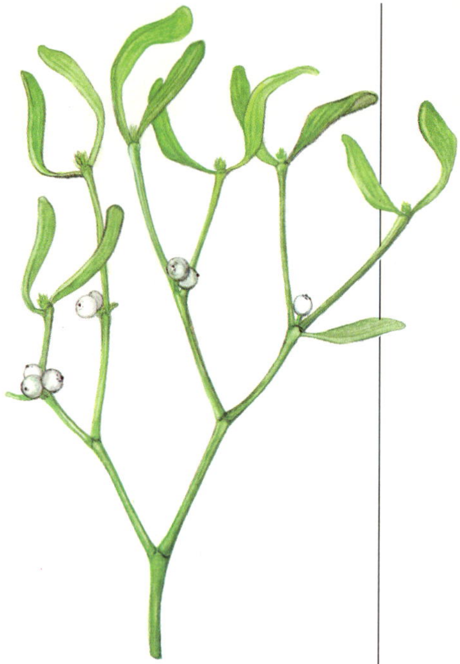

MISTEL

Viscum album
Familie der Loranthaceae

Kommt in China und im mitteleuropäischen Raum vor.

Hat blutdrucksenkende, krampflösende und blutstillende Wirkung. Wird auch gegen Arthrosen, Ateriosklerose eingesetzt. Auffällig ist die immunstimulierende Wirkung.

Verwendet werden die weißen, erbsengroßen Früchte, die Blätter und die beblätterten Zweige.

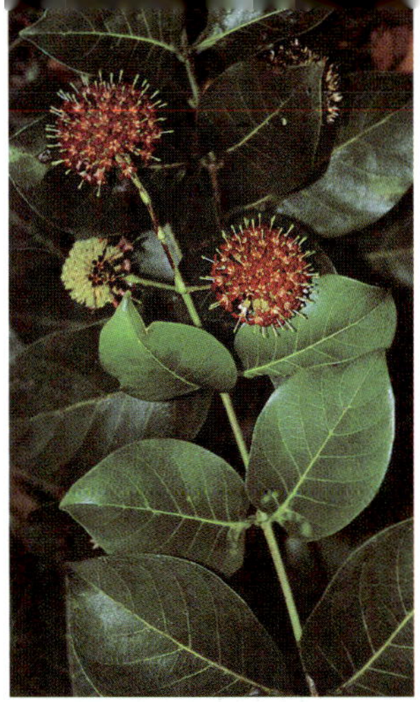
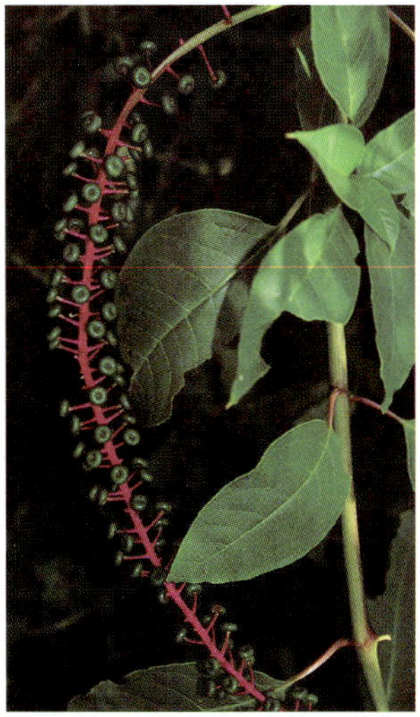
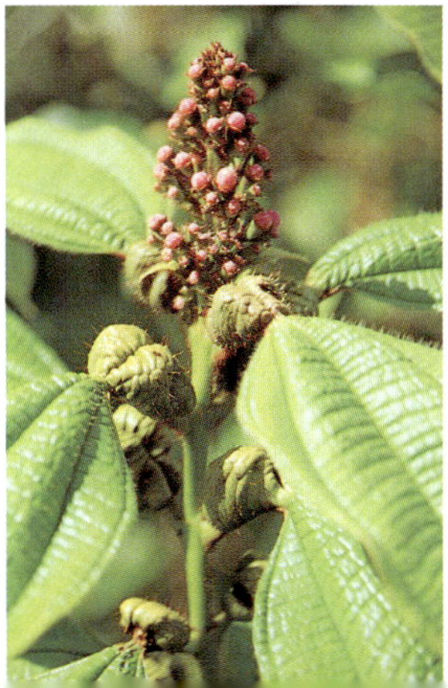
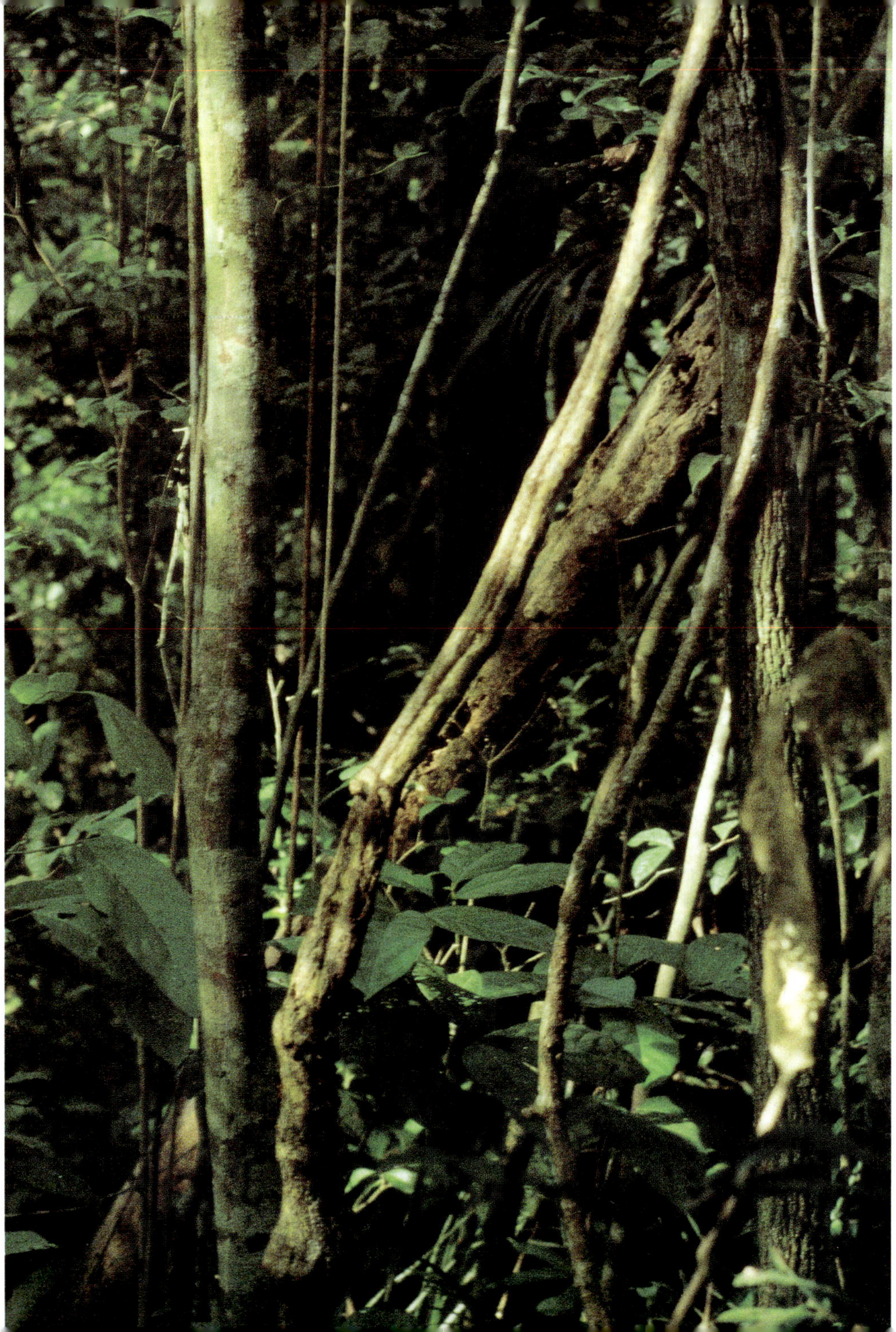

Pflanzen, stärker als Krankheit

Linke Seite: Der Regenwald bietet immer wieder eine überraschende Fülle an Pflanzen, die sich in einer ganz spezifischen Nische entfalten konnten.

Katunka fuhr mit seinem Vortrag fort: „Ich habe von Vater gelernt, alle Kraft, alles Leben kommt vom Wald. Dieses Leben“ - er zeigte auf die auf dem „Katheder“ liegenden Pflanzen - „ist stärker als Krankheit.“

Dann zeigte mir Katunka einige Pflanzen und erklärte mir ihre Wirkung. Zunächst wußte ich die beschriebenen Krankheitssymptome nur in den wenigsten Fällen zu deuten. Beispielsweise hatte ein Indianerkind leichtes Asthma (im übrigen hatten fast alle Kinder Bronchitis, wohl wegen des Rauches, der sich die ganze Nacht von den offenen Feuern durch die Maloka zog, um die Moskitoplage erträglicher zu machen). So erfuhr ich, daß Katunka gegen Asthma Alequin verabreicht und (wie nach Großmutters Hausmittel) den Patienten an einen Topf setzt, in dem ein Eukalyptussud kocht, dessen Dämpfe inhaliert werden müssen. Im Verlauf seines Vortrags zwischen Bluthochdruck und Herzrhythmusstörungen zu unterscheiden, war schon schwieriger.

Zum Glück war Katunka ein hervorragender Zeichner, der alle menschlichen Organe sehr gut darstellen konnte. Er wußte über Bronchien Bescheid, ließ mich durch einen Druck gegen meine untere Bauchhöhle meine Prostata spüren und drückte schon einmal kräftig gegen meine Leber, wenn ich nicht sofort verstand, daß er Hepatitis meinte.

Im Wald zeigte er mir die zu den Pflanzenblättern und Rinden gehörenden Sträucher und Bäume und erklärte, daß der Wald arm, aber groß sei. Ich verstand nicht gleich. Dank gestenreicher Nachhilfe kapierte ich endlich und sah mich um: Tatsächlich, genauer betrachtet war der Wald dieser Gegend nicht gerade artenreich. Es dominierten immer die gleichen Bäume und Pflanzen des Unterholzes. Katunka erklärte mir, daß er manchmal Stammesmitglieder auf Tagesreisen losschicken müsse, um Nachschub von bestimmten Pflanzen herbeizuschaffen. Die meisten waren wohl an einem der vielen Flüsse zu finden.

Als Stammesapotheke hatten die Indianer eine kleine Hütte gebaut, die so hoch war, daß man gerade darin stehen konnte, ohne an dem dichtgeflochtenen Laubdach anzustoßen, das von zwölf Bambusstangen getragen wurde. Viel später lernte ich, daß die Zahl zwölf eine besondere Bedeutung hatte. Obwohl sich das Weltbild von Stamm zu Stamm im einzelnen unterscheiden kann, sehen sich alle als Bestandteil von Natur und Kos-

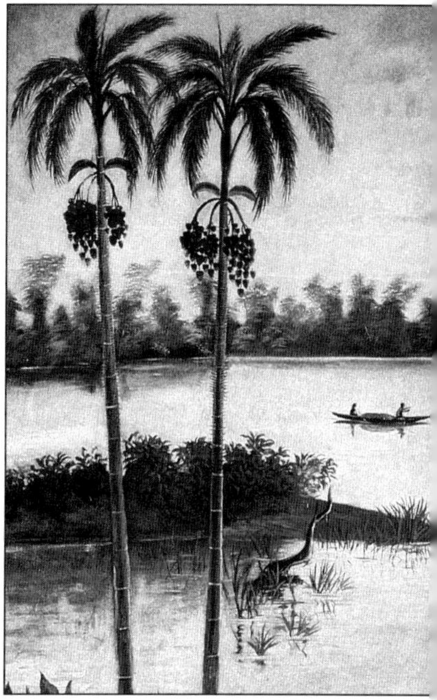

Federzeichnung eines Eingeborenen: Während Fotos den Indianern immer noch nicht recht geheuer sind, erweisen sich etliche von ihnen als begeisterte Zeichner und Maler.

mos, mit welchen sie eins sind. Alles Sichtbare und Unsichtbare ist in sechs Ebenen unterteilt.

Im Zentrum steht die Erde mit allem, was auf ihr wächst und lebt. Darüber befindet sich der Himmel, darunter die Unterwelt. Sechs Richtungen bestimmen die Orientierungen der Lebenden und der Toten. Nord, Süd, Ost, West, oben und unten. Dementsprechend hat die Erdebene sechs Ausgänge, einen in jede Richtung. Sie werden von zwölf Pfosten getragen, ähnlich wie die meisten Hütten oder wie Katunkas Apotheke. Die Erdebene wurde nach Ansicht der meisten Indianer von der Urschamanin geschaffen, die keinen Namen zu haben scheint oder deren Name aus Ehrfurcht mir gegenüber nie genannt wurde. Die Erde ist Teil ihres Körpers, sie ist zugleich Schöpferin aller Lebewesen. Die Kraft der Urschamanin kann sowohl gut wie böse, spirituell wie konkret sein.

Bestimmte Früchte sind dafür ein Beispiel. Sie erwuchsen aus dem Menstruationsblut der Urschamanin. Wenn nun Eindringlinge oder bestimmte Tiere des Waldes, etwa der Jaguar, sich davon ernähren, nehmen sie die böse Kraft aus dem Menstruationsblut der Urschamanin auf.

Über das Blut der Urschamanin dringt diese böse Kraft in die Malokas ein, wodurch die ewige Ordnung der Indianer gestört wird. Die Krieger sind gefordert, diese Ordnung zu schützen, indem sie das Eindringen nicht zulassen und Jaguare und Fremde töten. Aufgabe der Schamanen ist es, die bösen Geister, die ja mit dem physischen Tod der Eindringliche noch nicht bezwungen sind, zu vertreiben. Wiederum wurde ich daran erinnert, wie wichtig es für mein Vorhaben und für unser Leben hier unter den Indianern war, nicht Eindringling, sondern geladener Gast zu sein.

Auch Männer kommen in der Schöpfungsgeschichte der Indianer vor. Sie schwängerten die Urmutter, damit sie die Erde gebären konnte. Ihre Kräfte sind nur gut. Aus den Spermaüberresten der Urzeugung entstanden Pflanzen, die nur gut sind, auch giftige. Man muß das Gift nur richtig zu verwenden wissen.

Doch zurück zu Katunkas Apotheke. Das Dach wurde also von zwölf Bambusstöcken getragen. Zwei einander gegenüberliegende Seitenwände bestanden aus mehreren dichtgeflochtenen Matten. Die anderen beiden bestanden aus immer wieder versetzten kleinen Erdziegeln, so daß sich ein Schachbrettmuster von unzähligen Öffnungen ergab, durch die ein ständiger leichter Luftzug wehte. Katunka erklärte mir etwas umständlich, daß so ein Schimmelbefall seiner Heilpflanzen verhindert würde.

Ich ahnte noch nicht, wie wichtig diese Lagerungstechnik schon bald für mein Vorhaben sein würde, Pflanzenbestände von hier nach Europa zu bringen. Statt dessen genoß ich geradezu lüstern den einmaligen Duft dieses Kräuterladens wie einen würzigen Sommermorgen. Herrlich war, daß es in diesem Raum keine Moskitoplage gab, kein einziges

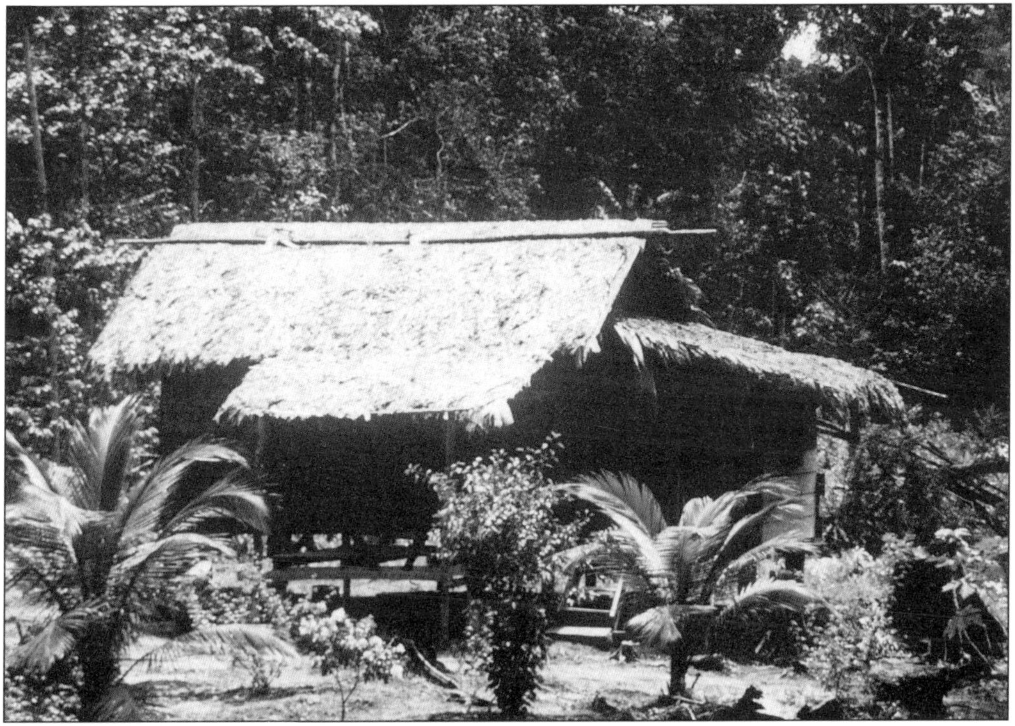

Die Dschungelapotheke, Katunkas ganzer Stolz: Regale voll mit fein säuberlich geordneten Baumrinden, Blättern, Wurzeln und getrockneten Beeren, dazu ein natürliches Lüftungssystem, damit nichts verschimmelt, und ein einmaliger, unbeschreiblich wohltuender Duft. Als ich zwischen den Regalen meine Kamera zückte, bat mich Katunka das erste und einizige Mal, nicht zu fotografieren. Offensichtlich glaubte selbst dieser aufgeklärte Indianer, daß vielleicht doch irgendein negativer Zauber von der Kamera ausgehen könnte.

Insekt lauerte darauf, die Schichten meiner Haut zu durchbohren, um an mein Blut heranzukommen. Und der allergrößte Genuß in diesem kleinen Elysium war: Ich konnte frei atmen. Hier war von dem ewigen Rauch, der sich durch die Maloka zog, um die Moskitos zu vertreiben, nichts zu spüren.

Obwohl sich männliche Indianer ausschließlich der Jagd widmen und die Feldarbeit Frauensache ist, führte mich Katunka zu den Anbauflächen seines Stammes. Es war das kümmerlichste Gärtlein, das ich je in meinem Leben sah. Etwas weiter entfernt wuchs üppiges Unterholz gut zehn Meter empor, überragt von 45 Meter hohen Baumriesen. Und hier vermoderten einige Stämme, es lag etwas Asche herum, die dem Boden und damit den paar Pflanzen ein wenig Nahrung gab.

Angebaut wurde Maniok, grüne Bohnen, die hier ‚Phisolo‘ und in Österreich ‚Fisolen‘ heißen und die von hier nach Europa kamen, Bananen, einige Kräuter, Baumwolle und Tabak. Da und dort lagen riesige Kürbisse herum, deren Pflanzen bereits verkümmert waren, von denen aber einige wohl an die 50 Pfund wogen.

In Europa, das in der Sommerzeit vor 15 000 Jahren wahrscheinlich diesem Gebiet ähnelte, rodeten unsere Vorfahren nach derselben Methode des Holzfällens oder Brennens. Aber es gab einen Unterschied: Selbst wenn große Flächen gerodet wurden, der Boden blieb - auch ohne Wald - von dauernder Fruchtbarkeit. Hier, am Amazonas, ist dies nicht der Fall.

Man hat lange geforscht, bis man wußte: Die Fruchtbarkeit der Regenwälder ist eine Folge des Klimas und nicht der Bodenbeschaffenheit. Die Nährstoffe, die für ihr Gedeihen notwendig sind, zirkulieren nur in den Pflanzen. Der Boden ist in der Hauptsache dazu da, Halt zu geben.

Die flächenfressenden Brandrodungen, die heute den Regenwald gefährden und unser Weltklima ins Chaos stürzen könnten, sind also purer Wahnsinn. Was niederbrennt, ist das Wertvolle. Der Boden, auf dem es steht, mag allenfalls imstande sein, ein wenig von den wertvollen Substanzen aufzunehmen, die vielleicht schon nach der ersten Ernte verbraucht sind. Es ist so, als ob ein Bankräuber die erbeuteten Banknoten verbrennen würde, um aus der Asche Geld zu machen.

Den Preis, den zahlen muß, wer diese ökologischen Grundgesetze des Regenwaldes ignoriert, konnte ich bei einer späteren Reise sehen. Mitten in einem Stück Landschaft der Bragantina waren mehrere 10 000 Hektar Wald brandgerodet und kleine Bauernhäuser für Siedler aus den Slums der Städte errichtet worden. Der Boden konnte sie keine fünf Jahre ernähren. Jetzt liegt das Land brach, die Häuser sind verlassen, einige hundert sind nicht einmal fertiggestellt worden, weil sich schon in der Bauzeit herausstellte, daß der Boden die Neuansiedler niemals ernähren würde.

Ein noch sinnloseres, weil vom Ausmaß her größeres Verbrechen am Regenwald war der Bau der Straßen, der seine Gebiete erschließen sollte. Heute sind sie die meiste Zeit des Jahres unbefahrbar, für schwerere Nutzfahrzeuge bleiben sie fast gänzlich unpassierbar.

Man hat mir erzählt, daß sich in einem Bauabschnitt zwölf Planierraupen 15 Kilometer weit in den Regenwald vorgearbeitet hätten, als eine Flut kam. Die furchte vor den Maschinen ein Flußbett durch den Bauabschnitt, hinter ihnen war der Rückweg komplett vermurt. Die teuren Geräte stehen heute noch dort und rosten verlassen vor sich hin. Die Bauarbeiter sind entweder ertrunken oder haben einfach das Weite gesucht.

Ganz anders leben hier die Indianer, sie scheinen in allem, was sie tun, das richtige Maß zu kennen. „Small is beautiful“, braucht ihnen nicht vorgegeben zu werden. Die Losung ist Teil ihrer Überlieferung und wird gelebt.

Katunka war sichtlich stolz auf die Felder seines Stammes und sagte: „In den Pflanzen ist die Kraft. Wenn wir sie essen, schenken sie uns diese Kraft wie Epena den Geist.“ Epena ist ein bei den Yanomamis verbreitetes Rauschgift, das,

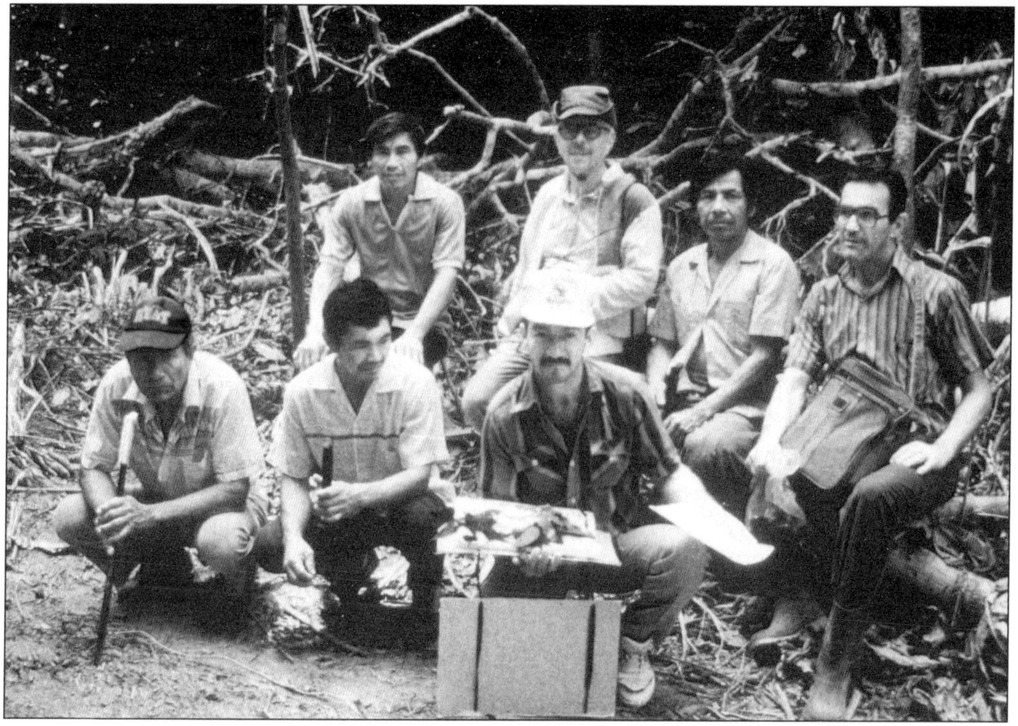

Rast der Sammler: Der deutsche Dschungelarzt Dr. Oliver Gyulavari (vorne rechts) mit Helfern.

in kleinsten Mengen eingenommen, das Wahrnehmungsvermögen steigert. Für Katunka war also auch Kraft Geist.

„Und die Tiere?“ fragte ich.

„Machen satt“, sagte er so, als ob Hunger ein Übel und Fleisch bloß ein Mittel wäre, diesem Übel abzuhelfen.

Schon nach dem ersten Unterrichtstag konnte ich Katunka gut folgen, während ich seinerzeit in Sao Paulo nur den offensichtlich eingeübten Dankesspruch auf jenem Spitalsflur verstehen konnte. Am Abend zerbrach ich mir den Kopf darüber, wie Katunka und seine Yanomamis sechs von sieben, zwölf von dreizehn unterscheiden konnten. Ich hatte gelesen (und wußte inzwischen auch, daß dies stimmte), daß die Yanomamis wie viele andere Amazonas-Indianer nur bis drei zählen konnten und alles darüber ganz einfach „viel“ ist.

Dessen ungeachtet besteht ihr Weltbild aus sechs Ebenen, deren Ausgänge von zwölf Pfosten getragen werden. Katunka hatte mir dies natürlich in portugiesisch erklärt. Würde aber ein gewöhnliches Stammesmitglied zwischen drei und vier, zwischen 19 und 20 unterscheiden können? „Nein“, sagte Alton.

Klein Suma, alias Thomas, kam gerade an unserem Platz vorbeigeschlichen. Offensichtlich war er wieder einmal auf ein Pfefferminzbonbon aus. Ich sagte zu ihm „Halt dir die Augen zu!“ und machte ihm vor, was ich meinte. Suma tat wie geheißen und quietschte vor Vergnügen. Er kannte inzwischen nur zu gut das Geräusch der kleinen Dose, in der ich die inzwischen unansehnlich und klebrig gewordenen Dinger aufbewahrte. Ich legte zehn Bonbons ungeordnet auf den Boden eines umgestülpten Aluminiumtopfes.

„Wie viele sind das, Suma?“ fragte ich. Der Junge war begeistert. „Ah, viele.“

„Jetzt halte dir wieder die Hände vor die Augen, aber nicht mogeln“, sagte ich und nahm möglichst geräuschlos ein Bonbon weg. „Wie viele sind es jetzt?“ fragte ich. Suma machte ein etwas enttäuschtes Gesicht und sagte ohne eine Sekunde zu zögern: „Es fehlt eines.“

Wir wiederholten das Spiel, allerdings mit kleinen runden Pumpernickelscheiben, die wir in Konserven mitgebracht hatten. Die waren weniger klebrig und schmeckten Suma bei weitem nicht so gut wie die Pfefferminzbonbons, wodurch er weniger abgelenkt war. Egal, ob ich 30 Scheiben hinlegte und zwei wegnahm oder zehn hinlegte und drei dazugab, Suma wußte ohne zu zählen auf einen Blick, ob welche fehlten oder ob die Summe der Pumpernickelscheiben größer geworden war. Ich war überzeugt: Der Kleine war ein mathematisches Genie. Er kannte sich mit Mengen bestens aus, hatte aber keine Synonyme für die Zahlen. Ich glaube, ich hätte ihm in nur wenigen Wochen Addieren, Multiplizieren und Dividieren beibringen können und nahm mir das auch für eine spätere Reise vor.

Leider kam es nie dazu. Suma wuchs zu einem richtigen Raufbold heran, der mir deutlich zu verstehen gab, daß er mich als Weißen wenig mochte. Freddys Maultrommel, die er als Abschiedsgeschenk nach unserer ersten Reise erhalten hatte, schien ihm das einzig Gute an uns zu sein.

Lernen und Planen

Mit jedem Unterrichtstag bei Katunka wurde mir klarer, daß Pflanzenheilkunde etwas Unteilbares ist. Das Wissen Katunkas deckte sich in vielen Details mit Erfahrungen, die mir weise und gelehrte Chinesen weitergegeben haben, deren Wissensschatz wieder den Praktiken steirischer Bergbauern oder den Rezepturen von Kräuterweiblein in der Provence glich.

Ich nehme an, daß auch die Indogermanen und Kelten ihre Schamanen hatten. Erfahren habe ich so gut wie nichts darüber, und der Sache nachzugehen, hatte ich nicht die Zeit. Denn noch während meines ersten Aufenthalts beschloß ich, Katunkas Heilpflanzen gründlich analysieren zu lassen und zu erforschen.

Dieses Vorhaben sollte alsbald mein Lebensinhalt werden. Meine Tierklinik in Wien mußte mich in den folgenden Jahren einerseits über Wasser halten, andererseits weitgehend ohne mich auskommen. Der Schamane hatte mir nämlich zur Heilkraft der einen oder anderen Pflanze Krankheitssymptome beschrieben, die wir in Europa kurz als Krebs bezeichnen. Bis sich meine Vermutungen bestätigten und ein Nachschubweg organisiert war, sollte noch viel Zeit vergehen. Nach genauerer Kenntnis der Pflanzen und ihrer bevorzugten Wachstumsgebiete, wurde mir klar, daß ich noch andere Stämme besuchen müßte, vor allem solche, die an den Flüssen beheimatet waren. Dabei haben mir viele Menschen, die ich zufällig kennenlernte, geholfen. Andere, die ich seit Jahren gut kannte, haben mir Knüppel zwischen die Beine geworfen.

Allen, die es mir leichter und schwerer gemacht haben, bin ich zu Dank verpflichtet. Denn wenn ich heute zurückschaue, stelle ich fest, daß auch die Hindernisse zum Erfolg des ganzen beigetragen haben. Dazu ein Beispiel: Auf dem Flughafen von Belem machte mich einmal ein Zollinspektor mit lautem Gebrüll nieder, weil ich ein paar Pflanzen in meinem Gepäck hatte. Was ich mir eigentlich einbilden würde. Das sei Naturspionage, ein glattes Verbrechen.

Ein hoher Beamter hatte diesen schrecklichen Auftritt zufällig miterlebt. An Bord der Maschine nach Frankfurt erklärte ich ihm, was ich mit den Pflanzen vorhatte. Darauf gab er mir den Rat, alles in Zukunft von den Indianern schicken zu lassen. Die hätten das gesetzlich eingeräumte Privileg, ohne Exportgenehmigung Pakete in alle Welt zu verschicken. Nun, ganz so einfach war das auch wieder nicht. Aber es öffnete mir neue, erfolgreiche Wege, Pflanzen völlig legal und ohne die schrecklichen Hürden des Bürokratismus nach Europa zu bringen.

Als in Katunkas Maloka der Tag des Abschieds gekommen war, legte er mir beide Hände auf die Schultern und sagte: „Ich bin alt. Ob ich dich wiedersehen werde?"

Seither sehe ich ihn etwa so oft, wie ich meine Mutter sehe, die in Kanada lebt, also einmal jährlich.

„Was ist mit den Garimpeiros?" fragte ich beim Abschied besorgt.

„Sie werden uns nicht finden. Sie sind feige. Wenn dich viele verfolgen und du tötest einen, flüchten die anderen wie ein Schakuhuhn."

Als erstes greifbares Ergebnis dieser Reise hatte ich grundlegende Kenntnisse von der Pflanzenheilkunde des Schamanen. Die Eckwerte dieses Wissens ordnete ich auf dem Flug nach Europa tabellarisch. Die Liste der Pflanzen und Rezepturen ist inzwischen länger geworden. Aber gut ein Fünftel meiner heutigen Kenntnisse in dieser Disziplin geht auf die ersten Unterrichtsstunden bei Katunka zurück.

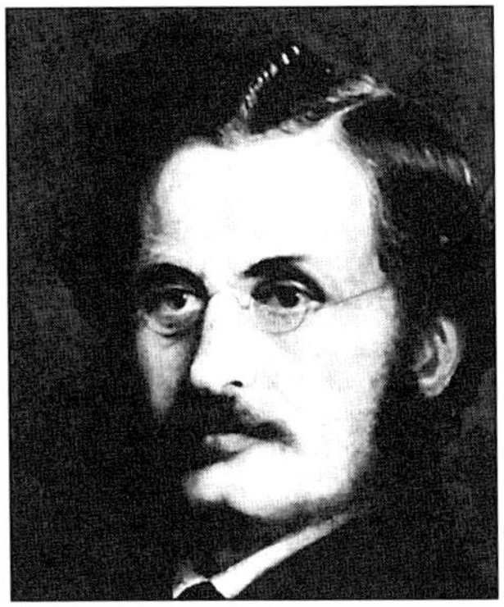

Henry Walter Bates und eine seiner Tausenden von Zeichnungen für das British Museum in London.

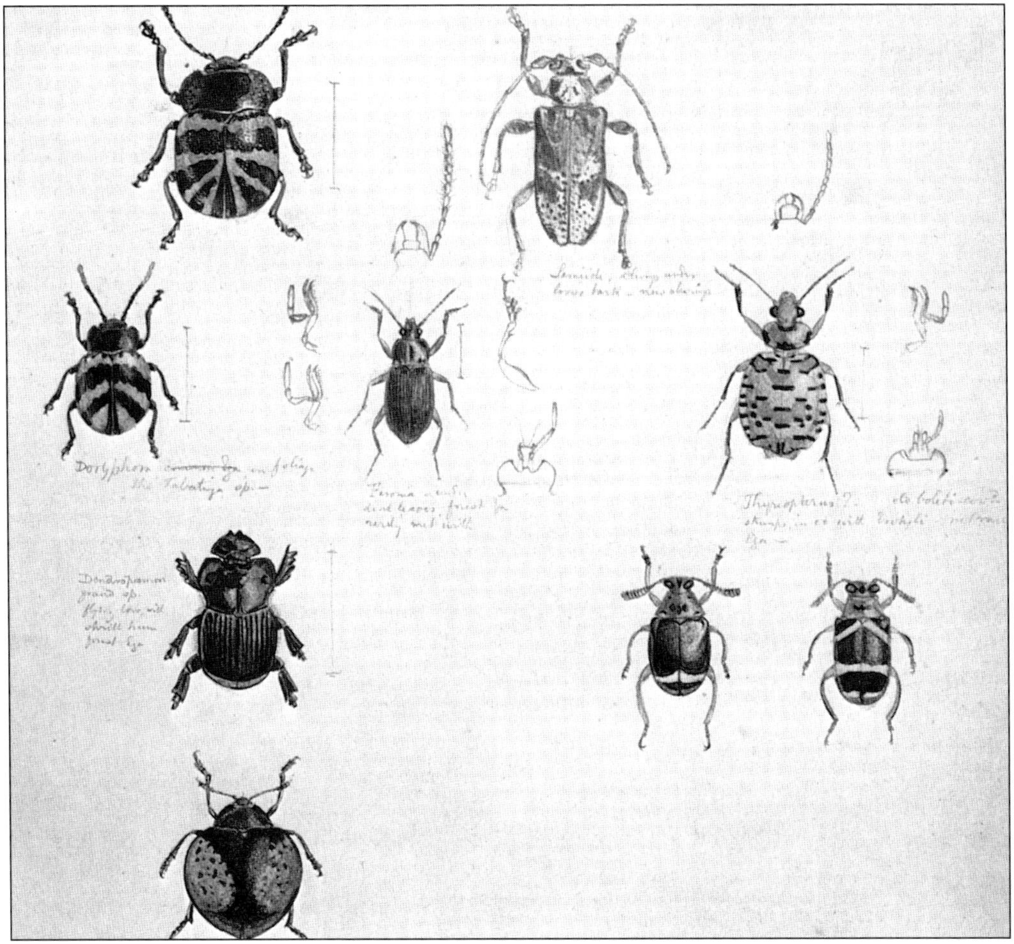

Herausragend bei der Erforschung der Arten Amazoniens sind die Arbeiten des Briten Henry Walter Bates. Der Lehrling einer englischen Strumpfwirkerei sparte hart. Als er etwa 100 Pfund beisammen hatte, brach er 1848 im Alter von 20 Jahren auf. Am Amazonas wandelte sich Bates vom Abenteurer zum gewissenhaften Erforscher von bis dahin noch unbekannten 14.712 Arten. Mit seinen Beobachtungen von Schmetterlingen lieferte er Darwin für dessen eben formulierte Evolutionstheorie wertvolle Beweise. Bates stellte fest, daß zwei verschiedene Arten einander zum Verwechseln ähnelten. Die eine Art schmeckte den Vögeln, die andere nicht. Über Generationen hatte es die wohlschmeckende Art aber geschafft, der ekligen so sehr zu ähneln, daß sie von den Vögeln verschmäht wurde und überleben konnte.

Erste klinische Beweise

In Wien angekommen, inspizierte ich erst einmal den Zustand der Pflanzen, die mir Katunka mitgegeben hatte. Mir war klar, daß ich eine endlose Kette biochemischer Analysen und toxikologischer Untersuchungen vornehmen mußte, bevor ich überhaupt irgend etwas damit anfangen konnte. Als Grundlage dieser Arbeiten wollte ich mich auf jene Rezeptur konzentrieren, die mir Katunka gegen das sogenannte Urwaldfieber diktiert hatte. Also mußte vorrangig sichergestellt werden, daß kein Teil davon giftig war. Zwar vertraute ich dem Wissen und den Erfahrungen der Jahrtausende alten Überlieferung der Schamanen, aber diese Zuversicht allein durfte nicht genügen.

Bei der Bewältigung dieser Aufgabe leistete mir Professor Dr. Harald Greger, weltberühmter Ethnobotaniker und Vorstand des Instituts für Vergleichende Botanik in Wien, wertvolle Hilfe. Er kam zu den gleichen Erkenntnissen wie Jahre später die Lebensmittelversuchsanstalt Wien unter der wissenschaftlichen Leitung von Professor Dr. Werner Pfannhauser.

Bevor ich der Versuchsanstalt Proben überlassen konnte, mußte ich der Rezeptur einen Namen geben. Auf den Jutesäcken, in denen ich die Pflanzen nach Europa gebracht hatte, stand als Zollvermerk „CoD." Nun wollte ich wirklich keine Zeit dafür verschwenden, mir irgend etwas Phantasievolles einfallen zu lassen. Außerdem hatte ich schon vorher diesen Begriff bei der Zusammenarbeit mit Kollegen als „Arbeitstitel" gebraucht. Also reichte ich die Proben kurzerhand als „CoD-Tee" zur Prüfung ein.

Am 9. April 1996 erhielt ich das Gutachten. Ich zitiere es ungekürzt:

„Nach ausführlicher Prüfung der uns zur Verfügung stehenden Unterlagen sowie dem Studium einschlägiger Fachliteratur sind wir zu folgender Beurteilung Ihres Produktes CoD-Tee gekommen:

Das Produkt CoD-Tee ist dazu bestimmt, im gekochten Zustand - vergleichbar einem Kräutertee - getrunken zu werden. Aus den uns vorliegenden Expertisen geht hervor, daß das gegenständliche Erzeugnis nicht überwiegend Ernährungs- oder Genußzwecken dient. Da eine Arzneimitteleigenschaft unseres Erachtens nicht gegeben ist, ergibt sich somit die Einstufung als Verzehrprodukt im Sinne des Österreichischen Lebensmittelgesetzes aus dem Jahr 1975. Dies setzt allerdings voraus, daß beim Inverkehrbringen (dazu zählt auch das Ankündigen und Werben) des Produktes keinerlei gesundheitsbezogene Angaben gemacht werden, wobei auch

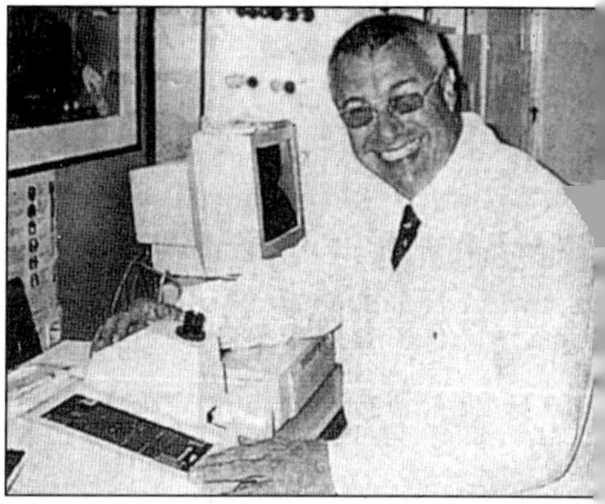

Die klinische Arbeit. Dabei halfen mir befreundete Spezialisten zum Nulltarif. Ohne diese selbstlose Hilfe hätte ich mein Vorhaben schon aus finanziellen Gründen aufgeben müssen.

Nach dem letzten Wissensstand der Biochemie wurden die Komponenten des Tees analysiert, um möglichen Schadstoffen auf die Spur zu kommen. Heute garantieren die regelmäßigen Untersuchungen gleichbleibende Qualität und beste Standards bei der Abfüllung.

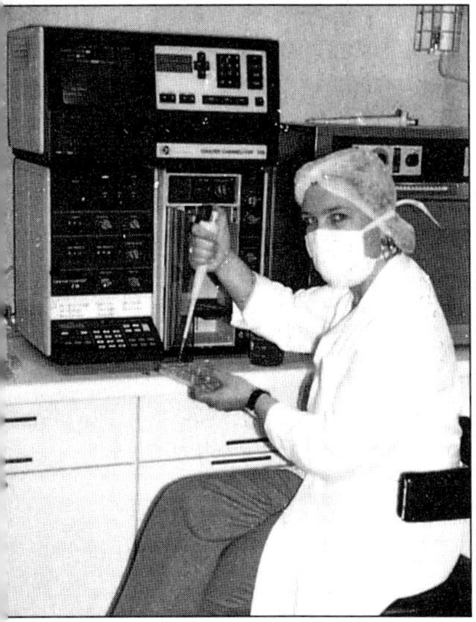

dann eine solche vorliegt, wenn bloß der Eindruck erweckt wird, daß sich eine Auslobung auf ein physiologisches Geschehen bezieht.

Verzehrprodukte müssen vor dem Inverkehrbringen beim Bundesministerium für Gesundheit und Konsumentenschutz angemeldet werden.

Folgende Einschränkung zu den bisherigen Feststellungen ist wegen des in der Droge vorhandenen Scopoletins zu machen: Bei Scopoletin handelt es sich um eine Verbindung aus der Substanzklasse der Cumarine. Neben seiner Wirkung als Pflanzenwuchshemmstoff gibt es in der Fachliteratur Hinweise auf mögliche toxische Wirkungen, wobei sogleich festzuhalten ist, daß die toxikologischen Prüfungen an dem zur Debatte stehenden Produkt keinerlei Hinweise auf derartige Negativwirkungen erkennen lassen. Trotzdem empfehlen wir, beim Inverkehrbringen von CoD-Tee dahingehend Vorsorge zu treffen, daß der Scopoletingehalt - in Anlehnung an den entsprechenden Grenzwert für Cumarin - den Wert von 2 mg pro Liter verzehrsfertiges Lebensmittel keineswegs übersteigt."

Cumarin ist ein in der Natur weit verbreitetes Glykosid. In unseren Breiten kommt es vor allem im Waldmeister und im Steinklee vor und hat „einen sehr angenehmen waldmeisterartigen Duft und Geschmack" (Brockhaus). Für die Geruchs- und Geschmacksstoffindustrie wird es in großen Mengen synthetisch hergestellt. Dort gilt es als unentbehrlicher Riechstoff für Heu- und Lavendeldüfte und für Tabaksorten. In hoher Konzentration kann es schädliche Nebenwirkungen haben, doch werden die Grenzwerte im Regenwaldtee weit unterschritten. Ob und inwieweit die Cumarine für die positiven Wirkungsweisen des Tees mitverantwortlich sind, ist nach dem gegenwärtigen Stand unserer Forschungen nicht zu sagen. Wir wissen, in welcher der Teepflanzen sie enthalten sind. Da wir aber an der jahrtausendealten Rezeptur der Schamanen nichts verändern und dadurch die Wirkung eventuell beeinträchtigen wollen, werden wir diese Pflanze aus der Rezeptur nicht herausnehmen, sondern ständig die Grenzwerte beobachten.

Wie gesagt, das Gutachten ist aus dem Jahr 1996. Noch aber schrieben wir das Jahr 1983. Dazwischen liegen 13 Jahre phyto- und biochemische Forschung, bei der mir zahlreiche Kollegen selbstlos und aus reinem Interesse an der Sache Hilfe leisteten. Neben dem schon erwähnten Prof. Dr. Greger nenne ich hier Mag. Brigitte Brem, eine Biochemikerin der Extraklasse, Prof. Dr. Otmar Hofer, Chef der analytischen Chemie der Universität Wien und Prof. Dr. Peter Galfi, Biochemiker an der Universität Budapest. Prof. Dr. Galfi war es, der die ersten Langzeituntersuchungen an Zellkulturen begann und die Wirkung der Stoffe des Tees auf gesunde und kranke Zellen beobachtete und dokumentierte. Im Frühjahr 1987 empfahl er mir auf Grund der positiven Ergebnisse, das Mittel unheilbar kranken Tieren zu verabreichen.

In meiner Tierklinik in Wien hatte ich genügend vierbeinige Terminalpatienten mit Krebsgeschwüren oder „Katzenaids."

Es handelte sich dabei also um unheilbar erkrankte Tiere mit einer ganz geringen Lebenserwartung und einer schmerzerfüllten Existenz ohne Daseinsfreude. Ich brauchte nur das Einverständnis der Besitzer und konnte mit meinen Bemühungen beginnen, diesen armen Geschöpfen zu helfen, wieder Lebensfreude zu empfinden.

Der Zufall wollte es, daß sich ausgerechnet zu dieser Zeit bei meinem dreijährigen Kater „Doktor Doc" ein bösartiger Tumor entwickelte. Ich operierte ihn und behandelte ihn postoperativ mit dem Regenwaldtee, den ich ihm mittels einer Pipette einflößte. Nach vier Wochen war mein lieber Doc gesund. Es bildeten sich auch viel später keine Metastasen, wie dies nach Tumorentfernungen nur zu oft beobachtet werden muß.

Obwohl ich diese Wirkung erwartet hatte, stand ich dann doch wie vor einem Wunder. Heute habe ich für das positive Wirken der Regenwaldpflanzen mehrere plausible Erklärungen und ein viel reicheres Wissen. Einen nicht unerheblichen Teil dieses Wissen verdanke ich indirekt dem Krebspatienten Derek Proctor.

Derek Proctor lebte in Bangkok, wo er erkrankte und die Ärzte Leberkrebs feststellten. Nach der operativen Entfernung des Tumors verkaufte er all sein Hab und Gut und kehrte als Terminalpatient in seine irische Heimat zurück. Sein Sohn hatte irgendwie von meinem Tee erfahren und seinem Vater berichtet. Ende 1995 erreichte mich sein Brief, in dem er seine Lage als „gegenwärtig aussichtslos" schilderte und mich bat, ihm Teerationen für einen Monat zu überlassen, was ich gerne tat. Nach Ablauf dieses Monats bat er um weitere Rationen, weil er eine leichte Besserung seines Zustandes zu verspüren glaubte. Über das Befinden Proctors entwickelte sich ein umfangreicher Schriftverkehr mit Prof. Dr. Reimar Bruening von Myco Pharmaceuticals in Cambridge, Massachusetts, USA.

Unter anderem zitiert er in einem Schreiben vom 1. Mai 1996 den Sohn Proctors wie folgt: „Der Zustand meines Vaters hat sich gebessert. Er hat 8 Pfund zugenommen. Gleichzeitig ist er gestärkt und kann jetzt ohne Hilfe herumgehen - etwas, wovon er vor wenigen Monaten nur träumen konnte. Natürlich wage ich nicht, zu glauben, daß sich eine Heilung oder eine totale Remission seiner Metastasen einstellen könnte. Aber jeder Tag, den er erlebt, ist ein kleines Wunder und die Vorhersage seiner Ärzte, er habe nur noch vier Monate zu leben, hat er schon widerlegt. Zum Glück verspürt er keine Schmerzen. Während es mir unmöglich ist, den Grund für seine Besserung zu nennen, glaube ich fest, daß die Teekur signifikant dazu beigetragen hat."

Über den Umweg USA, den die Briefe Proctors nahmen, erfuhr ich von einer Arbeit Dr. Judah Folkmans. Dr. Folkman ist Forscher der Harvard Medical School und damit Nachbar von Dr. Bruening.

Vor gut 20 Jahren war Dr. Folkman aufgefallen, daß Tumore immer außergewöhnlich stark mit Blutgefäßen durchsetzt sind. Heute weiß man, daß dies mit dem erhöhten Sauerstoffbedarf der sich rapide teilenden Tumorzellen zu tun hat.

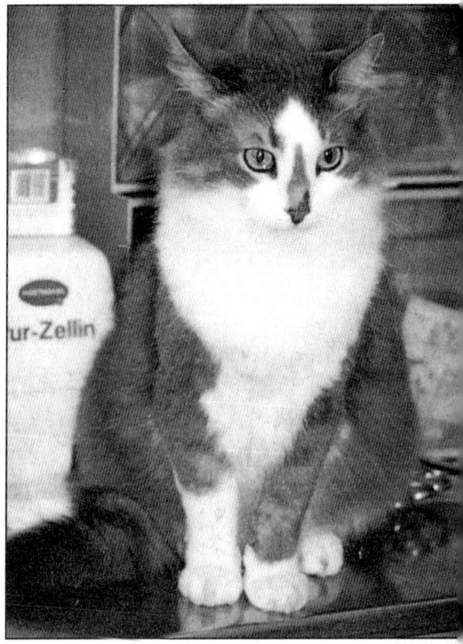

Wurde wieder gesund und inzwischen ein alter Herr: Kater „Doktor Doc".

Dr. Folkman stellte nun fest, daß der Ersttumor nach dem Erreichen einer kritischen Größe ein Protein aussendet, das die weitere Bildung von Blutgefäßen unterbindet. Er isolierte dieses Protein und nannte es Angiostatin. Das Faszinierende an der Entdeckung ist, daß Angiostatin die Bildung von Metastasen unterdrückt, die als Herde von mikroskopischer Größe längst im Körper verbreitet sind. Die übermächtige Konkurrenz des Ersttumors und dessen Aussendung von Angiostatin verhindert, daß sich die Metastasen entwickeln können.

Diese Erklärung paßt zu allen klinischen Erfahrungen. Denn nur zu oft muß nach einer operativen Entfernung des Ersttumors beobachtet werden, daß sich nach einem halben Jahr oder etwas später die Metastasen plötzlich in den verschiedenen Körperregionen vermehren. Die Krebsherde waren also schon immer da. Doch mit der Entfernung des angiostatinproduzierenden Tumors können sie sich nun entwickeln.

Diese These wird mittlerweile von den führenden Krebszentren in den USA akzeptiert. Namhafte Kollegen Folkmans sind sich sicher, daß er für diese Entdeckung eines Tages den Nobelpreis für Medizin erhalten wird.

Auf Empfehlung Dr. Bruenings habe ich mich mit Dr. Folkman in Verbindung gesetzt. Ich erhielt einen faszinierenden Bericht über einen Laborversuch, an dem er sechs Monate arbeitete. Dabei wurde drei Gruppen von Ratten ein Karzinom implantiert. Zwei Gruppen wurden nach der Implantation mit dem Protein Angiostatin behandelt, die dritte Gruppe blieb unbehandelt. Kein Tier dieser dritten Gruppe hat überlebt. Bei den anderen, mit Angiostatin behandelten Tieren verschwand der implantierte Tumor sichtbar nach fünf bis sechs Wochen. Die erste Gruppe wurde nun mit einer einmaligen Dosis von Endoxan, einem Mittel aus der Chemotherapie, behandelt, die zweite blieb unbehandelt. Diese Tiere entwickelten nach zwei Wochen wieder einen Tumor, an dem sie verendeten. Die erste Gruppe aber, die mit Endoxan behandelt worden war, war bei Drucklegung dieses Buches wohlauf. Dr. Folkman zieht daraus folgende Schlüsse:

Das Protein Angiostatin hat die Ausbildung von neuen Blutgefäßen verhindert. Und das körpereigene Immunsystem, das leider die Tumorzellen nur langsamer eliminieren kann, als diese nachwachsen, konnte nun den Tumor langsam bis zu einer mikroskopischen Größe zerstören, ab der die Sauerstoffzufuhr den Tumorzellen genügte, um dahinzuvegetieren. Dieses Stadium scheint der richtige Augenblick für eine zytotoxische Krebstherapie zu sein, um den mikroskopischen Restbeständen der Tumorzellen den Garaus zu machen. Genau das geschah bei der Behandlung mit Endoxan. Unterbleibt jedoch dieser chemotherapeutische Eingriff und wird kein weiteres Angiostatin mehr zugeführt, können die noch vorhandenen Tumorzellen einen neuen lebensbedrohenden Tumor bilden. Dr. Bruening hat es übernommen, Dr. Folkman von den Erfahrungen mit dem CoD-System anhand einer Vielzahl von vergleichenden Befunden zu berichten. Dazu Dr. Bruening wörtlich: „Er war von den Erfolgen kein bißchen überrascht. Im Gegenteil, er meinte, daß höchstwahrscheinlich neben den immunsystemstärkenden Substanzen auch eine angiostatinähnliche Komponente in der Pflanzenmischung enthalten sei."

Erfreulicherweise hat sich Dr. Folkman bereit erklärt, Proben meines Tees nach angiostatischen Effekten zu untersuchen. Nach dem gegenwärtigen Stand der Untersuchungen kennen wir nämlich nur die Wirkung, wissen aber nicht mit wissenschaftlicher Genauigkeit, was diese Wirkung herbeiführen könnte. Daß Pflanzensubstanzen gutartige wie bösartige Tumore zum Wohle des Betroffenen beeinflussen können, ist eine in Griechenland weitverbreitete Überzeugung. Mir wurde von der Krankengeschichte eines Amerikaners berichtet, der an Blasenkrebs erkrankt war. Im Terminalstadium riet ihm sein amerikanischer Hausarzt, sich in Athen von einem Spezialisten ein Öl, das aus einer Salbeiart destilliert wird, direkt in die Blase injizieren zu lassen. Wochen später war der Tumor verschwunden, d.h. so klein, daß er auf dem Röntgenschirm nicht mehr sichtbar war und mittels Scanner nicht mehr nachgewiesen werden konnte. Zwei Jahre nach dieser Behandlung war dieser Patient noch wohlauf.

Ständige Sorge: Sicherung des Nachschubs und Lagerhaltung. Die Baumrinden für die Teemischung sind so hart, daß eigene Stahlmühlen konstruiert werden mußten, um das Zerkleinern auf ökonomischem Weg zu ermöglichen. Der Schamane des Regenwalds zerreibt sie zwischen Steinen besonderer Härte. Bei ihm spielt Zeit keine Rolle.

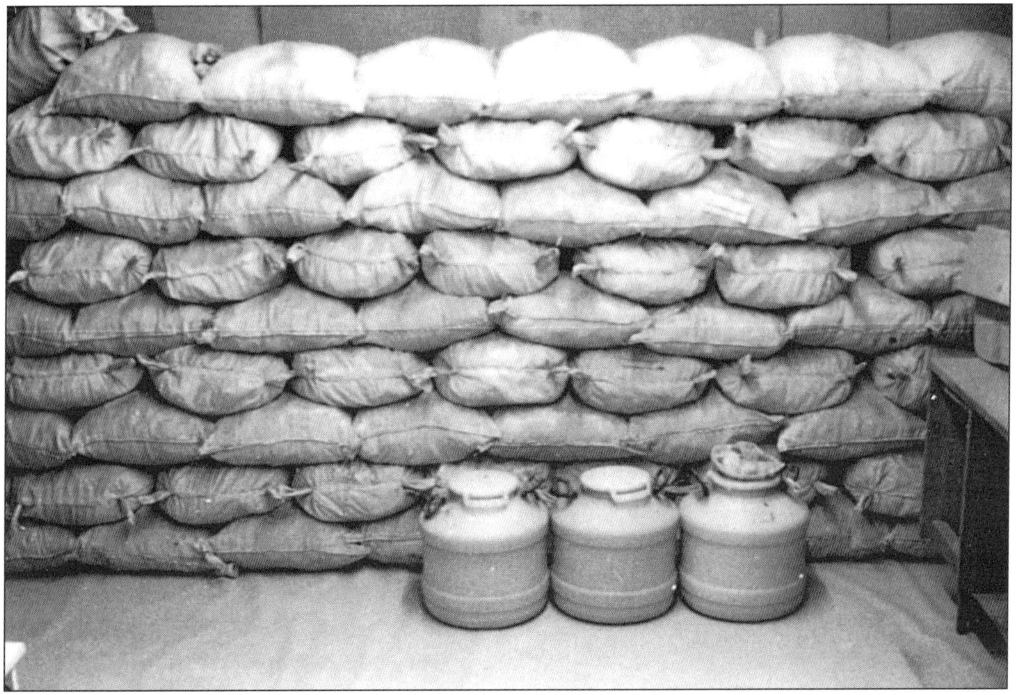

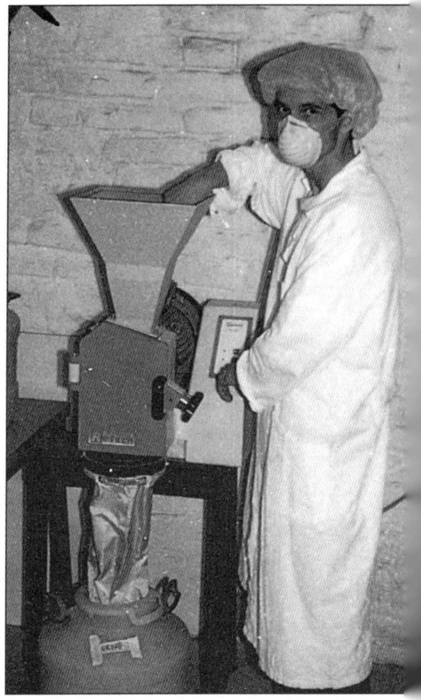

Ich weiß nicht, wie es ihm heute geht und verbürge mich nicht für den Wahrheitsgehalt der Details. Ich halte den Fall jedoch für erwähnenswert, weil in Griechenland vielfach auf die tumorheilende Wirkung der Salbeiöle geschworen wird, ohne daß sich bis dato jemand die Mühe gemacht hätte, diese weitverbreitete Überlieferung methodisch zu überprüfen.

In meiner Korrespondenz mit Kapazitäten in aller Welt bin ich auf ein japanisches Mittel gestoßen, das angiostatisch, also in der von Dr. Folkman beschriebenen Art, wirkt, allerdings toxisch ist.

Es wurde von Fumagillin, einem Pilzprodukt, abgeleitet. Der Korrespondent, ein Fachmann aus der Biochemie, fragt: „Könnte es sein, daß an den Pflanzenteilen des CoD-Tees mikroskopische Pilze (sogenannte Symbiotenpilze) wachsen, die ein angiostatisches Produkt ohne die unerwünschten Nebenwirkungen bilden?"

Verblüffende Wirkung

Viele spannende Aufgaben liegen also noch vor uns. Das Wichtigste aber haben wir geschafft: den Beweis zu erbringen, daß der Regenwaldtee bei bewußter Lebensführung und in Verbindung mit einer vorgegebenen Diät, auf die ich noch zu sprechen kommen werde, vielen Terminalpatienten zu einer beachtlichen Lebensqualität verhelfen kann, ohne daß unerwünschte oder gar bedrohliche Nebenwirkungen auftreten.

Über die verblüffende Wirkung in drei scheinbar hoffnungslosen Fällen möchte ich im Detail berichten. Leider sind sie nicht für alle Patienten typisch.

Ich habe die Ergebnisse von Rückfragen bei Patienten und/oder deren Hausärzten ausgewertet und festgestellt:

61 Prozent von ihnen meinten, nach der Kur ginge es den Patienten „nicht besser, nicht schlechter".

14 Prozent sagten, es gehe den Patienten „besser".

22 Prozent sagten, es gehe den Patienten „viel besser".

3 Prozent sagten, es gehe den Patienten „hervorragend".

„Hervorragend" definierte ich: „Rückbildung eines Tumors oder mehrerer Tumore in einem Ausmaß, daß sie nicht mehr nachgewiesen werden können".

„Viel besser" definierte ich als „arbeitsfähig und beschwerdefrei, die Tumore sind laut Röntgen- oder Ultraschallbefund kleiner geworden".

„Besser" definierte ich als „weitgehend schmerzfrei, besserer Allgemeinzustand und Gewichtszunahme".

Zu den drei Krankheitsfällen, deren Verlauf ich ausführlicher beschreiben will, zwei Hinweise vorweg:

1. Viele Leser werden mit den medizinischen Fachausdrücken, die dabei Verwendung finden, vertraut sein, anderen mögen sie unbekannt sein. Deshalb werden alle diese Begriffe im Anhang erklärt.

2. Alle hier beschriebenen Krankheitsgeschichten basieren auf Befunden von Kliniken, die die Patienten schon vor Beginn ihrer Teekur behandelten. Die Befunde haben uns die Patienten oder deren

Hausärzte unaufgefordert überlassen, in der richtigen Annahme, daß sie mir und meinem Team unschätzbare Hilfe bei unseren Forschungsarbeiten leisten. Die Patienten werden mit Vornamen und Initial genannt. So gut wie alle 1200 Patienten wären bereit, anderen Erkrankten über ihre persönlichen Erfahrungen Auskunft zu geben. Ein solcher Erfahrungsaustausch könnte über die Wiener Adresse unseres Instituts abgewickelt werden, die im Anhang dieses Buches steht.

Die Mutter eines kleinen Patienten mit Lymphdrüsenkrebs begründet ihre Korrespondenzbereitschaft so:

„Niemand kann sich vorstellen, was ich die letzten Monate durchgemacht habe. Meinem Sohn geht es jetzt so gut, daß er wieder in den Kindergarten gehen kann und absolut beschwerdefrei ist. Ich habe mir überlegt, wie ich Gott dafür danken kann und meine, das Mindeste ist, daß ich anderen Müttern und Vätern, die ähnliches durchmachen müssen, Auskunft gebe über unsere Erfahrungen mit dem Regenwaldtee. Ich erinnere mich noch genau, wie sehr ich einen solchen Erfahrungsaustausch bei Beginn der Trinkkur meines Sohnes herbeiwünschte. Aber damals gab es noch niemanden, der mir aus subjektiven Erfahrungen hätte berichten können. Nach dem, was ich durchgemacht habe, bin ich erfahren genug, um nicht leichtsinnig blinde Hoffnungen zu erwecken, die bei einem schlimmen Ende nur den Schmerz und das Leid vermehren."

Doch nun zu den angekündigten Krankengeschichten:

Ruth, 4 Jahre

Ruth ist eine vierjährige Leukämie-Patientin. Sie wurde im April 1995 in ein Wiener Krankenhaus aufgenommen. Dort wurden eine Knochenmarkspunktion und diverse Blutuntersuchungen vorgenommen. Durch Schwächung ihres Immunsystems laborierte sie auch an einer Mundschleimhautentzündung, die sich als äußerst hartnäckig erweisen sollte. Am 8. Mai wurde alles für eine Knochenmarktransplantation vorbereitet. Am 15. Mai mußte festgestellt werden, daß die Geschwister als Spender nicht in Frage kamen.

Am 18. Mai begann eine Behandlung mit Cortison gegen das Fieber. Ruths Blutwerte: Leukozyten 7300 (Normalwert 7000 bis 10000) und Thrombozyten 103000 (Normalwert 300000).

Nach der Behandlung mit Cortison ging es Ruth zunächst besser. Als Ursache der Mundschleimhautentzündung wurde eine Infektion durch den HI-6 Virus (Herpes) festgestellt. Die Blutwerte der kleinen Patientin verschlechterten sich auf Leukozyten 4700 und Thrombozyten 89000.

Am 24. Mai empfahl unser wissenschaftlicher Rat, an der Spitze Professor DDr. Apostolos Georgopoulos, Chef der Abteilung für Chemotherapie und Mikrobiologie der Wiener Universitätsklinik, das CoD-Phytosystem. Ruths Vater übernahm die Verantwortung.

Am 30. Mai wurde Ruth wieder im Krankenhaus aufgenommen. Sie hatte 39 Grad Fieber. Ihre Blutwerte: Leukozyten 14000, Thrombozyten 49000. Der Spitalsaufenthalt diente auch zur Beobachtung für die Vorbereitung einer Knochenmarktransplantation. Am 4. Juni 1995 wurde Ruth wieder nach Hause entlassen. Sie war nahezu fieberfrei (37,8 und 37,3) und schlief viel und ruhig. Am 8. Juni fieberte sie wieder. Die Ärzte veranlaßten im Rahmen einer stationären Behandlung eine Thrombozyteninfusion.

Am 12. Juni wurde die CoD-Teekur abgesetzt, um Ruth auf die Transplantation vorzubereiten. Am 5. Juli begann die Chemotherapie, um Ruths Immunkraft weiter zu schwächen, damit das transplantierte Knochenmark nicht abgestoßen wurde. Gegen das anhaltende Fieber wurde Cortison verabreicht.

Plötzlich verschlechterte sich Ruths Zustand besorgniserregend. Ihre Blutwerte: Leukozyten 650, Thrombozyten 4000. Am 17. Juli kam die kleine Patientin wegen akuter Lebensgefahr auf die Intensivstation. In Lunge und Herzbeutel war Flüssigkeit. Die Lungenpunktion verlief gut.

Am 19. Juli war der Lungenbefund fast normal, das Herz deutlich kleiner. Doch die Blutbefunde blieben alarmierend: Leukozyten 500 (ein Bruchteil der Normalwerte also), Thrombozyten 4000 (ein Achtzigstel des Normalwerts).

Am 24. Juli wurde angesichts der lebensbedrohend schlechten Blutwerte die Verabreichung von CoD-Tee wieder aufgenommen. Die Blutbefunde besserten sich leicht. Leukozyten auf 880, Thrombozyten auf 27000.

Am nächsten Tag schon verbesserte sich Ruths Allgemeinzustand sehr. Die Blutbefunde bestätigten den erfreulichen Verlauf: Leukozyten 1350, Thrombozyten 46000.

Diese Entwicklung hielt in den folgenden Tagen an. Am 28. Juli wurde das Kind nach Hause entlassen. Mit Leukozyten 10000, Thrombozyten 280000, also normalen Blutwerten in diesen beiden Kategorien.

Am 29. Juli besuchte mich eine strahlende Ruth in Begleitung ihrer Eltern in meiner Tierklinik und spielte stundenlang mit Kater Doktor Doc. Die Spitalsärzte sprechen von einem Wunder. Normalerweise bessert sich das Blutbild und der Zustand eines Transplantationspatienten in diesem Ausmaß günstigstenfalls nach sechs Wochen. Bei Ruth dauerte es acht Tage.

Roland, 4 Jahre

Ähnlich dramatisch war der Krankheitsverlauf des vierjährigen Roland aus Budapest. Am 12. Mai 1996 erhielt ich einen Anruf von seinem Vater, der berichtete:

„Mein Sohn ist in akuter Lebensgefahr. Die Diagnose lautet Lymphdrüsenkrebs. An seinem linken Ohr hatte er einen Tumor, der wegoperiert wurde, aber jetzt gibt es Probleme mit seinen Nieren. Ich bin verzweifelt und habe von Ihrem Regenwaldtee gehört. Bitte, helfen Sie mir, mein Sohn muß leben." Herr Istvan B. war erst zufrieden, als ich zusagte, sofort nach Budapest zu kommen, um ihn zu treffen.

Drei Stunden später saß ich Herrn Istvan B. auf einer Caféterrasse gegenüber. Noch am selben Abend besprachen in Wien Professor Georgopoulos und Dr. Balaun anhand der mitgebrachten Befunde die bestmögliche Behandlung Rolands. Die beiden empfahlen eine Chemotherapie bei gleichzeitiger Verabreichung von CoD-Tee. Es wurde sofort damit begonnen. Die Chemotherapie erfolgte vom 13. bis 18. Mai 1996. Natürlich verschlechterte sich das Befinden Rolands dadurch.

Am 17. Mai besuchte ich Roland in der Budapester Kinderklinik. Der Organismus des kleinen Patienten reagierte in der üblichen Form auf die chemotherapeutische Behandlung. Ich verstand die Besorgnis der Eltern, die glaubten, ein Drama mit zwangsläufig katastrophalem Ausgang für ihr Kind erleben zu müssen. Ich machte ihnen Mut, weil ich nach einem Gespräch mit dem behandelnden Arzt zuversichtlich war, daß das Können der Ärzte und die Kräfte des Regenwaldtees sehr bald das Befinden und das Blutbild Rolands verbessern würden. Wie oft hatte ich doch in den letzten Jahren erlebt, daß gerade der Organismus von Kindern fast schlagartig positiv anspricht. Doch eine Entzündung der Mundschleimhaut machte Roland zusätzlich zu schaffen und verschlimmerte sich während der Chemotherapie. Er konnte kaum etwas trinken, geschweige denn essen. Dieses sichtbare Leid des Sohnes setzte den Eltern mehr zu, als die katastrophalen Werte des Blutbefundes.

Am 27. Mai befiel Roland eine Virusinfektion. Er hatte hohes Fieber und hustete stark. Doch am 28. Mai verbesserte sich das Blutbild ähnlich dramatisch wie bei der Patientin Ruth.

Am 3. Juni erhielt der Vater vom behandelnden Arzt den Anruf, daß Rolands Blutwerte in allen Kategorien normal wären, der Patient fieberfrei sei und nach Hause entlassen werden könnte. Nur die Entzündung in der Mundhöhle war noch nicht ganz abgeklungen. Inzwischen geht Roland wieder in den Kindergarten, nimmt weiterhin den Regenwaldtee, die Eltern wachen über seine Diät, und kein noch so geschultes Auge würde ihm die kritischen Tage des Mai anmerken.

Karoline N., 44 Jahre

Bei der Patientin Karoline N., ebenfalls aus Budapest, handelt es sich um einen Krankheitsverlauf, dessen Ist-Zustand ich bei weitem nicht als „nahezu geheilt“ bezeichnen möchte, wie ich das bei Roland und Ruth unter den üblichen Vorbehalten machen würde. Dafür aber ist er nach den bisher gemachten Erfahrungen für die meisten Krankheitsgeschichten nach der CoD-Kur typisch.

Frau N. ist heute 44 Jahre alt. Im September 1995 wurde ihr mitgeteilt, daß sie an Darmkrebs erkrankt sei. Operation und Chemotherapie lehnte sie entschieden ab.

Am 16. 11. konstatierte ihr behandelnder Arzt Dr. György Bindics nach einer Kontrolluntersuchung: „Im Vergleich zum Ergebnis der vorangegangenen Untersuchung ist eine eindeutige Progression (der tumorösen Vorgänge) zu beobachten. Die letzte CT-Untersuchung hat einen Tumor gezeigt, der sich inzwischen eindeutig in der Darmgegend ausgebreitet hat und sich weiter auf die Schamlippen ausdehnt ... Der tumoröse Prozeß ist seit der letzten Untersuchung eindeutig fortgeschritten, gegenwärtig breitet er sich auf die Genitalien aus und ist sogar an den äußeren Geschlechtsteilen eindeutig identifizierbar."

Nach diesem niederschmetternden Befund erfuhr Frau Karoline N. von unserem Krebsberatungszentrum Budapest. Sie bat um Hilfe und machte sich vor allem wegen der Kosten für den Regenwaldtee Sorge, der aber prinzipiell kostenlos abgegeben wurde.

Natürlich drängt sich hier die Frage auf, wie wir das alles finanzieren, den Tee, die Fracht für die Pflanzen (sie müssen auf dem Luftweg nach Europa geholt werden, damit sie möglichst frisch hier ankommen), die Labor-Untersuchungen, die Forschungsarbeiten und und und.

Nun, die Forscherkollegen von der Biochemie bis zur Zellforschung haben sich bereit erklärt, ihre Zeit und ihr Können honorarfrei in den Dienst der Sache zu stellen.

Um die Indianer bezahlen zu können, habe ich Zuwendungen von staatlichen und privaten Quellen erhalten, und da dies nicht reichte, habe ich einen Kredit aufgenommen und die Bonität meiner Tierklinik als Sicherheitsleistung eingesetzt. Natürlich werden wir den Regenwaldtee irgendwann einmal handelsüblich vermarkten müssen. Nun weiß ich aber schon heute, daß ein Großteil der Terminalpatienten in unserer Kartei sich einen auf Kostendeckung und Gewinn kalkulierten Tee nicht wird leisten können.

Ich werde deshalb an die Vertriebspartner die Bedingung stellen, daß diese Empfänger den Regenwaldtee weiterhin zu einem Preis erhalten müssen, den sie bezahlen können. Das soll weder weltfremd noch gönnerhaft erscheinen. Es ist vielmehr eine Verpflichtung. Ich wüßte nicht, wer es verantworten sollte oder könnte, wenn ein bestimmter Kreis von Patienten plötzlich aus finanziellen Gründen auf die Teekur verzichten müßte. (Übrigens sind alle bisherigen Verhandlungen mit möglichen Vertriebspartnern an dieser Bedingung gescheitert.)

Doch zurück zur Patientin Karoline N., deren Krankheitsverlauf nach Beginn und Fortdauer der Regenwaldteekur ich vorhin als typisch bezeichnete. Acht Wochen nach Beginn der Kur unterzog sie sich neuerlich einer Kontrolluntersuchung, und der gleiche Arzt, Dr. György Bindics, stellte im Befund fest:

„Kontrast-Untersuchung des Beckens vom 15.1.1996. Vergleichend mit der letzten, am 16.11.1995 durchgeführten Untersuchung fällt eine ungewöhnlich deutliche Regression (der tumorösen Prozesse) auf.

Gegenwärtig weist nur die leicht unebene Verdickung des Rektums auf die Anwesenheit des Tumors hin. Die Ausdehnung des Tumors im Vaginabereich ist nicht eindeutig definierbar ... In der untersuchten Körperregion sind keine vergrößerten Lymphknoten feststellbar."

Ich habe Frau Karoline N. persönlich nie kennengelernt, sondern die Befunde in einem Dankschreiben von ihr zum Vergleich zugeschickt bekommen. In dem Schreiben berichtet sie, daß sie sich gesund fühle und daß sie seit dem 1. Februar 1996 wieder arbeiten könne.

Das phytotherapeutische CoD-System

Die guten Ergebnisse zeigen mir, daß wir in den letzten drei Jahren bezüglich der Verfeinerung der Anwendung, vor allem in der Dosierung und der Entwicklung der bestmöglichen begleitenden Diät, gute Arbeit geleistet haben. 747 Terminalpatienten, die von ihren Fachärzten bereits aufgegeben waren und denen nur noch wenige Monate zu leben gegeben wurden, begannen zwischen November 1993 und März 1994 die Trinkkur. Von diesen sind inzwischen 75 verstorben (Stand Dezember 1995).

Bei der Bewertung aller Unterlagen, die mir im Laufe der Jahre zugegangen sind, stelle ich fest, daß die CoD-Regenwaldteekur jenen Patienten am meisten geholfen hat, deren Tumor(e) während der Kur durch Chemotherapie zusätzlich attackiert wurde(n).

Günstigster Zeitpunkt einer solchen Behandlung wäre laut der Lehrmeinung von Dr. Judah Folkman von der Harvard Medical School jenes Stadium, in dem der Tumor weitgehend geschrumpft ist oder per Röntgenbefund oder Ultraschall nicht mehr nachgewiesen werden kann. Solche phänomenalen Besserungen im Zustand der Patienten treten bisweilen schon acht bis zehn Wochen nach Beginn der Kur auf.

Dr. Folkman ist während seiner langjährigen Forschungsarbeiten zu dem Schluß gekommen, daß der Primärtumor auf jeden Fall entfernt werden sollte, weil er einen unkalkulierbaren Risikofaktor im Körper darstelle. Doch ein Gutteil der Patienten, die den CoD-Tee einnehmen, haben eine solche Operation abgelehnt und sind bei dieser Haltung geblieben. Unsere Beobachtungen erstrecken sich nicht über einen so langen Zeitraum, daß irgendwelche endgültigen Aussagen unsererseits zu diesem Thema gemacht werden könnten. Ich kann dazu nur für meine Person sprechen: Hätte ich für mich eine solche Entscheidung zu treffen, würde ich dem Rat Dr. Folkmans folgen.

Auf jeden Fall ist es aber unerläßlich, daß sich jeder einzelne Patient von seinem Arzt oder einem Spezialisten beraten läßt. Keinesfalls sollte die Teekur ohne diese Beratung eigenmächtig begonnen werden. Unerläßlich ist auch die begleitende Kontrolle durch einen Spezialisten.

Ungeachtet der vielen positiven Erfahrungen würde ich niemals so kühn sein zu behaupten, Krebs sei dank unseres phytotherapeutischen Systems heilbar. Ich stelle aber fest, daß in der Mehr-

An Lichtverhältnissen, Uferentfernung und bestimmten Pflanzenhäufungen erkennen die Sammler mit verblüffend hoher Trefferquote, wo welche Heilfplanzen zu finden sind.

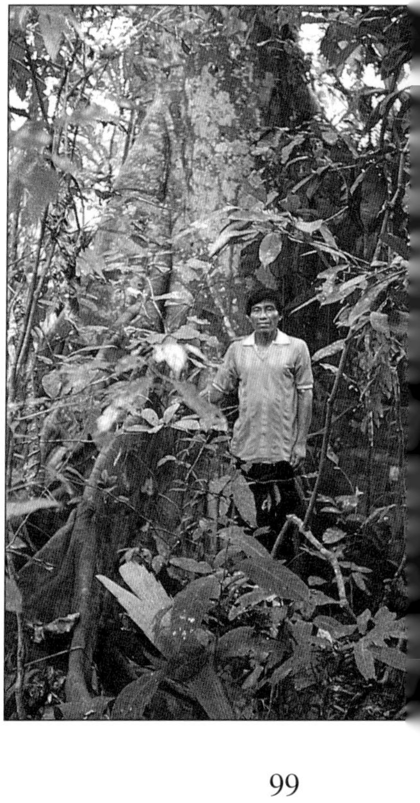

zahl der Einzelschicksale und selbst in scheinbar hoffnungsloser Lage eine Besserung eintritt, die den Patienten gestattet, ein menschenwürdiges, weitgehend unabhängiges und schmerzfreies Leben zu führen.

Dank der Tatsachc, daß die Schmerzen nachlassen oder verschwinden und die Patienten wieder schlafen können, stellt sich Appetit ein. Infolgedessen erhöht sich das Körpergewicht um einige Pfund, was wiederum zur Folge hat, daß der Patient in den meisten Fällen leichte (Haus-)Arbeiten verrichten und seinen Hobbys frönen kann, falls diese nicht gerade im Bereich des Amateurleistungssports angesiedelt sind.

Die Zubereitung des Tees

Der CoD-Regenwaldtee ist leicht zuzubereiten, obwohl schon viele Patienten den Seufzer hören ließen:

„Warum gibt es den Tee nicht als Dragee oder Tablette oder fertige Tropfen. Ich wäre in meiner Freizeit oder auf Reisen viel unabhängiger."

Ich muß dann bedauern, freue mich aber ungemein über solche Stoßgebete. Beweisen sie mir doch, daß es Terminalpatienten, die noch vor wenigen Wochen an ihrem Überleben zweifelten, bereits wieder so gut geht, daß sie in Restaurants essen oder sogar auf Reisen gehen.

Ich finde aber, daß die Zubereitung des Tees einfach ist. Sie erfolgt streng nach Schamanenrezept:

1. Man nimmt 3 bis 20 g Teepulver und gibt dieses in ein Teesieb aus Baumwollstoff.

2. Dann hängt man das Baumwolltäschchen mit Inhalt in ein Tongefäß, das mit einem halben Liter Wasser gefüllt ist.

3. Das ganze läßt man jetzt 12 Stunden ziehen.

4. Danach werden eineinhalb Liter kaltes Wasser dazugegeben und die gesamte Flüssigkeit mit dem Tee in dem Baumwollsieb 30 Minuten im Schongang gekocht.

5. Schließlich läßt man das ganze abkühlen, entfernt danach das Teesieb und gleicht den Flüssigkeitsverlust des Kochens durch Beigabe von Tafelwasser aus.

6. Getrunken wird der Tee in kleinen Mengen - immer vor den Mahlzeiten - über den ganzen Tag verteilt.

Es ist also wirklich keine Kunst, den CoD-Tee so zuzubereiten, daß er die bestmögliche Wirkung entfalten kann. Schwerer mag es da dem einen oder anderen schon erscheinen, die begleitende Diät einzuhalten. Diese Pflichtübung ist aber unerläßlich.

Die positive Wirkung des Regenwaldtees ist das Ergebnis des Zusammenwirkens und der Wechselwirkung einer Mischung zahlreicher Pflanzen. Der Regenwaldtee kann aber nicht die Wunderdroge sein, die schwerste organische Störungen aufhebt, während der Betroffene nach Belieben raucht, trinkt, ißt oder sonstwie seinen Organismus mißhandelt.

Deshalb muß jeder seinen subjektiven Beitrag für die Gesundung seiner Organe einbringen. Er kann durch nichts ersetzt werden. Die nachstehenden Empfehlungen sollen dabei helfen.

Diätempfehlungen zur CoD-Kur

Die CoD-Diät ist keine Schlankheitskur. Vielmehr wurde sie für den Genesungsprozeß von Menschen konzipiert, die eine schwere Krankheit oder Operation hinter sich haben und langsam mit dem Wiederaufbau ihrer Kräfte beginnen wollen. Also sind Speisen enthalten, die zum Teil ausgesprochen appetitanregend wirken.

Deshalb sollte aber ein Gesunder oder Übergewichtiger diese Seiten nicht gleich überblättern, sondern ihre Richtlinien als Vorbeugung gegen organische Erkrankungen mit ihren oft irreversiblen Folgen ernst nehmen oder auch herausfinden, ob nicht Entgiftungsstörungen Ursache der Körperfülle sind.

Der Diätplan basiert auf dem Erfahrungsschatz aus Wohl und Wehe, welchen die Menschheit in Jahrtausenden gesammelt, in den Regionen des Überflusses allerdings verdrängt oder vergessen hat. Für jene, die in ihren Eßgewohnheiten den Gourmet-Verlockungen dieses Überflusses noch nie widerstehen konnten, bedeutet die empfohlene Diät wohl eine radikale Ernährungsumstellung. Wer aber im Zuge der umfassenden Aufklärung wenigstens ein Mittelmaß an Ernährungsbewußtsein entwickelt hat, wird sie nur als Modifikation empfinden.

Das Hauptaugenmerk wurde bei der Entwicklung dieser Diät also auf die Entgiftung des Körpers gerichtet. Wer den Speisezettel der Naturvölker studiert, dem fällt auf, daß in Form von Beilagen, Nachtischen oder Zwischenmahlzeiten mit Vorliebe Substanzen gegessen werden, die die Leber-, Nieren-, Milz- und Darmfunktion fördern.

In allem, was diese Völker tun, sind sie uns in einem wichtigen Punkt voraus: Sie sind fast immer an der frischen Luft. Wir hingegen haben einen Tagesrhythmus entwickelt, der ein ständiges Sauerstoffdefizit impliziert, obwohl dies der wichtigste Nahrungsstoff für unsere Zellen ist. Bewegung an der frischen Luft ist also nicht nur wichtig, um rank, schlank und elastisch zu bleiben oder zu werden, sondern um gesund zu bleiben.

Vielleicht fällt es leichter, der Bewegung an der frischen Luft Zeit zu widmen, wenn man sich solche Aktivitäten oder Atemübungen als Erholungspausen für die Körperzellen vorstellt. Der zusätzliche Sauerstoff rüstet die Zellen aufs neue für ihren Abwehrkampf gegen Giftstoffe, Viren und erkrankte Schwesterzellen.

Egal, ob der Mensch arbeitet, liest, fernsieht oder schläft: Immer sind seine Milliarden Zellen auf der Hut und sofort bereit, Eindringlingen und Entartungen, krebsbegünstigenden Faktoren also, den Garaus zu machen. Leider gibt es kein zuverlässiges Frühwarnsystem, das Alarm auslösen könnte, wenn die gesunden Zellen Gefahr laufen, diesen Kampf zu verlieren. Dessen ungeachtet würde ich aber ganz allgemein raten, sechs oder acht Monate nach einer psychischen oder physischen Ausnahmesituation zur Kontrolluntersuchung zu gehen. Als Beispiele seien genannt: Anhaltender Gram und Trostlosigkeit nach dem Verlust eines besonders lieben Menschen (sei es durch Tod oder Scheidung), eine Gelbsucht, lang anhaltende Stoffwechselstörungen oder chronischer Husten. Ich rate, die Ernährung entweder radikal (also sofort) oder schrittweise neu zu ordnen:

Kalorienzufuhr:
Je nach Appetit, aber beim ersten Anzeichen von Sättigung aufhören, egal, was noch auf dem Teller ist.

Mahlzeiten:
Verteilung der Nahrungsmenge auf fünf:
Frühstück (etwa 25% der Tagesnahrungsmenge)
Zwischenmahlzeit (etwa 15%)
Mittagessen (etwa 25%)
Zwischenmahlzeit (etwa 15%)
Abendessen (etwa 20%)

Speisenzubereitung:
Nahrungsmittel möglichst naturbelassen zubereiten, sonst nur kochen oder dünsten. Zubereitung immer nur für eine Mahlzeit, alle Teile sollten möglichst erntefrisch auf den Tisch.

Gemüse, Salate, Obst:
Diese Stoffe sollten den Hauptbestandteil der Nahrung bilden und möglichst aus biologischem Anbau stammen.

Eiweiß:
Maximal 10% der täglichen Nahrung darf aus tierischem Eiweiß bestehen. Haupteiweißlieferant ist pflanzliches Eiweiß, vorwiegend aus Sojabohnenprodukten wie Miso, Tofu oder Tempeh.

Fette und Öle:
Minimaler Fett- und Ölkonsum ausschließlich pflanzlicher Herkunft mit mehrfach ungesättigten Fettsäuren.

Kohlehydrate:
Vor allem Reis (Vollkornreis), Vollkornprodukte in Form von Brot, Gebäck oder Teigwaren, Kartoffeln.

Milchprodukte:
Ausschließlich Magermilchprodukte (Quark, Joghurt, wenig Rahm), Ziegen- und Schafsmilchprodukte.

Süßstoffe, Salze und Gewürze:
Zum Süßen allenfalls etwas Honig verwenden, zum Würzen nur Meersalz und frische Kräuter. Salz so wenig wie möglich.

Getränke:
CoD-Tee, Grüner Tee, Salbeitee, Quellwasser, Mineralwasser (möglichst ohne Kohlensäure), frisch gepreßte Gemüse- und Fruchtsäfte aus biologischem Anbau, Getränke aus Reis- und Sojaprodukten. Verzicht auf Kaffee und Alkohol.

Zusammenfassung

Essen:
90% Gemüse, Obst, Sojabohnen, Reis- und Vollkornprodukte, 10% tierisches Eiweiß.

Trinken:
Mindestens 3-4 l Flüssigkeit, vorzugsweise CoD-Tee (eineinhalb Liter) Salbeitee (5 Minuten vor den Mahlzeiten), grünen Tee (nach den Mahlzeiten), Zitronensaft oder frisch gepreßten Saft von Möhren, Äpfeln, Roter Bete, Artischocken, Löwenzahn, Mariendistel, Orangen, Trauben oder Kräutertee.

Würzen:
Nur mit frischen Kräutern, z.B. Schnittlauch, Petersilie, Dill, Basilikum, Majoran, Estragon, Minze, Oregano, Thymian, Salbei, Maggikraut, Kresse, Zitronenmelisse u.a.
Salzhaltige Würzmischungen wie Grillsoßen, Zitronenpfeffer, Worcester-Soßen, Geschmacksverstärker vermeiden.

Eier:
Wöchentlich maximal 3 gekochte Eidotter, Omelette und Rührei vermeiden.

Zu vermeiden:
Speck, Wurst, Rindfleisch und -produkte, Schweinefleisch und -produkte, Gebratenes, Geräuchertes, Gepökeltes oder Gegrilltes.
Alkohol, Nikotin, Kaffee, scharfe oder synthetisierte Gewürze, Weißmehlprodukte, Zucker, Schokolade, Torten, Süßigkeiten, Butter, Margarine, Diätfette, Halbfettmargarine

Empfohlen werden:
Regelmäßig Sojabohnenprodukte (Miso, Tofu, Tempeh), Nori-Alge, Brokkoli, Blumenkohl, Knoblauch, Zwiebeln, Tomaten, Weißkohl, Artischocken, Kartoffeln, Kohlsprossen, Kraut, Blattsalat, Spargel, Schwarzwurzeln.

Ernährungsumstellung auf Vollwertprodukte (Müsli, Vollkorn- und Roggenschrot, Hafer, Gerste, Weizenkleie usw.). Täglich 1 EL Leinsamenöl gemischt mit 6 EL fettarmem Cottage-Cheese. Essen Sie von allen empfohlenen Nahrungsmitteln wenig, aber gestalten Sie Ihre Menüs abwechslungsreich.

Die letzte Mahlzeit des Tages sollte etwa 3 Stunden vor dem Schlafengehen angesetzt sein.

Reiben Sie Ihren ganzen Körper täglich zweimal mit in heißes Wasser mit einigen Tropfen Pfefferminzöl getauchten Handtüchern ab.

Nehmen Sie kalt-heiße Wechselduschen. Stärken Sie Ihre Psyche, denken Sie positiv, betreiben Sie Entspannungsübungen, autogenes Training, Yoga oder Visualisierungsübungen. Sie aktivieren dadurch Ihre Selbstheilungskräfte. Betreiben Sie Atemübungen. Atmen Sie dazu sehr tief ein, halten die Luft an, während Sie bis 5 zählen, und atmen Sie dann langsam, aber sehr gründlich aus. Wiederholen Sie diese Übung dreimal täglich etwa 10 Minuten.

Menüvorschläge

Frühstück	*1. Zwischenmahlzeit*	*Mittagessen*	*2. Zwischenmahlzeit*	*Abendessen*
Apfel, Apfel- oder Möhrensaft	Tomaten	Miso-Suppe, Gemüse von grünen Bohnen in gebundener Soße mit gekochtem Huhn oder Fisch, Bananen	Fruchtjoghurt, Rote-Bete-Saft	Gemüsesalat mit gekochtem Tempeh
*	*	*	*	*
Quark mit Kefir, Roggenbrot, Artischockensaft	Apfel	Gemüsesuppe mit Miso, Kürbis-Weißkohl-Gemüse in gebundener Soße, Ei, Obst	Tomaten, Löwenzahnsaft	Gedünstete grüne Bohnen mit Tofu
*	*	*	*	*
Vollkorntoast mit Honig, Rote-Bete-Saft	Weintrauben, Apfel- und Karottensaft	Miso-Suppe, gedünsteter Fisch mit Reis und Zucchini, Obst mit Honig und Zitronensaft	Waldorffsalat, Mariendistelsaft	Kartoffel mit Cottage-Cheese und Löwenzahnsalat
*	*	*	*	*
Dinkelbrot mit Cottage-Cheese, Artischockensaft	Joghurt mit geriebenen Bananen	Reissuppe, gedünsteter Tofu in leicht gebundener Soße mit Hirse, Möhren mit Zitronensaft	Vollkornbrötchen mit Ziegenkäse, Löwenzahnsaft	Spinat und gekochtes Putenfleisch, frischer Obstsalat

Patienten berichten

Ich muß an dieser Stelle kurz auf die Entstehungsgeschichte dieses Buches eingehen. Im Herbst 1994 traf ich bei einer Vernissage in Wien nach Monaten zufällig wieder einmal einen Freund, der Verleger ist. Ich hatte ihm vor etlichen Jahren Fotos von den griechischen Inseln gezeigt, die ich auf einem Segeltörn durch die Ägäis gemacht hatte. Aus meiner Leidenschaft zu fotografieren zauberte er dann in wenigen Wochen ein reich bebildertes und recht erfolgreiches Buch über die griechische Inselwelt.

Natürlich wollte er bei diesem Wiedersehen nicht nur wissen, wie es mir geht, sondern vor allem, was ich gerade mache. Zwischen Käsebrötchen und Wein erzählte ich ihm von meiner Forschungsarbeit und den ersten Erfolgen mit den Heilpflanzen aus den Regenwäldern. Er hörte mir aufmerksam zu, stellte einige Fragen und sagte, wie seinerzeit beim Anblick meiner Fotos aus Griechenland: „Du, da müssen wir ein Buch daraus machen."

„Unmöglich, mein Lieber, ich habe absolut keine Zeit. Auf der einen Seite forsche ich. Das ist Knochenarbeit. Dann habe ich noch meine Klinik. Zwischendurch bin ich bei den Indianern in Südamerika, um dazuzulernen und den Teenachschub zu organisieren. Und weil das alles noch nicht reicht, bin ich mit chinesischen Kollegen in regelmäßigem Kontakt. Auch die haben ein reiches, Jahrtausende altes Wissen über Pflanzenheilkunde. Der Kontakt mit ihnen erspart es mir, das Rad zum zweiten, dritten und vierten Mal neu zu erfinden."

Ich weiß nicht, ob der Wein oder die Erinnerung an die schöne Arbeit an dem Buch über die griechischen Inseln daran schuld war, daß ich schließlich zusagte.

Wie versprochen schickte mir der Verleger jemanden, der bei der Manuskripterstellung helfen sollte. Seither habe ich viele Tage und Nächte mit dem Journalisten Werner Stanzl gearbeitet. Es gab aber nicht eine Sekunde, in der ich das Gefühl hatte, der arbeitete mit mir, um es mir leichter zu machen. Dagegen gab es ungezählte Momente, in denen ich dachte, der strengt sich nur an, um es mir schwerer zu machen. Ein englischer Kollege hätte ihn wohl vornehm mit „a pain in the neck" umschrieben. Mir lagen andere Worte auf der Zunge.

Ich ahnte nicht, was es bedeuten würde, als er mir bei unserem ersten Gespräch eröffnete: „Herr Doktor, ich werde immer nur die Frage stellen: Wer, wo, wann, was und warum. Das sind die fünf W's des Journalismus, das ganze Alphabet unseres Handwerks."

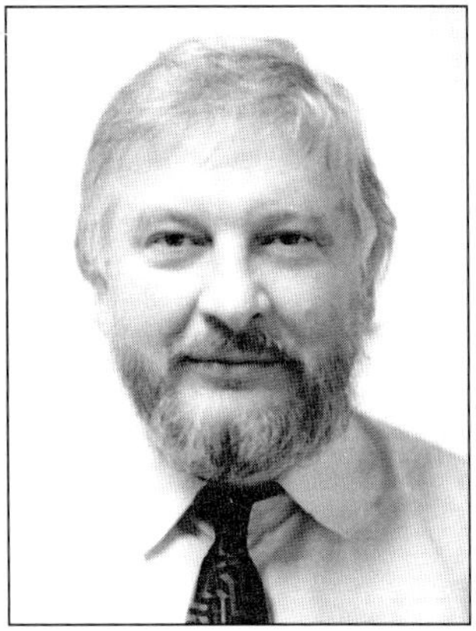

Recherchierte vor Ort: Der Journalist Werner Stanzl.

Zunächst gab ich Stanzl einen Überblick über unsere Erfolge. Damals nahmen etwa 1 200 Terminalpatienten den Tee ein. Von jenen, die sich strikt an die damit auferlegte Diät hielten, ging es 80 Prozent entschieden besser. Sie waren schmerzfrei, konnten wieder schlafen und essen und leichte Arbeiten verrichten.

Nach diesem ersten Bericht fragte ich Stanzl: „Nun, was halten Sie davon?"

„Wenn Sie gesagt hätten, bei zehn Prozent der Terminalpatienten wäre diese Besserung im Befinden eingetreten, hätte mich die Sache mehr interessiert." bemerkte Stanzl.

Am liebsten wäre ich aufgestanden und gegangen. Stanzl merkte dies und hakte nach: „Aber ich sehe da kein Problem. Sie haben ja sicher 1.200 Namen und Adressen (Er zweifelte also auch die Zahl an!). Deshalb schlage ich vor, daß ich mir wahllos zehn Namen und Adressen notieren und die Patienten aufsuchen darf."

Wieder kam ich auf dem Nachhauseweg an der Buchhandlung vorbei, die mich seinerzeit mit Büchern über den Amazonas und die Regenwald-Indianer versorgt hatte.

Zufällig standen im Schaufenster etliche Bücher über allerlei Wunderheiler und Wunderheilungen. Mir wurde klar, daß ich keines davon auch nur in die Hand nehmen, geschweige denn lesen oder gar ernst nehmen würde. Ich beschloß, mein Möglichstes zu tun, um Stanzls Bedingung für eine gedeihliche Zusammenarbeit zu erfüllen.

Die nächsten Tage verbrachte mein Sekretariat damit, Ärzte und Kliniken in Ungarn, wo die meisten Patienten zu Hause sind, anzurufen. Die wiederum schrieben die Patienten an, um ihr Einverständnis für einem Besuch Stanzls einzuholen.

Danach rief ich den Journalisten an, bat ihn zu mir in die Klinik und reichte ihm wortlos einen Karton, in dem wir die Briefe der Patienten mit den Einverständniserklärungen zwischenlagerten. Stanzl staunte und begann darin zu wühlen.

Die Recherche des Journalisten

Es war im Herbst 1995, als ein langjähriger Freund aus der Verlagsszene anrief und mich bat, mich mit Dr. Thomas David in Verbindung zu setzen, über dessen Forschungsarbeit jetzt ein Buch veröffentlicht werden solle. Dr. David stehe sehr unter Zeitdruck und ich könnte ihm ein bißchen behilflich sein. Für seine Glaubwürdigkeit verbürgte sich mein Freund.

Zu jener Zeit kursierten etliche Bücher über die inzwischen sattsam bekannten Krebs-Wunderheiler. Mit unglaublicher Skrupellosigkeit wurde das verständliche Interesse todkranker Patienten in Auflage und Gewinn umgesetzt. Ich ging sehr skeptisch an die Sache heran, das Resultat glaubte ich schon zu kennen.

Dr. David war ich schon einmal auf einer Party begegnet. Just an jenem Tag hatte ein Primarius eines Wiener Krankenhauses einem Patienten irrtümlich einen Herzschrittmacher eingesetzt. Die klinische Panne war natürlich Tagesgespräch. Und diesen Primarius verteidigte Thomas David wortreich bei jener Party. Er meinte sinngemäß, so etwas könne immer wieder einmal passieren, und bei besagtem Primarius handle es sich um einen hervorragenden und verdienten Chirurgen. Ich hatte entgegnet "Ein Verdiener ist er wohl sicher."

Erst später, nach genauem Studium des Vorfalls, stellte ich fest, daß besagter Chirurg wirklich schuldlos war. Thomas David war mir aber mit dieser Erkenntnis nicht sympathischer geworden.

Ich wollte die Sache kurz und schmerzlos hinter mich bringen. Bevor ich also bereit war, mich in die Details zu vertiefen, bestand ich darauf, mit den Patienten sprechen zu dürfen. Ich war sicher, nichts mehr von Dr. David zu hören und hielt die Sache für erledigt.

Um so überraschter war ich, als ich zwei oder drei Wochen später einen Anruf von Dr. David erhielt. Ich sollte in seine Klinik kommen und Adressen aussuchen. Dort stellte er wortlos einen riesigen Karton, den er aus seinem Budapester Krebsberatungszentrum mitgebracht hatte, vor mir ab. Er war mit Briefumschlägen halb gefüllt. Ich wählte willkürlich zehn Briefe aus.

„Das sind ja fast nur ungarische Adressen", sagte ich erstaunt.

„Nun ja, was glauben Sie, was für eine Arbeit es war, diese Korrespondenz zu führen. Und da nun einmal Arbeit in Budapest immer noch billiger ist als in Wien, habe ich sie von meinen dortigen Mitarbeitern erledigen lassen."

Besuch bei Erika T.

Eine Adresse fiel mir auf. Sie lautete auf Erika T. in der Toskana. Allerdings lautete die Diagnose nicht Krebs, sondern Aids. Dr. David erklärte mir, man hätte bei Katzenaids eine unglaublich immunstärkende Wirkung des Tees festgestellt. Diese hätte dazu geführt, daß die die Zahl der T-Lymphozyten sich stabilisiert oder vermehrt hat und die Krankheit noch in keinem Fall ausgebrochen wäre. Auf Anfrage erhielten etliche Aids-Patienten den Tee, der bis dato generell kostenfrei abgegeben wurde.

Was soll ich sagen: Es war Herbst und auf den Hügeln der Toskana war gerade Weinlese. Also verband ich das Angenehme mit dem Notwendigen und besuchte zuallererst Erika.

Sie erzählte mir, wie sie als Ungarin nach Italien kam, um an der Rezeption eines Hotels zu arbeiten. In dieser Zeit verliebte sie sich in einen jungen Italiener, der ihr allerdings vor den ersten Intimitäten eröffnete, er sei HIV-positiv. Im Vertrauen auf die Sicherheit der Kondome wurde geheiratet.

Bald stellte sich heraus, daß das gemeinsame Vertrauen auf Kondome nicht gerechtfertigt war. Zu ihrem Entsetzen teilte der Arzt Erika eines schrecklichen Tages im Jahre 1993 mit, daß sie sich mit dem HI-Virus angesteckt habe.

„Obwohl die Krankheit durch das Schicksal meines Mannes mit der Zeit für mich einiges von ihrem Schrecken verloren hatte, war ich verzweifelt. Ich wollte nur zurück nach Budapest, um zu Hause zu sterben. Drei Tage später lag ich in den Armen meiner Mutter. Die hatte inzwischen von einem südamerikanischen Tee gehört, der an einem Bekannten, der Lungenkrebs hatte, wahre Wunder vollbracht haben sollte...

Über Umwege erhielten wir die Adresse eines Krebsberatungszentrums in Budapest. Ich nahm alle meine Ersparnisse und ging hin, um mir den Tee zu besorgen. Dort beruhigte man mich zunächst. Der Tee würde nichts kosten. Allerdings müßte ich mich an eine bestimmte Diät halten. Ich fragte, ob ich das Mittel auch für meinen Mann bekommen könnte. Man bejahte, belehrte mich aber, daß der Tee Aids sicherlich nicht heilen könne. Er könne bestenfalls den Ausbruch der Krankheit mit all ihren Konsequenzen verzögern. Ich weiß noch, wie ich fragte: ‚Um Jahre?' ‚Vielleicht', sagte man mir."

Erika fuhr also nach Italien zurück, um ihren Mann an der Teekur teilhaben zu lassen. Der hatte sich 1990 infiziert und bereits erste Beschwerden, die vielleicht den Ausbruch der Krankheit ankündigten. Seine Knie waren stark angeschwollen, und eine Grippe setzte ihm schon seit Monaten zu.

„Vielleicht sechs Wochen nach Beginn der Kur war mein Mann vollkommen beschwerdefrei. Ich habe bis jetzt noch überhaupt keine Beschwerden gehabt und wüßte nicht, daß ich krank bin, wären da nicht die Befunde."

Eines wollte ich noch einmal hören: „Was kostet denn so eine Ration Tee?"

„Nichts. Ich bekomme die Sendungen regelmäßig seit einem Jahr. Man hat mich nur gebeten, das Krebsforschungszentrum in Budapest über mein Befinden und über das Befinden meines Mannes laufend zu informieren. Und daran halte ich mich."

Mit den besten Wünschen verließ ich Erika. Aber meine Reise erschien mir in der Sache völlig unproduktiv. Was sollte ihre Schilderung schon aussagen. Wie viele HIV-Positive mag es auf der Welt geben, die fünf oder zwei Jahre nach der eigentlichen Infektion - Gott sei Dank - völlig beschwerdefrei herumlaufen.

Der anschließende Besuch bei Erikas Arzt bestätigte mir nur, daß es bei Erika keinerlei Anzeichen dafür gäbe, daß die Krankheit in unmittelbarer Zukunft voll ausbrechen werde, was aber im Hinblick auf das Infektionsdatum nichts Außergewöhnliches sei. Das gleiche gelte für ihren Mann. Die Symptome, die sich vor Monaten gezeigt hätten, könnten ganz andere Ursachen haben. Das schmerzhafte Anschwellen der Knie etwa könne die Folge von Überanstrengung sein. „Immerhin ist er Maurer, und wenn er drei Tage am Stück Schubkarren voll Zement vor sich herrollen muß, kann das die Knie arg beleidigen," sagte der Arzt. „Und unter einer hartnäckigen Grippe haben im letzten Frühjahr zigtausende Italiener zu leiden gehabt. Meine Praxis füllten sie bis weit in den Sommer."

Ich fragte den Arzt, was er von dem Tee halte und bekundete auch gleich meine Skepsis, um nicht von ihm ausgelacht zu werden. Er aber sagte:

„Unterschätzen Sie nicht die Natur, mein Lieber. Wenn Ihr Dr. David sagen würde, der Tee und/oder die Diät könnten Krebs heilen, wäre ich skeptisch. Und wenn er dann noch für eine Packung Tee auch nur 1000 Lire verlangte, würde ich ihn zunächst einmal für einen Scharlatan halten. Wenn er aber sagt, der Tee verbessert die Lebensqualität der Patienten, und für den Tee kein Entgelt verlangt, so würde ich an Ihrer Stelle einmal alles möglichst unvoreingenommen prüfen. Auch wir Toskaner haben so unsere Kräuter. Ich habe Terminalpatienten, die Tag und Nacht unter fürchterlichen Schmerzen leiden. Statt ihnen berauschende Mittel zu geben, verabreiche ich ihnen lieber eine Kräutertinktur nach Hausrezept. Sie können zumindest schlafen, ohne die Kontrolle über ihre Sinne zu verlieren.

Wissen Sie, was das für einen solchen Patienten bedeutet, schlafen zu können? Sagen Sie nicht ‚ja'. Ich sage Ihnen, Sie wissen es nicht. Ich habe das eine oder andere über Misteltee gehört. Konkret weiß ich aber nichts darüber und werde mich deshalb auch hüten, etwas zu sagen. Sie aber haben Namen und Adressen von Patienten. Na, da würde ich doch keinen Tag zögern und sie aufstöbern und fragen. Auch wenn Sie der Besuch bei Erika nicht wirklich weiter gebracht hat."

So fuhr ich zurück und weiter nach Ungarn. Dort stellte ich fest, daß viele Patienten überhaupt nichts dagegen einzuwenden hatten, mit vollem Namen und Anschrift genannt zu werden. Der Maler Josef Marcali Kiss meinte auf meine Frage:

„Schauen Sie, alle, die, so wie ich, Lymphdrüsenkrebs haben, möchten doch gerne mit einem sprechen, der auch diese Krankheit hat und den Tee einnimmt. Sollte mir jemand schreiben, werde ich gerne antworten. Sollten es mehr als 100 sein, werde ich einen Antwortbrief fotokopieren. Wenn ich damit helfen kann, tue ich das gerne. Ich glaube, Sie sollten meinen Namen und meine Anschrift nennen."

Andere Patienten wiederum wollten nicht namentlich genannt werden, weil sie hofften, wieder ins Berufsleben zurückkehren zu können und meinten, eine ernste und endgültige Diagnose könnte ihre vorzeitige Pensionierung bei (stark) gekürzten Bezügen bedeuten. Wieder andere wollten nicht, daß eine alte Mutter oder andere Verwandte auf Umwegen vom Ernst ihrer Erkrankung erfahren. Es waren die Gespräche mit Letzteren, in welchen ich das Argument „Geht nicht, ärztliche Schweigepflicht!" zu würdigen lernte. Doch zurück zu meinen Recherchen. Der nächste Name auf meiner Liste lautete:

Auguste O.,
47 Jahre alt,
Diagnose Lungenkrebs

Den mir überlassenen Unterlagen entnahm ich: Erste Vorsprache im Österreichisch-Ungarischen Krebsberatungszentrum in Budapest am 6. Juli 1995. Einnahme des Tees seit dem 8. Juli 1995. Am 25. September 1995 schrieb sie dem Beratungszentrum:

„Wie Sie wissen, nehme ich den Tee seit 8. Juli. Für mich ist er die einzige Chance, am Leben zu bleiben und mich etwas zu erholen. Ich wollte keine Strahlentherapie mehr, da meine Tumorzellen nicht darauf reagierten und mir nur fürchterlich schlecht wurde. Jetzt nehme ich außer dem Tee keine Medikamente mehr. Meine Befunde besagen, daß die Tumore im selben Stadium sind wie zu Beginn der Therapie. Ja, laut Aussage des Röntgenarztes könnten sie vielleicht sogar kleiner geworden sein. Ich bin glücklich, denn ich spüre keinerlei Nebenwirkungen der Trinkkur." Soweit ihr Brief.

Frau O. wohnt im dritten Stock eines Mietshauses, unweit des renommierten Hotel Gellert. Beim ersten Besuch am Vormittag des 12. Oktober 1995 treffe ich sie nicht an.

Da sie kein Telefon hat, hatte ich keinen Besuchstermin vereinbaren können. Doch ihre Nachbarin sagt mir, daß Frau O. wohl wie jeden Tag entlang der Donau spazierengehe. Es gehe ihr offensichtlich gut. Im Frühjahr habe sie wohl eine Erkältung gehabt, da habe sie in der Nacht oft gehustet („Durch die dünnen Wände hört man ja alles durch!"). Das habe sich aber dann gegeben. Überhaupt hätte ich Glück, daß Frau O. schon zurück sei, denn bis vor kurzem sei sie auf Besuch bei ihrer Tochter in Australien gewesen. Der Frage, ob ich ein Verwandter sei, weiche ich durch Gegenfragen aus und lasse die Nachbarin reden. Anscheinend weiß sie nichts von der schweren Krankheit der Frau O. Am Nachmittag öffnet mir Frau O. Ich überreiche ihr mehr oder weniger wortlos ein Empfehlungsschreiben des Krebsberatungszentrums, und sie bittet mich mit freundlicher Geste einzutreten.

„Ja, im Frühjahr hatte ich eine Grippe. Zuerst fürchtete ich schon, daß es mit meiner schweren Krankheit zu tun hätte. Doch der Röntgenarzt der Ambulanz, die ich regelmäßig zur Kontrolle besuche, beruhigte mich. Der Tumor sei mit Sicherheit nicht größer, sondern eher kleiner geworden als bei meiner letzten Untersuchung im Januar."

„Ja, ich nehme noch immer den Tee. Inzwischen habe ich mich an den Geschmack, den ich anfangs ziemlich abscheulich fand, einigermaßen gewöhnt. Ich hatte mich an den Gedanken, bald sterben zu müssen, schon gewöhnt, als ich das Krebsberatungszentrum im vorigen Sommer aufsuchte. Vor dem Sterben hatte ich keine Angst mehr, nur vor den Schmerzen, von denen man so viel hört. Eigentlich hatte ich an das Leben nur noch den einen Wunsch: Meine Tochter und meine zweijährige Enkelin in Australien noch einmal sehen zu dürfen."

Frau O. holt Fotos hervor: „Und im August habe ich mir diesen Wunsch erfüllt und verbrachte sechs herrliche Wochen in Melbourne. Zuerst habe ich mich ja nicht getraut. Als mir aber mein Arzt riet zu fliegen und meine Tochter geradezu bettelte, zögerte ich nicht mehr länger. Ich habe mir nur gegen eine geringe Aufzahlung die Möglichkeit offen gelassen, jederzeit zurückfliegen zu können, um nur ja nicht in Australien in ein Krankenhaus zu müssen und meiner Tochter Kosten zu verursachen. Man hört ja immer wieder, wie teuer dort ein Spitalsaufenthalt ist. Doch meine Nachbarin weiß von meiner Krankheit. Ich habe ja sonst niemanden, der mein Begräbnis organisieren würde, was sie mir versprochen hat und was mich offen gestanden sehr erleichtert."

„Meine nächste Kontrolluntersuchung ist Ende November fällig, aber ich glaube, ich habe nichts Akutes zu fürchten."

Frau O. zieht den linken Ärmel ihres Pullis hoch und verweist stolz auf ihre unter australischer Sonne gebräunten Arme:

„Sehen sie mich doch an. Jetzt lautet mein größter Wunsch wieder arbeiten zu können. Ich bin nämlich bei der Post angestellt und würde wieder in den aktiven Dienst übernommen, falls es mein Gesundheitszustand erlaubt. Nur wenn mein Krankenstand noch viel länger dauert, würde ich wohl in den vorzeitigen Ruhestand versetzt. Ich hoffe, daß es dazu nicht kommen wird."

Am 2. Dezember 1995 bekam ich einen Brief von Frau O., in dem sie mir erklärt, ihr Befund sei so gut, daß sie erst im Februar 1996 wieder zur Kontrolle zu kommen brauchte.

„Der Arzt hat mir ein glückliches Neues Jahr gewünscht und ich habe ihn gefragt: ‚Werde ich es überleben?' Er hat gemeint: ‚Wenn Sie so weitermachen, werden Sie spielend das nächste Jahrtausend erleben, Gnädige Frau'. Ich glaube, er hat sich genauso gefreut wie ich."

Paul M.,
46 Jahre alt,
Diagnose Lungenkrebs,
Metastasen in der Leber

Erste Vorsprache im Österreichisch-Ungarischen Krebsberatungszentrum am 9. April 1995. Beginn der Diät und Tee-Therapie tags darauf.

Nicht ganz einen Monat später, am 2. Mai 1995, schrieb die Ehefrau des Patienten:

„Ich kann meine Worte des Dankes für Beratung und Tee kaum ausdrücken. Er gibt meinem Mann wie auch der ganzen Familie Hoffnung, daß sein Leben auch nach der schweren Lungenoperation noch weitergehen kann. Mir wurde die Diagnose, daß mein Mann nun auch Metastasen in der Leber hat, am 1. Dezember 1994 mitgeteilt. Das Erstaunlichste für uns war, wie schnell der Tee wirkte. Vor der Trinkkur hat er vor Schmerzen geschrien. An Schlaf war für ihn und meine Familie kaum zu denken. Doch schon Tage später konnten wir die Morphindosis reduzieren. Jetzt verschreibt unser Arzt statt Injektionen nur noch Tabletten. Ich glaube, auch er denkt, daß all diese Fortschritte der Wirkung des Tees zuzuschreiben sind.

Mein Mann hatte vor Beginn der Diät und Trinkkur sehr starke Rückenschmerzen und während der Morphinkur schon

4 Kilo abgenommen. Oft hatte er tagelang keinen Stuhlgang. Das hat sich alles gebessert. Jetzt beunruhigen mich seine geschwollenen Knöchel, da ich nicht weiß, worauf dies zurückzuführen ist."

Herr M. und Familie wohnen in einem kleinen Dorf südlich von Budapest. Ich habe mein Kommen schriftlich angekündigt und wenige Tage später eine geradezu überschwenglich freundliche Einladung von Frau M. erhalten mit der Bitte, die Diagnose Krebs nur ja nicht vor ihrem Mann zu erwähnen. Bei meiner Ankunft sitzt Herr M. auf einer kleinen Bank vor seinem bescheidenen Häuschen und blinzelt in den sonnigen Altweibersommertag.

Seine Frau führt uns in die gute Stube. Sie hat eine Sachertorte gebacken. Auf der Herdplatte wartet heißer Kaffee, Herr M. greift mit fester Hand zu, wählt aber ein etwas kleineres Tortenstück. „Ich habe schon vom Teig genascht", erklärt er schmunzelnd und überläßt das Reden sodann seiner Frau: „Mein Mann ist Busfahrer. An eine Arbeitsaufnahme ist vorläufig noch nicht zu denken."

Durch das Fenster fällt der Blick auf den Gemüsegarten vor dem Haus. Tomaten reifen in gepflegten Beeten, wuchtige Kürbisse liegen auf dem lehmigen Boden und warten auf Ernte. „Die meiste Gartenarbeit hat mein Mann gemacht", erklärt Frau M. auf meinen fragenden Blick.

Herr M. geleitet mich zum Abschied das kurze Wegstück zum Wagen. „Sie sollen nicht denken, Herr Redakteur, daß ich nicht weiß, weshalb Sie gekommen sind. Zufällig habe ich nämlich einen Zettel mit einer Budapester Telefonnummer in den Sachen meiner Frau gefunden. Und dort habe ich dann von der Telefonzelle da drüben aus angerufen. Als sich das Krebsberatungszentrum meldete, wußte ich alles. Weil aber meine Frau möchte, daß ich nichts wissen soll, tue ich ihr halt den Gefallen. Sie würde mir ohnedies nur eine Szene machen. Denn nichts haßt sie so sehr, wie wenn ich in ihren Sachen herumkrame."

Im Januar 1996 schrieb mir Frau M. einen Brief und teilte mir mit, daß es ihren Mann „wirklich sehr, sehr gut geht".

Dann heißt es weiter: „Mit seinen Hoffnungen, bald wieder den Bus fahren zu können, hat er etwas zurückgesteckt. Ich glaube, schuld daran sind seine Kaninchen. Hatte er früher immer drei oder vier, so hat er jetzt eine regelrechte Zucht. Ständig ist er am Hämmern und Nageln, um neue Ställe zu zimmern...Inzwischen haben wir 46 Hasen und sie werden immer mehr. Ich sagte ihm, er soll welche verkaufen, wir könnten kaum noch das Futter bezahlen. Was ich an meinem Mann so bewundere, ist die Disziplin, mit der er die Diät einhält. Einmal sagte er: ‚Eigentlich esse ich nur noch das, was auch die Hasen bekommen. Ich weiß schon gar nicht mehr, wie Fleisch schmeckt.' Andere Sorgen haben wir momentan gottlob keine. Übrigens hat er die ganze Zeit gewußt, daß er Krebs hat. Und ich habe mich so bemüht, es vor ihm zu verbergen."

Josef Marcali Kiss,
60 Jahre alt,
Diagnose Lymphdrüsenkrebs

In den Unterlagen des Krebsberatungszentrums Budapest ist vermerkt: August 1994: Der Patient muß gefüttert werden. Er kann nicht gehen und kann seinen Namen nicht schreiben.

Dezember 1994: Beginn der Tee-Trinkkur.

Im Januar 1995 wird eine Stelle aus einem Brief von ihm zitiert: „Ich wende mich mit der Bitte an Sie, die begonnene Tee-Therapie gegen meine Krebserkrankung fortsetzen zu können. Vier Jahre lang habe ich chemotherapeutische Behandlung erhalten, erlitt aber regelmäßig Rückfälle, und die Tumore kehrten zurück. In der Zwischenzeit ist mein Organismus dermaßen geschädigt, daß ich wenig Chancen habe, eine neuerliche Spitalsbehandlung zu überleben."

März 1995: „Wesentliche Verbesserung der psychischen und physischen Befindlichkeit. Gewichtszunahme, 1 Lymphknoten totale Rückbildung, 10 Lymphknoten 50 bis 70 Prozent geschrumpft, 1 Lymphknoten 40 Prozent geschrumpft. Die physische Kraft hat sich vervielfacht, er läuft die Treppen in den ersten Stock mühelos hinauf." Und weiter im September 1995: „Dreiwöchiger Segeltörn auf dem Plattensee in ausgezeichnetem psychischem und physischem Zustand."

Erd grüßt in der hügeligen Landschaft südwestlich von Budapest von einem sanften Hang als Gartenstadt mit grünen Baumwipfeln. In der Also utca (Straße) steht das Haus des Malers Marcali Kiss. Zentraler Raum ist natürlich das Atelier. In dem erzählt er von seinem Leiden und den vergeblichen Versuchen, mit Chemotherapie dessen Herr zu werden. Als er sich schon aufgeben wollte, erfuhr seine Tochter zufällig von dem Tee, der in der Krebsberatung Budapest zu haben war. Herr Marcali Kiss war längst bereit, alles zu versuchen, wenn es nur nichts mit Chemotherapie zu tun hatte, und begann die Kur. Die Aufzeichnungen des Beratungszentrums bringt er durch Ergänzungen auf den letzten Stand: „Ich turne wieder täglich 30 Minuten. Passen Sie auf, ich werde Ihnen etwas zeigen."

Er schiebt einen Vorhang zur Seite, der die eine Wand des Ateliers zur Gänze bedeckte. Bilder mit drohenden Vögeln und ausgebreiteten schwarzen Schwingen werden sichtbar, im Raum wird es um gut 10 Grad kälter.

„So wirkte sich die psychische Belastung meiner Krankheit auf meine Bilder aus. Ich habe dies nicht bewußt gemalt. Ich habe mich nicht hingestellt und mir gesagt: ‚So, jetzt malst du schwarze Vögel.' Ich bin nur meiner Eingebung gefolgt. Und das kam dabei heraus."

Und mit einer Kehrtwendung und dem Satz „Und so male ich heute!" zeigt er stolz auf die andere Wand. Bilder mit weißen Vögeln, die sich vom Aufwind tragen lassen, werden sichtbar. Doch für mich ragt ein Bild heraus. Es zeigt nach meiner Interpretation kleine Figuren, die sich vor einem silbergrauen Bühnenvor-

Der Maler Josef Marcali Kiss: „Gebe gerne meine Erfahrungen weiter."

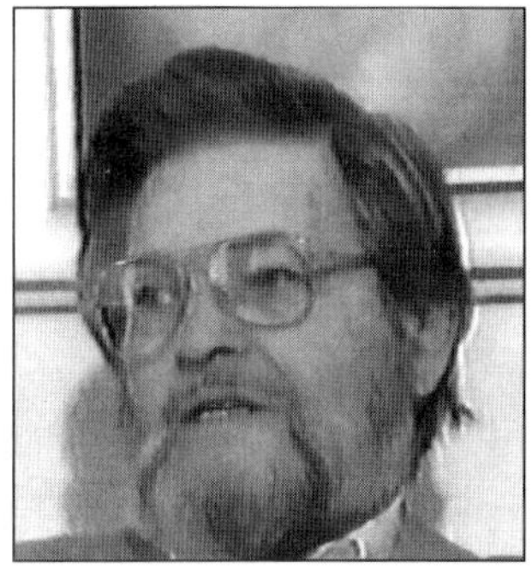

hang leicht verbeugen und dankbar einem nicht sichtbaren Publikum zulächeln. Einige Figuren könnten Clowns sein, andere strecken grazil ihre Arme empor und erinnern an Balletttänzer, die sich über den Jubel nach ihrem Auftritt freuen. Herr Marcali Kiss erscheint glücklich, wie man nur nach bestandener Prüfung des Schicksals glücklich sein kann. Das verleitet mich zu der Frage: „Wenn Sie einen Wunsch frei hätten, was würden Sie sich wünschen."

Herr Marcali Kiss wird verlegen, als ob es einen besonders verwegenen Gedanken zu gestehen gäbe:

„Also ehrlich gestanden, einen Wunsch hätte ich schon. Ich bin nämlich passionierter Segler und mein Boot ist eher klein. Wenn ich draußen auf dem Plattensee bin, ist es schon schwer, den Tee zuzubereiten. Und da denke ich mir manchmal, stell dir vor, diese natürliche Heilkraft gäbe es in Form einer Kapsel oder eines Dragees. Wie herrlich unabhängig von einer Kochstelle und beweglich man da wäre."

Inzwischen erhielt ich Kopien von Briefen von Herrn Marcali Kiss an das Krebsberatungszentrum in Budapest.

Im Januar 1996 schrieb er: ."... Meine Ernährung entwickle und modifiziere ich ständig, je nach Laborwerten und Verträglichkeit. Mein Allgemeinzustand ist gut und mein Arbeitseifer ist zufriedenstellend ... Ich habe keine Beschwerden und sehe beruhigt meiner Zukunft entgegen."

Und schließlich im März 1996: „Am 20.2. mußte ich zur ambulanten Kontrolle. Keine Symptome oder Beschwerden. Status der Lymphknoten identisch mit dem der letzten herrlichen Monate." Und aus dem Befund seines behandelnden Arztes Dr. Schneider zitiert er: „Leber um 4 cm geschrumpft, weitere Progression nicht feststellbar. Zustand stabil."

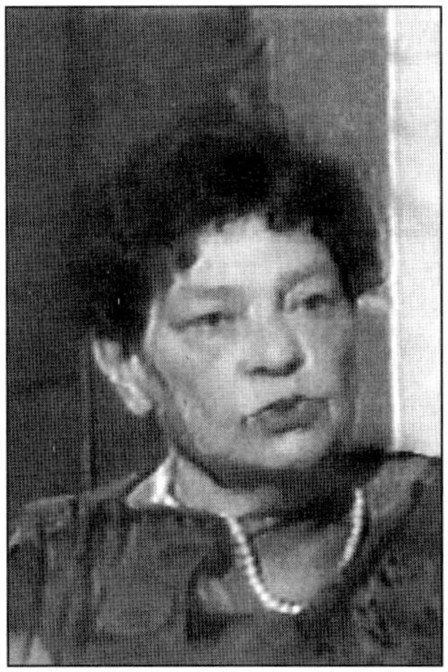

Eleméme Orban: Wette gewonnen.

Eleméme Orban,
77 Jahre alt,
wohnhaft in Budapest,
Diagnose Blasenkrebs

Mein erster Eindruck: Resolut, stolz und selbstbewußt empfängt mich Frau Orban. Wahrscheinlich verdankt sie diesen Eigenschaften, daß sie heute noch in den Cafés der Budapester Innenstadt ab und zu gegen die Diät in Verbindung mit der Teetherapie verstoßen und sogar einmal in der Woche eine Zigarette rauchen kann. Denn als ihr die Ärzte nach einer Untersuchung im August 1994 vorschlugen, einen eigroßen Tumor an der Blasenwand operativ entfernen zu lassen, sagte sie nur klipp und klar: „Kommt gar nicht in Frage."

Sie sagte es um so überzeugter, als eineinhalb Jahre vorher ihr Bruder sechs Monate nach einer solchen Operation „jämmerlich zugrundeging".

Nach dem schrecklichen Befund begann sie, sich umzuhören und stieß auf einen Tee, der sich aus zwei Pflanzen zusammensetzte. Sie trank davon regelmäßig, fühlte sich aber nach einigen Wochen eher schlechter als besser. Im Oktober 1994 gab sie schließlich dem Drängen der Ärzte nach und willigte ein, den Tumor mittels Lasertechnik Stück für Stück entfernen zu lassen. Chemo- und Radiotherapie lehnte sie jedoch weiter ab.

Im November 1994 hörte sie in Österreich vom CoD-Tee des Budapester Krebsberatungszentrums, das nur wenige Autominuten von ihrer Wohnung entfernt ist. Sie begann im November mit der Teekur und der Diät. „Schon nach vier Wochen fühlte ich mich wesentlich besser. Also schickte ich meine Tochter in das Krankenhaus, um den Ärzten dort zu sagen, ich verzichte auf jede weitere Stück-für-Stück-Operation. Meine Tochter kam mit der Nachricht zurück, mein behandelnder Arzt würde eine Wette mit einer Flasche bestem Champagner als Einsatz anbieten, daß ich in spätestens drei Monaten zur nächsten Operation erscheinen würde.

Ich nahm weiter den Tee, hielt mich an die Diät und ging nach zweieinhalb Monaten, also im Januar 1995, zur Kontrolluntersuchung. Ich fühlte mich glänzend. Vor allem als mein Arzt die halbe Klinik zusammenrief und sagte: ‚Sie hat es tatsächlich geschafft. Der Tumor ist auf dem Röntgenbild kaum noch zu sehen.' Danach trank ich den besten Champagner meines Lebens, auch wenn es in Wahrheit nur billiger ungarischer Sekt war, mit dem mein Arzt seine Wette einlöste."

In dem Briefumschlag, den ich aus dem Karton in der Klinik Dr. Davids herausgefischt hatte, fand ich eine Abschrift dieses Befundes. Auf der las sich das so: „11.1.1995, Harnbefund nicht auffällig, Blutbefund nicht auffällig, CEA-Wert auf Norm zurückgegangen, vom Tumor eine Narbe an der Blasenwand zystoskopisch feststellbar." Die Abschrift eines weiteren Befundes vom 12. Mai 1995 las sich wie eine Abschrift des vorangegangenen, allerdings mit dem Nachsatz: „Psychischer und physischer Zustand ausgezeichnet."

Ich fragte Frau Orban noch, wie ihr der Tee schmecke. „Weißwein, selbst schlechter, schmeckt besser", feixte sie nur.

„Und die Diät?"

„Eine Zigarette gönne ich mir ab und zu, aber sonst bin ich brav."

Die Operationsschwester

Die nächste Etappe führte mich zu einer 79jährigen Dame etwas außerhalb von Budapest. Ihre Diagnose lautete Bauchspeicheldrüsenkrebs. Sie bat mich, ihren Namen nicht zu nennen, weil sie doch nicht imstande wäre, Korrespondenz zu führen.

Von Beruf war sie Operationsschwester. Der Chirurg hatte ihr vor der Entfernung der Bauchspeicheldrüse im Januar 1995 gesagt, daß nur zwei von zehn Patienten den schweren Eingriff überleben würden. Mit der Teekur begann sie einen Monat nach der Operation, eine Chemotherapie schien angesichts des hohen Alters der Patientin nicht angebracht.

Im Mai 1995 hatte sie sich soweit erholt, daß sie ihrer sommerlichen Lieblingsbeschäftigung nachgehen konnte.

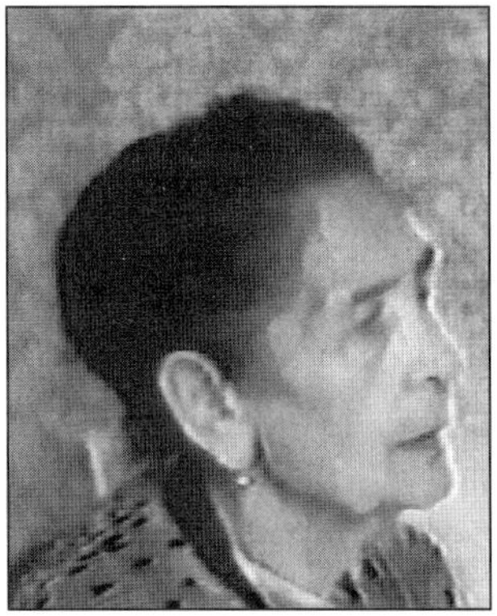

Schwester Elisabeth, 79: Verbesserte Immunantwort des Körpers.

Stolz zeigte sie mir lange Regale mit eingelegten Erdbeeren, Rhabarber, Kirschen, Pfirsichen, Aprikosen und Gurken. In der Ecke ihres Kellers stand ein Faß, randvoll mit gärendem Sauerkraut.

„Das meiste ist natürlich für meine Familie", sagte sie stolz. „Aber wenn mein Zustand so bleibt, wie er ist, möchte ich schon im nächsten Jahr davon essen."

An einem Sonntag im April 1996 besuchte ich sie wieder, weil ich sowieso in Budapest zu tun hatte. Sie war gerade von einem Kirchgang mit Sohn und Schwiegertochter zurückgekommen und unterschied sich durch nichts von den anderen Frauen ihres Alters, die den Platz vor der Kirche bevölkerten, außer daß sie vielleicht etwas aufrechter ging als die Bäuerinnen. Der Sohn bestätigte, daß es seiner Mutter ausgezeichnet gehe. Eine Gallenblasenoperation vor fünf Jahren hätte sie lange nicht so gut überstanden.

Als ich mich verabschieden wollte, führte mich die Frau in den Keller. „Mein Obst. Erinnern Sie sich noch? Da, nehmen Sie ein Glas mit Aprikosen, ich habe noch genug auf Vorrat und erwarte eine gute Ernte in diesem Jahr."

Zu diesem Zeitpunkt zweifelte ich schon längst nicht mehr an den verblüffenden Erfolgen der Therapie mit dem Tee aus dem Regenwald, zumal mir gleich nach der Rückkehr von meinen Recherchen Dr. David ein Gutachten unter die Nase hielt, in dem es heißt:

„Aus den Ergebnissen der Untersuchungen geht eindeutig hervor, daß die Applikation des CoD-Pflanzenextraktes eine deutliche Steigerung aller gemessenen Parameter bewirkte. Daraus läßt sich ein benefizieller in vivo Effekt auf die Granulozytenfunktion und damit auf eine verbesserte Immunantwort des Körpers schließen ..."

Unterschrieben war das Schriftstück von keinem Geringeren als Professor DDr. A. Georgopoulos, Allgemeines Krankenhaus der Stadt Wien, Abteilung für Infektionen und Chemotherapie, experimentelle und klinische Mikrobiologie. Das Schriftstück beeindruckte mich. Nicht so sehr wegen des Ranges und der vielen wissenschaftlichen Auszeichnungen des Professors. Was den Journalisten in mir überzeugte, war die Tatsache, daß ein Chemotherapeut dem Tee (und damit der ungeliebten Konkurrenz unserer Schulmedizin) nichts Schlechtes, ja sogar Gutes nachsagte.

An sich hätte ich meine Recherchen damit beenden können. Doch da Dr. David den Namen des Spezialisten Judah Folkman erwähnt hatte, beschloß ich, ihn aufzusuchen, um zum Phänomen der offensichtlichen Wirkung des Tees das Warum erklärt zu bekommen.

Bei Professor Folkman

Es war nicht einfach, einen Termin bei ihm zu bekommen. Von seiner Sekretärin wurde mir nur immer wieder mitgeteilt, der Professor wolle nicht gestört werden. Schließlich erhielt ich über den Bekannten eines Bekannten die private Fax-Nummer des Wissen-

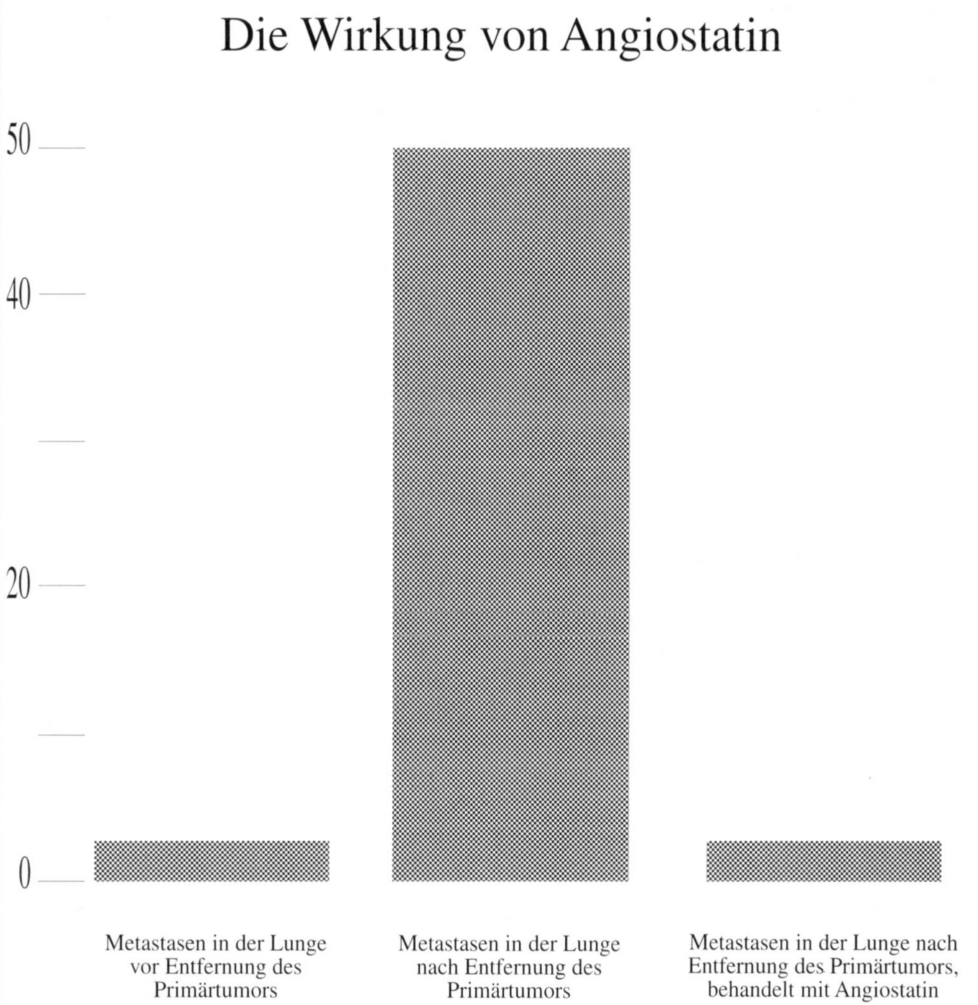

Bei dem Versuch wurde Mäusen ein Lungentumor implantiert. Nach Entfernung dieses Tumors verendeten die unbehandelten Tiere in einem Zeitraum von etwa 6 Wochen und es wurde das grafisch dargestellte Wuchern von Metastasen an der Lungenoberfläche festgestellt. Die mit Angiostatin behandelten Mäuse wirkten zu diesem Zeitpunkt völlig gesund. Sie wurden getötet und seziert. Zahl und Größe der Metastasen hatten sich nach Entfernung des Primärtumors nicht vermehrt.

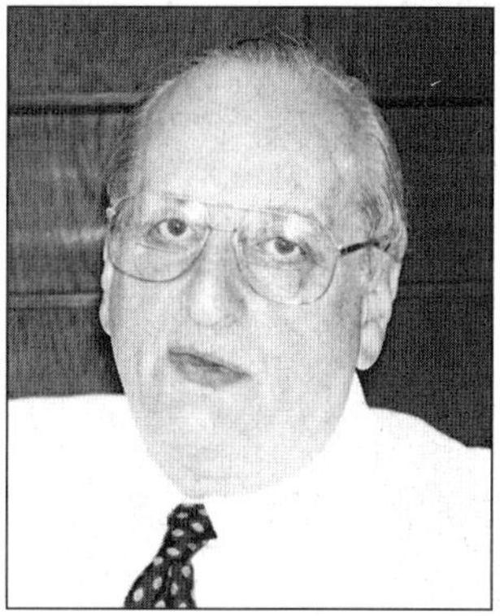

Prof. Judah Folkman: Er hat bewiesen, daß Primärtumore und Metastasen auf komplizierte Weise miteinander kommunizieren.

schaftlers. Das Schreiben an ihn war Schwerarbeit, jedes Wort überlegte ich zweimal. Ich wollte ihn mit der Schilderung der Wirkung des Tees einerseits neugierig machen, andererseits wollte ich nicht den Eindruck eines Spinners erwecken, der auf einen Scharlatan hereingefallen ist. Nach drei Wochen erhielt ich endlich Antwort. Er habe am 9. Juli 1996 von 9 Uhr bis 10 Uhr 30 für mich Zeit.

Der Wissenschaftler hörte mir lange zu und erklärte schließlich:

„Nehmen wir einmal an, der Tee wirkt in der von Ihnen beschriebenen Weise. Dann kann Ihnen dennoch ohne genaue Untersuchungen niemand sagen, warum er so wirkt. Sicher ist: Es gibt Stoffe in der Natur, die Metastasen in Schach halten und ihr Auswuchern zum Tumor unterbinden. Mit dem Angiostatin habe ich vor Jahren einen solchen Stoff entdeckt. Ich habe aber inzwischen 13 weitere Proteine isolieren können, die flankierend zum Angiostatin wirken. Und wer weiß, in der Natur kann es 100 oder 200 weitere geben. Sie können in Pflanzen vorkommen oder im Körper von Säugetier und Mensch produziert werden. Das ist eine lange Suche."

Ich fragte: „Angiostatin wird also vom Primärtumor erzeugt, um die Metastasen in Schach zu halten. Habe ich das richtig verstanden?"

„Das ist richtig, ja."

„Heißt das, daß sie mit einem Bluttest feststellen könnten, ob irgendwo in meinem Körper ein Primärtumor aktiv ist, von dessen Existenz ich noch nichts spüre?"

Der Professor freute sich: „Ihre Frage gefällt mir. An sich wäre das schon möglich, aber Sie würden den Test nicht überleben. Ich brauchte nämlich zehn Liter Blut, um mit Sicherheit sagen zu können: ‚Sie haben keinen Tumor'. Bei einer geringeren Blutmenge würde die Absenz von Angiostatin noch nichts beweisen. Ich bin aber überzeugt, daß in 20 Jahren die Krebs-Früherkennung technisch so gemacht werden wird. Wahrscheinlich werden wir dann so weit sein, daß wir mit einigen Kubikmillimetern Blut eine sichere Diagnose abgeben können. Denken Sie nur daran, wie kompliziert früher Blutzuckertests, Schwangerschaftstests oder ähnliches waren und wie lange man brauchte, um sie auszuwerten. Heute geht das in Sekunden. So wird das in naher Zukunft auch bei der Krebs-Früherkennung sein, die ja für die Heilung ganz wesentlich, wenn nicht allesentscheidend ist."

Natürlich unterhielt ich mich mit Professor Folkman ausführlich darüber, daß es mir als Laiem absurd erscheine, daß das Angiostatin noch nicht als Medikament eingesetzt werden darf. Die Zulassung eines Mittels als Medikament habe eben ihre gesetzlichen Hürden. Der Professor schien sich - nicht ohne Widerwillen - damit abzufinden. Ich will seine Ansichten zu den Konsequenzen dieses Hürdenlaufes hier nicht wiederholen, das Gespräch hatte an diesem Punkt längst vertraulichen Charakter angenommen.

Der Tee in der Anwendung

Als Werner Stanzl aus Budapest zurückkam, war er nicht nur von der Wirkung des Tees überzeugt. Vielmehr beobachtete ich, daß er plötzlich ein schlechtes Gewissen wegen seines übermäßigen Rauchens hatte und versuchte, seinen Zigarettenkonsum zu reduzieren. Spürte er irgendein Stechen in der Lunge, erkundigte er sich nach den Überlebenschancen bei Lungenkrebs. Und wenn ihm nach reichlicher Mahlzeit der Magen eng wurde, verlagerte sich sein Interesse auf Magenkrebs.

„Ich weiß", sagte er. „Alles nur Einbildung. Ich habe einmal gemeinsam mit einem Kollegen unter erheblichem Zeitdruck an einer großen Serie über Geschlechtskrankheiten gearbeitet. Wir konzentrierten uns derart auf unsere Arbeit, daß wir uns der Reihe nach die ganze Klaviatur dieser Krankheiten einbildeten. Sie wissen ja, wer von Flöhen spricht, der muß sich kratzen."

Ich erwähne das hier, weil Stanzl damit die Frage nach einer vorbeugenden Wirkung des Tees aufwarf. Zu diesem Zeitpunkt war ich so sehr mit meinen Forschungen beschäftigt, daß ich daran zwar gedacht hatte, mich aber nicht wirklich mit dem Thema auseinandersetzte. Ich konnte zu Stanzl nur sagen: „Gesunde Indianer nehmen den Tee auch. Er gilt ihnen als tägliche Medizin. Ich weiß nicht, ob er bei Gesunden die Bildung eines Tumors verhindert. Es würde wohl mehrere Generationen brauchen, um dies empirisch festzustellen. Ich weiß auch nicht, ob sich trotz Vorbeugung nicht doch Karzinome bilden und ob dann nicht die positive Wirkung der Heilpflanzen des CoD-Tees ausbleibt, sich sozusagen abgenützt hat. Ich weiß nur eines: Halten Sie sich an die vorgeschriebene Diät. Damit leben Sie gesund und die Wahrscheinlichkeit, daß Sie an Krebs erkranken, nimmt ab. Was Sie essen und wie Sie leben, beeinflußt das Risiko vermutlich genauso, wie ein bestimmtes Konsumverhalten und eine bestimmte Lebensführung den Risikofaktor eines Herzinfarkts erhöht oder vermindert."

Wir sehen aus den Berichten der Weltgesundheitsorganisation, daß in Ländern mit geringer Herztodfrequenz häufig auch die Krebsrate niedrig ist. Ich nenne hier Japan und China als Beispiel. Auf der anderen Seite könnte ich die USA, Deutschland oder Ungarn anführen, wo die Herztodrate im internationalen Vergleich ebenso negativ auffällt, wie die Zahl derer, die jährlich an Krebs sterben.

Es liegt also auf der Hand: Wer seine Eßgewohnheiten auf die vorgeschlagene

Niederschmetternder Befund: Dieser Untersuchungsbericht der Patientin Karoline N., deren Krankengeschichte wir auf Seite 97/98 beschrieben haben, zeigte eine deutliche Verschlechterung ihres Zustands. Bei der nächsten Untersuchung - acht Wochen nach Beginn der CoD-Teekur - hatte der Tumor sich bereits deutlich verkleinert (CT-Nachweis) .

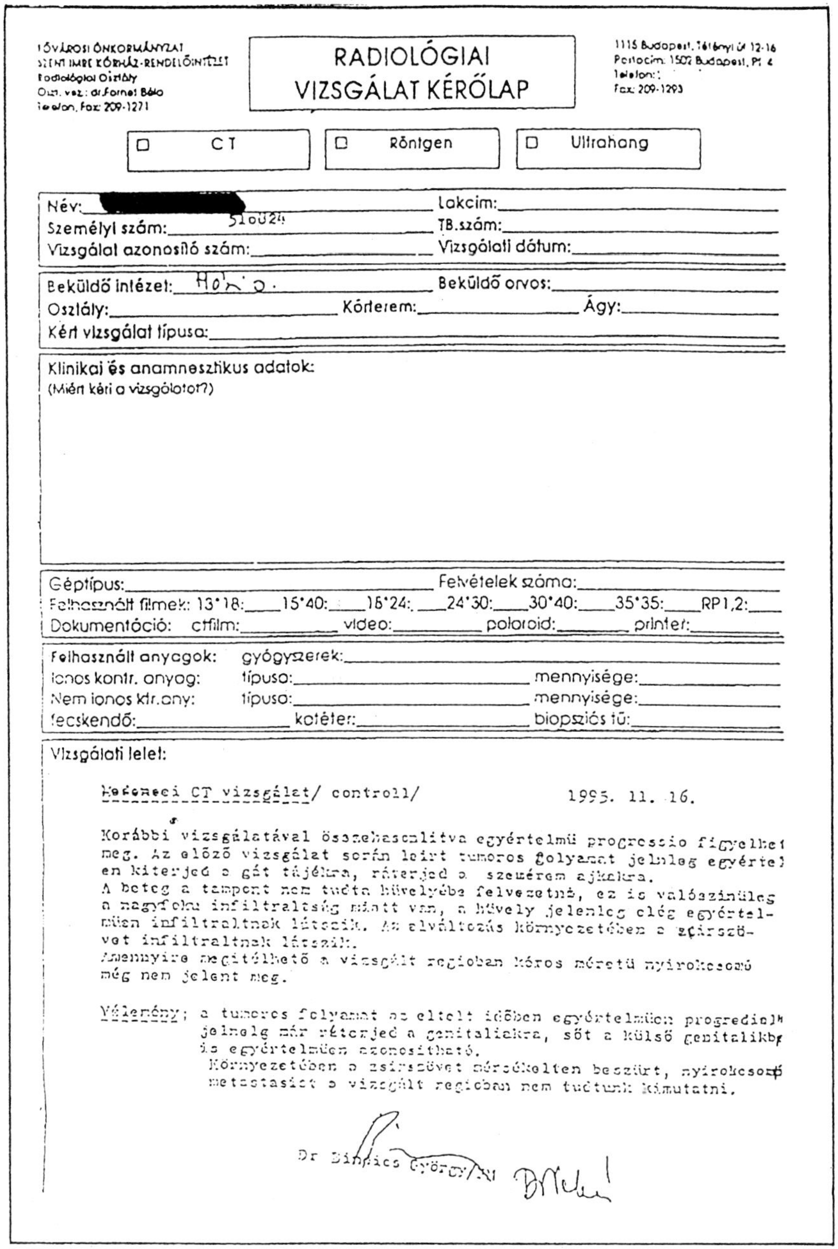

FŐVÁROSI ÖNKORMÁNYZAT
SZENT IMRE KÓRHÁZ-RENDELŐINTÉZET
Radiológiai Osztály
Oszt. vez.: dr. Fornet Béla
Telefon, Fax: 209-1271

RADIOLÓGIAI VIZSGÁLAT KÉRŐLAP

1115 Budapest, Tétényi út 12-16
Postacím: 1507 Budapest, Pf. 4
Telefon:
Fax: 209-1293

☐ CT ☐ Röntgen ☐ Ultrahang

Név: [redacted] Lakcím:
Személyi szám: 510024 TB.szám:
Vizsgálat azonosító szám: Vizsgálati dátum:

Beküldő intézet: Hólo. Beküldő orvos:
Osztály: Kórterem: Ágy:
Kért vizsgálat típusa:

Klinikai és anamnesztikus adatok:
(Miért kéri a vizsgálatot?)

Géptípus: Felvételek száma:
Felhasznált filmek: 13*18: 15*40: 18*24: 24*30: 30*40: 35*35: RP1,2:
Dokumentáció: ctfilm: video: polaroid: printer:

Felhasznált anyagok: gyógyszerek:
Ionos kontr. anyag: típusa: mennyisége:
Nem ionos ktr.any: típusa: mennyisége:
fecskendő: katéter: biopsziós tű:

Vizsgálati lelet:

Kismedencei CT vizsgálat/ controll/ 1995. 11. 16.

Korábbi vizsgálatával összehasonlítva egyértelmü progressio figyelhet meg. Az előző vizsgálat során leirt tumoros folyamat jelnleg egyértelen kiterjed a gát tájékra, ráterjed a szemérem ajkakra.
A beteg a tampont nem tudta hüvelyébe felvezetnö, ez is valószinüleg a nagyfoku infiltraltság miatt van, a hüvely jelenleg elég egyértelmüen infiltraltnak látszik. Az elváltozás környezetében a zsirszövet infiltraltnak látszik.
Amennyire megitélhető a vizsgált regioban kóros méretü nyirokcsomó még nem jelent meg.

Vélemény; a tumoros folyamat az eltelt időben egyértelmüen progrediált jelnelg már ráterjed a genitaliakra, sőt a külső genitalikba is egyértelmüen azonositható.
Környezetében a zsirszövet mérsékelten beszürt, nyirokcsomó metastasist a vizsgált regioban nem tudtunk kimutatni.

Dr Bindics György/Sz

Diät abstimmt, punktet auf der Liste der Risikofaktoren gleich zweimal, einmal reduziert er den Risikofaktor Herzinfarkt, zum anderen den Risikofaktor Krebs. Die Wunderdroge, die bei ungesunder Lebensführung gesund erhält, die also den Folgen dieser Lebensführung vorbeugt und diese verhindert, kann es nach meiner Überzeugung nie geben. Sie würde Naturgesetze aufheben, und wir stellen gerade in unserem Zeitalter mit beeindruckender Nachhaltigkeit fest: Sie lassen sich nicht aufheben.

Im folgenden finden Sie einige Beispiele, was Terminalpatienten uns von ihren subjektiven Erfahrungen nach Einnahme des CoD-Tees berichten. Es sind wenige Zuschriften aus vielen Hunderten.

Ich wollte sie ursprünglich nicht in dieses Buch aufnehmen, denn meist sind die Briefe nur als ein ehrliches Dankeschön oder als Ventil tief empfundener Erleichterung gemeint und so zu verstehen. Doch der Journalist Werner Stanzl war wieder am Werk. Er meinte:

„Ein Leser, der Lungenkrebs hat, möchte doch sehr wahrscheinlich mit jemandem korrespondieren, der auch Lungenkrebs und schon erste Erfahrungen mit der Diät und mit der Teekur hat. Ich glaube, viele Patienten wären bereit, ihre Erfahrungen weiterzugeben."

Sein Argument hat mich nicht restlos überzeugt, aber es hat etwas für sich, weil so Betroffene mit Betroffenen Kontakt aufnehmen können. Mein Wiener Labor für Zellkulturforschung wird Zuschriften gerne an die Adressaten weiterleiten.

Patienten, die ihre Erfahrungen an Leser weitergeben möchten

Die Zitate sind alle aus Briefen von Patienten oder Angehörigen an das Krebsberatungszentrum Budapest. Daher wird dies nicht jedesmal im einzelnen erwähnt.

Frau Dr. Irene A.
geboren 1942
Diagnose: Brustkrebs

Sie schreibt dem Krebsberatungszentrum Budapest im Februar 1996: „Seit dem 23.11.1995 trinke ich den CoD-Tee nach Ihren Anleitungen. Mein Allgemeinzustand hat sich wesentlich gebessert. Der Tee wirkt appetitanregend. Er hat die Lymphödeme verkleinert. Sie sind jetzt leichter ausmassierbar. Froh bin ich, daß der Ausschlag und der Juckreiz zurückgegangen sind..."

Herr László A.
geboren 1953
Diagnose: Lungentumor

Es berichtet seine Frau im Januar 1996: „Seitdem mein Mann den Tee trinkt, fühlt er sich wohler, ist kräftiger und bei gutem Appetit. Der Tee wirkt auf seinen Körper regenerierend und ausgleichend...".

Frau Stefanie B.
geboren 1941
Diagnose: Brustkrebs

Sie schreibt im Januar 1996: „... Seit November trinke ich den - meiner Meinung nach hervorragenden - CoD-Kräutertee. Seitdem bessert sich mein Zustand zusehends… mein Appetit ist besser und ich habe wieder mehr Energie…

Im Herbst noch mußte ich gestützt werden, heute erledige ich wieder alle meine Sachen selbst…

Meine gesunde Gesichtsfarbe ist wieder zurückgekehrt. Ich denke, daß ich all die positiven Veränderungen großteils dem Regenwaldtee zuschreiben kann…"

Herr Karl B.
geboren 1925
Diagnose: Lebertumor

Es berichtet seine Frau im Oktober 1995: „Mein Mann trinkt den Tee schon 2 Wochen und es geht ihm besser. Vor Beginn der Teekur war er noch bettlägerig… Seit er den Tee trinkt, ist sein Appetit zurückgekommen. Seine Stimmung ist viel besser. …"

Herr Dr. Béla C.
geboren 1926
Diagnose: Lebermetastasen

Er schreibt im November 1995: „Nach meiner schweren Operation trank ich monatelang den CoD-Tee. … Ich habe sehr positive Erfahrungen damit gemacht.

Februar 1996: „Vielen Dank für Ihren Tee. Mein Zustand und mein Arbeitseifer sind seit Monaten unverändert gut. Auch mein Gewicht bleibt konstant, ich nehme also nicht mehr ab. Die Lebenskosten haben sich durch die Diät kaum erhöht. Da habe ich mir umsonst Sorgen gemacht. "

Herr Johann C.
geboren 1967
Diagnose: Gehirntumor

Er scheibt im Oktober 1995: „… Danke für alles, was Sie bisher für mich getan haben. Der Regenwaldtee hat sehr viel zu meiner Heilung beigetragen."

Herr Imre D.
geboren 1946
Diagnose: Lungenkrebs

Er schreibt im März 1996: „Ich danke Ihnen für die Möglichkeit, daß Sie mir im Kampf gegen meine fürchterliche Krankheit helfen, denn gerade hier in der Provinz kümmert sich keiner um uns Krebskranke… Seit dem 31. Januar trinke ich den Regenwald-Tee. Seit dieser Zeit sind mein Allgemeinzustand und meine Laune besser, ich habe wieder Kraft zum Arbeiten, kann mich frei bewegen, radfahren und spazierengehen. Ich schlafe viel besser und habe auch besseren Appetit. Ich versuche, Ihre Ratschläge zur Ernährung einzuhalten. Ihre Diätvorschläge geben mir die Gewißheit, daß ich mich jetzt richtig ernähre."

Herr Enzo D.
geboren 1942
Diagnose: Leukämie

„… Ich trinke den Regenwald-Tee seit Herbst 1994. Nach meiner letzten Chemotherapie hat sich mein Zustand wesentlich verbessert. Ich habe mein gewohntes Körpergewicht wiedererlangt und fühle mich gut. Das Diätessen schmeckt…"

Herr Iván D.
geboren 1933
Diagnose: Lungenkrebs

Er schreibt im Januar 1996: „Als letzten Strohhalm und in der Hoffnung, noch länger im Kreise meiner Lieben verweilen zu können, nehme ich Ihre heilende Tätigkeit in Anspruch. Für Ihre bisherige Hilfe danke ich und bitte um Gottes Segen, daß Sie Ihren Kampf im Interesse der Heilung tumorkranker Patienten bei guter persönlicher Gesundheit weiterführen können. Ich will gesund werden, bitte, helfen Sie mir dabei."

Frau Auguste E.
geboren 1934
Diagnose: Brustkrebs

Sie schreibt: „… Was Sie für die kranken Menschen getan haben, ist enorm. Leider sind von uns schon einige gegangen, welche mit mir operiert wurden. Diese hat aber das Wunder Regenwald-Tee nie erreicht. Ich bin Ihnen sehr dankbar, daß ich daran teilhaben darf. …"

Herr Béla F.
geboren 1951
Diagnose: Lungenkrebs

Er schreibt im Dezember 1995: „… Bei meiner letzten Kontrolluntersuchung waren die Vergleichswerte mit vorangegangenen Untersuchungen unverändert und es war kein Wachstum des Geschwürs feststellbar. Bei Patienten, welche mit mir gleichzeitig behandelt worden waren, wurde hingegen bei der Kontrolle ein Wachstum des Tumors und eine allgemeine Verschlechterung des Zustandes festgestellt. Ich habe ihnen Ihre Adresse gegeben und hoffe, daß auch sie den Tee kostenlos erhalten können."

Frau Johanna F.
geboren 1939
Diagnose: Brustkrebs

Sie schreibt im Februar 1996: „… Seit ich den Tee trinke (Juni 1995), fühle ich mich physisch stark und meine Stimmung ist gut. Ich fühle, daß mir der Tee hilft. Vielen Dank dem Herrn Professor, der es mir ermöglicht hat, mich so wohl zu fühlen. Mit Hilfe Ihres Tees konnte der Heilungsprozess beginnen."

12. März 1996: „… Vielen herzlichen Dank, Herr Professor, der Sie es mir ermöglichen, den Regenwald-Tee zu trinken. Ich bemühe mich, Ihre Ratschläge betreffend der Ernährung einzuhalten. … Meine Befunde sind gut, mein Allgemeinzustand besser, ich fühle mich viel stärker."

Herr Stefan F.
geboren 1958
Diagnose: Hodenkrebs

Er schreibt im Februar 1996: „Nach einmonatigem Teekonsum fühle ich, daß sich mein Organismus eher regeneriert hat als ohne Tees im gleichen Zeitraum. … Meine Laune ist besser und ich fühle mich kräftiger."

Herr Paul F.
geboren 1947
Diagnose: Lungenkrebs

Er schreibt im Dezember 1995: „… Ich trinke den Tee schon seit 2 Monaten.

Seit ich ihn trinke, hat sich mein physischer Zustand stark verbessert. Ich bin nicht müde, ich brauche meine Nachmittagspausen nicht mehr einzuhalten. Es war mein Glück, daß mein Hausarzt zufällig von Ihrem Regenwaldtee gehört hatte und mich darauf verwies. Jetzt freut er sich mit mir über meine Fortschritte."

Frau Leopoldine G.
geboren 1932
Diagnose: Brustkrebs

Sie schreibt im März 1995: „Schon kurz nach der ersten Tee-Einnahme haben sich meine Erstickungsanfälle verringert. Tagsüber fühle ich mich gut, mein Appetit ist blendend, ich schlafe ruhig... Der Tee hat bisher eine sehr positive Wirkung auf mich gehabt. Es macht mir große Freude, auf meine Enkelkinder aufpassen zu können. Die lieben Kleinen freuen sich so. Sie haben großen Anteil an meinem Leiden genommen...."

Herr Bruno G.
geboren 1935
Diagnose: Lymphatische Leukämie

Er schreibt im Februar 1996: „Ich möchte Ihnen hiermit meine größte Hochachtung und unendliche Dankbarkeit zum Ausdruck bringen, daß Sie es mir ermöglicht haben, die von Ihnen angeratenen Tees konsumieren zu können. Als ich vor einem Jahr von dem Regenwaldtee gehört hatte, war ich in einem sehr heruntergekommenen Zustand. Aufgrund meiner Befunde haben Sie mit Ihren Mitarbeitern ein Programm für mich zusammengestellt. Seitdem trinke ich den Tee streng nach Ihren Vorschlägen. ... Aus den bisherigen Befunden ist eindeutig ersichtlich, daß meine Werte - ebenso wie mein Allgemeinzustand - besser sind. Bitte haben Sie im Interesse von uns Kranken weiterhin die Ausdauer für den „Kampf", der noch auf Sie wartet. Ich wünsche Ihnen in Ihrer Arbeit weiterhin viel Erfolg."

Frau Franziska G.
geboren 1931
Diagnose: Brustkrebs

Sie schreibt im März 1996: „Ich bin seit dem 10. Januar dieses Jahres Mitglied im CoD-phytotherapeutischen Lebens- und Ernährungssystem. Ich kann Ihnen glücklich mitteilen, daß ich beschwerdefrei bin. Manchmal denke ich, es fehlt mir gar nichts. Meine Lebenslust ist wieder da. Bisher habe ich das Ganze nur zur Beruhigung meiner Famile gemacht und weil mein Hausarzt und meine Kinder meinten, ich sollte es doch versuchen. Aber mittlerweile fühle ich selbst, daß ich gesund werde und meine Krankheit nur ein böser Traum war. Ihre, sich seelisch und körperlich immer stärker fühlende Patientin ..."

Frau Dr. Ilona G.
geboren 1933
Diagnose: Lymphdrüsenkrebs

Sie schreibt im März 1996: „Seit dem 16. Januar trinke ich den Regenwaldtee und die dazugehörigen Lösungen. Ich fühle mich herrlich... Meine Belastbarkeit ist ausgezeichnet, mein Allgemeinbefinden gut. Einfache Krankheiten wie Schnupfen oder Grippe verschonen mich, obwohl ich nach der zytostatischen Behandlung nur mehr über ein „halbes" Immunsystem verfüge, tropft meine Nase nicht einmal..."

Frau Irene H.
geboren 1930
Diagnose: Brustkrebs

Es schreibt ihre Tochter im Januar 1996: „Meine Mutter hat vor einem Jahr mit dem Teetrinken begonnen. Seitdem ist sie bei gutem Appetit, sie hat 2 Kilo zugenommen, ihre Laune ist gut... Vielen Dank für Ihre bisherige Hilfe. Wir haben Vertrauen in die Wirkung der Heiltees, das beweisen uns auch die bisherigen Resultate... Wir bitten Sie, uns auch weiterhin den Regenwaldtee zur Verfügung zu stellen. ..."

Es schreibt die Patientin im März 1996: „Mein Blutbefund ist gut, ich bin ruhig und nicht mehr nervös. ... Mich stört es nicht, daß ich keine Brust mehr habe. Ich lebe, als wäre nichts passiert. Ich habe immer das Gefühl gehabt, ich muß gesund werden, darf nicht die Hoffnung aufgeben. ... Mein Blutdruck hat sich normalisiert, mein Appetit ist gut..."

Frau Andrea J.
geboren 1948
Diagnose: Brustkrebs

Sie schreibt im März 1995: „Seit Januar trinke ich den Tee. Meine Erfahrungen damit sind sehr gut... Seit ich den Tee nehme, ist mein Allgemeinzustand viel besser und meine Schmerzen sind etwas gelindert... Ich glaube an den Tee, er hat mir schon 2 Monate gut getan, meine Befunde sind auch besser, der Arzt hat das bestätigt."

Frau Josefine K.
geboren 1945
Diagnose: Brustkrebs

Sie schreibt am 12. März 1996: „Seit 1. Dezember 1995 trinke ich regelmäßig den Regenwaldtee. Die Krankheit hatte mich unerwartet ereilt, da ich vorher nie krank gewesen war. Nach der Operation befand ich mich am Rande einer schweren Depression. Aber jetzt sind meine Befunde wieder gut und ich fühle, daß ich mich nicht aufgeben darf. Es war eine sehr schwere Zeit, aber nun beginne ich bereits, meine Krankheit zu vergessen. Das alles verdanke ich dem Regenwaldtee, denn seitdem ich ihn trinke und die Diät befolge, fühle ich mich wieder wie auf einem sicheren Fundament."

Frau Josefine K.
geboren 1942
Diagnose: Lungenkrebs

Ihr Ehemann schreibt im Januar 1996: „ Meine Frau glaubt an die heilende Wirkung des Tees und er hilft ihr auch... Die Nachwirkungen der Infusions-Chemotherapie sind Dank des regelmäßigen Teekonsums leichter zu ertragen..."

Frau Karoline K.
geboren 1925
Diagnose: Lungen- und Brustkrebs

Es schreibt die Tochter im Januar

1995: „Ich glaube, der Tee hilft meiner Mutter sehr, im Krankenhaus wäre sie schon längst gestorben… Die Ärzte sagten seinerzeit, es habe keinen Sinn mehr, zu hoffen und an ein Wunder zu glauben. Ich sehe aber, daß das nicht der Fall ist. Ihr Allgemeinzustand ist besser, das Ödem am Fuß hat sich um ca. 4 cm zurückgebildet und ihr Appetit ist viel besser…“

Frau Sandra K.
geboren 1943
Diagnose: Darmkrebs

Sie schreibt im Dezember 1995: „Sie glauben gar nicht, wie mir der Tee gut tut. Seitdem ich ihn trinke, fühle ich mich ruhiger, habe ein gutes Gefühl und bin sicherer. Ich fühle, daß mich der Tee beschützt. Ich denke nicht mehr an die großen Probleme (Tod meines Gatten, 8 operative Eingriffe, Gebärmutter-Entfernung, etc.), ich erwähne sie nicht einmal… Ich trinke den Tee mit Freude…“

Im März 1996: „… Herzlichen Danke dafür, daß ich Ihren Tee kostenlos trinken darf. Ihnen, Herr Doktor, kann ich es verdanken, daß ich mich so wohl fühle… Es ist ein gutes Gefühl zu wissen, daß mich der Regenwaldtee vor jedem Übel schützt… Meine Angt ist geschwunden, ich bin ruhiger geworden.“

Herr Karl L.
geboren 1927
Diagnose: Nierenkrebs, TBC

Es schreibt seine Tochter im Januar 1996:„Einen Monat nach Beginn der Einnahme des Tees wurde der Zustand meines Vaters sichtlich besser. Er geht jetzt wieder spazieren, plauscht und ist interessiert. … Zusammenfassend kann man sagen, daß die Besserung eindeutig ist...“

Er schreibt im März 1996: „… Ich teile Ihnen höflich mit, daß ich, seitdem ich die Teemischung regelmäßig trinke, fieberfrei bin. Mein Allgemeinzustand bessert sich ständig, das Essen schmeckt mir, die Diät tut mir gut. Ich habe bereits 3 Kilo zugenommen… Danke für Ihre Hilfsbereitschaft und daß Sie mit Ihrem Regenwaldtee zu meiner Heilung beitragen.“

Frau Ida L.
geboren 1958
Diagnose: Enzephalitis

Sie berichtet in ihrem Schreiben im Juni 1995: „… Seitdem ich den Tee trinke, ist mein Gesundheitszustand wesentlich besser. Dank der von Ihnen ausgearbeiteten Diät und des wunderbaren Tees fühle ich mich tausendmal besser. Es ist eindeutig, daß der Heilungsprozeß begonnen hat. In diesem Jahr sind auch meine allergischen Symptome nicht aufgetreten…“

Frau Agnes M.
geboren 1941
Diagnose: Nieren- und Lungenkrebs

Sie schreibt Ende 1995: „… Der Wirkung des Tees folgen ein besserer Allgemeinzustand und eine Rückkehr der früheren, gesunden Hautfarbe. Auch mein Appetit besserte sich…Ich habe sogar 3 Kilo zugenommen…“

Frau Rosa M.
geboren 1917
Diagnose: Knochenkrebs

Sie schreibt im September 1995: „... Seit ich den Tee trinke, fühle ich mich von Tag zu Tag stärker. Die schmerzstillenden Medikamente habe ich auch stark reduziert... Ich schlafe sehr gut... Vielen Dank für Ihre kostenlose Hilfe..."

Im April 1996: „... Ich bemühe mich, mich nach Ihren Vorschlägen zu ernähren und meide hauptsächlich die verbotenen Speisen... Ihnen und Ihren Heiltees kann ich es verdanken, daß ich keine Schmerzen mehr habe so wie früher, obwohl ich die schmerzstillenden Mittel auf ein Minimum reduziert habe... Wenn mir Dinge gelingen, zu denen ich jetzt fähig bin, dann ist das den Tees und ihrer Wirkung zu verdanken..."

Frau Eugenie N.
geboren 1935
Diagnose: Brustkrebs

Sie schreibt im Februar 1996: „... Meine Blutbefunde sind viel besser geworden, sagt mir mein Hausarzt. Nach einmonatigem Teekonsum ist es mir bereits gelungen, in meiner Ernährung die verbotenen Speisen maximal wegzulassen und mich nun richtig zu ernähren. Meine Lebensweise sonst ist unverändert, mein Allgemeinzustand aber besser und meine Lebenslust steigend. Ich gehe viel spazieren und meine Kinder haben mir einen Hund gekauft, der mir viel Freude macht... Ich glaube an die heilende Wirkung des Tees..."

Frau Jenny P.
geboren 1941
Diagnose: Vulvakrebs

Es schreibt die Tochter im März 1995: „Ich möchte mich zuerst für die Möglichkeit bedanken, daß meine Mutter den großartigen Tee bekommen kann... Seit November 1994 trinkt sie den Tee und schon ab Dezember hat sich ihr Zustand verbessert... Sie hat gute Laune, was sicher ein großer Verdienst des Tees ist. Und sie ißt mit viel Appetit. Sie hält mir sogar lange Vorträge, daß auch ich nach Ihrer Diät essen sollte. Aber als berufstätige Frau bin ich leider auf das Kantinenessen angewiesen."

Herr Ian R.
geboren 1931
Diagnose: Nierenkrebs

Er schreibt im Sommer 1995: „Seitdem ich im Januar mit dem CoD-Tee begonnen habe, hat sich mein Zustand wesentlich verbessert. Ich habe mein Ursprungsgewicht wieder erreicht."

Im Februar 1996: „Mein Allgemeinzustand ist weiter gut. Mein Gewicht ist unverändert - und das seit einem Jahr, seitdem ich den Tee trinke. ...Das Einhalten der Diät war anfänglich schwer, doch habe ich mich langsam daran gewöhnt. Derzeit bin ich mit meinem 5jährigen Enkel zu Hause. Wir gehen spazieren und spielen...

Ich möchte mich auf diesem Wege nochmals bedanken, daß ich die Möglichkeit habe, Ihren Heiltee zu bekommen..."

Frau Josefine S.
geboren 1942
Diagnose: Brust- und Lungenkrebs

Sie berichtet im März 1995:„... Der Tee hat mein Leben verlängert. Bis zu dem Zeitpunkt, da ich angefangen habe, den Tee zu trinken, hatte sich mein Allgemeinzustand dermaßen verschlechtert, daß ich an nichts mehr glaubte...Es haben sich mein seelischer wie auch mein körperlicher Zustand sehr verbessert. Die Schmerzen sind weniger geworden und ich habe wieder Hoffnung. Ich fühle, daß der Tee für mein Leben unentbehrlich ist. ..."

Herr Ernö S.
geboren 1948
Diagnose: Darmkrebs

Er schreibt im November 1995: „Ich möchte mich für den Tee bedanken, den ich kostenlos bekomme und den ich mit Begeisterung trinke. Seither sind mein Zustand und mein Appetit viel besser geworden und ich habe zugenommen... Ich vertraue Ihnen sehr und ich bitte Sie, mir den Tee weiterhin zur Verfügung zu stellen. ..."

Herr Hans S.
geboren 1932
Diagnose: Lungenkrebs

Es schreibt der Schwiegersohn im November 1995: „Der Kranke befindet sich in einem zufriedenstellenden Zustand... Er trinkt den Tee nun schon seit eineinhalb Jahren, sein Allgemeinbefinden und sein Appetit sind gut. ..."

Es schreibt der Patient im Februar 1996: „Vielen Dank für die Teemischung, welche ich bekommen habe. Mein Gesundheitszustand ist unverändert, ich habe guten Appetit und mein Gewicht ist gleichbleibend. ...Meine Blutbefunde vom Januar waren einwandfrei, was ich höchstwahrscheinlich dem Tee zu verdanken habe."

Frau Tamara S.
geboren 1942
Diagnose: Melanom

Sie schreibt im Februar 1996: „ Ich trinke den Regenwaldtee seit März vergangenen Jahres regelmäßig. Wie ich Ihnen schon früher mitgeteilt habe, hat der Teekonsum eine gute Wirkung gezeigt gegen die Weiterbildung meines Melanoms. Ich bestätige hiermit, daß mein Allgemeinzustand gut ist und laut letzten Kontrolluntersuchungen auch klinisch keine Verschlechterung eingetreten ist...

Nochmals vielen Dank Ihnen und Ihren Mitarbeitern für die Mühe, die Sie im Interesse der Heilung der Kranken auf sich nehmen."

Frau Michaela S.
geboren 1932
Diagnose: Kehlkopfkrebs

Sie schreibt im Februar 1996: „... Ich fühle, daß sich mein Zustand bessert, seit ich den Regenwaldtee trinke. Es geht mir gut und ich fühle mich sehr wohl. Meine Kinder sind glücklich, weil sie mich wieder lachen sehen... Ich bitte Sie, mir auch weiterhin den Regenwaldtee zur Verfügung zu stellen..."

Herr Béla S.
geboren 1928
Diagnose: Lymphdrüsenkrebs

Er schreibt im März 1996: „Mit Freude kann ich Ihnen mitteilen, daß sich mein Allgemeinzustand seit Beginn der der Teekur wesentlich gebessert hat... Meine Schmerzen sind auf ein Minimum zurückgegangen, mein Appetit ist zurückgekehrt. Innerhalb eines Monats habe ich 5 Kilo zugenommen. Mein Blutbild hat sich wesentlich verbessert. Die Wucherungen der Lymphgeschwülste haben aufgehört. Mein Arzt ist über diese Besserung sehr verwundert."

Frau Pauline S.
geboren 1948, lebt in Györ
Diagnose: Brust- und Knochenkrebs

Es schreibt die Tochter: „Seit meine Mutter Ihre Teemischung trinkt, hat sich ihr Gesundheitszustand laufend gebessert. Ihre Schmerzen haben wesentlich nachgelassen. Ihre bei der Behandlung ausgefallenen Haare beginnen schon wieder nachzuwachsen. Ihre Übelkeit tritt nicht mehr auf, auch nicht nach den Infusionen der Chemotherapie. … Ihr Appetit ist zurückgekehrt und sie hat wieder zugenommen. … Sie ermüdet nicht mehr so schnell wie früher. …"

Frau Karoline Ü.
geboren 1938
Diagnose: Magenkrebs

Sie schreibt im Januar 1996: „… Seitdem ich im November 1995 in den Genuß Ihres Tees gekommen bin, ist mein Zustand - nach einer vorangegangenen Operation - wieder zufriedenstellend, das Tumorwachstum hat stagniert. Ich habe guten Appetit. …"

Im Februar 1996: „… Die von Ihnen vorgeschlagene Diät befolge ich streng. Das Tumorwachstum stagniert schon seit 2 Monaten. Ich meditiere und bete. Meine Kraft und Belastbarkeit könnte man als vollkommen bezeichnen. Ich bewege mich den ganzen Tag über normal, koche, bügle und mache all die leichteren Hausarbeiten gerne und ohne sie als Strapaze zu empfinden. Ich könnte auch anstrengendere Arbeiten verrichten, aber die Ärzte raten mir, mich zu schonen. Ich halte mich daran und entsage der Pflege meines geliebten Gartens und denke, das wird schon noch kommen."

Frau Alessandra Z.
geboren 1949
Diagnose: Lebermetastasen

Sie schreibt im Januar 1996: „… Ich möchte Sie davon in Kenntnis setzen, daß ich mich wohl fühle und kein Grund zur Klage vorhanden ist. Vielen Dank für Ihren Tee. Ohne den wäre ich vielleicht nur noch eine Erinnerung..."

Im April 1996: „Ich halte streng Ihre Diätvorschriften ein und nehme den Regenwaldtee wie empfohlen. Ich möchte leben. Um das zu erreichen, bin ich für jedes Opfer bereit. Ich freue mich schon auf den Sommer. Wir haben einen kleinen Garten an der Donau, und mein Mann kauft schon Setzlinge, damit ich dann möglichst viel Frischgemüse bekommen kann."

Nachwort

Es freut mich, an dieser Stelle die wissenschaftliche Forschungstätigkeit von Dr. Thomas David kommentieren zu dürfen. Ich möchte mir vorher aber einige Bemerkungen erlauben, die die vorgefaßte Meinung eines breiten Publikums, die moderne Medizin verstehe sich als Gegensatz zur Phytotherapie („phyton“ = Pflanze, „therapeia“ = Heilung), den Tatsachen anpassen soll.

Die Geschichte der Phytotherapie ist so alt wie das Bestreben der Menschen zu heilen. Die ältesten Aufzeichnungen über die medizinische Verwendung von Pflanzen haben die Sumerer in ihre Tontafeln geritzt. In den Keilschriften der Bibliothek des assyrischen Königs Assurbanipal werden bereits über 250 Arzneipflanzen erwähnt.

Auch die Ägypter, deren medizinische Kenntnisse uns heute noch erstaunen, wußten um die heilende Kraft der Pflanzen. Berühmt wurde die Rezeptsammlung des „Papyrus Ebers“ aus der Zeit um 1.500 vor Christus, in dem über 700 pflanzliche Wirkstoffe mit ihren Anwendungsgebieten aufgezählt sind. Den Griechen erschien die heilende Wirkung von Pflanzen als Geschenk der Götter. Homer berichtet in seiner Ilias von den Ärzten Machaon und Podaleirios, die als Söhne des Asklepios, des Gottes der Heilkunde, galten und höchste Verehrung genossen.

Nach der Zeitwende geriet die Pflanzenheilkunde ein wenig in Vergessenheit, bis im 8. Jahrhundert die Benediktiner das gesamte Wissen über die Naturarzneien zusammentrugen. Die Äbtissin Hildegard von Bingen erwähnt in ihrem Werk „Causae et curae“ (Ursachen und Behandlungen) über 62 verschiedene Fieber-, 79 Herz- und 99 Rheumamittel. Doch auch das Volk wußte um die Heilkräfte der Pflanzen. Die „weisen Frauen“ besaßen oft erstaunliche Kenntnisse über die Kräfte aus der Natur. Als sie zu Tausenden als Hexen verbrannt wurden, ging ein großer Teil dieses Wissens verloren. So mußten viele Pflanzen, Inhaltsstoffe und Rezepturen neu entdeckt werden. Samuel Hahnemann (der Erfinder der Homöopathie), Sebastian Kneipp und der Kräuterpfarrer Münzle waren wichtige Vorreiter auf diesem Gebiet.

In der heutigen Zeit ist die Phytotherapie längst zu einer Wissenschaft geworden. Der Medizin sind etwa 3000 Heilpflanzen bekannt, von denen 500 für Arzneien genutzt werden. Fast 40 Prozent aller Medikamente sind pflanzlicher Herkunft, wenn auch der Großteil dieser Pharmazeutika mit den traditionellen Heilpflanzenrezepturen nur noch den Ursprung gemeinsam hat. Inzwischen fragt man nach den Ursachen der Wirkung der Heilpflanzen, sucht nach den Wirkstoffen, identifiziert und isoliert sie. Dadurch konnten in den letzten Jahren einige wertvolle Erkenntnisse gewonnen werden. Endlich wurde bei manchen Pflanzen klar, warum sie ihre Wirkung entfalten. Man mußte jedoch auch erkennen, daß eine Heilpflanze als ganzes nicht unbedingt so wirkt wie ihre Inhaltsstoffe. Die Pflanze wirkt weniger aggressiv und zumeist umfassender als der Hauptinhaltsstoff. Ihre verschiedenen Substanzen ergänzen einander, wirken manchmal als Verstärker und manchmal als Verzögerer. So stellt eine Heilpflanze nicht nur den Träger der Wirkstoffe, sondern das Wirkprinzip selbst dar. Das verstanden zu haben, ist wohl einer der wichtigsten Fortschritte der Phytotherapie in jüngster Zeit

Vielen Heilpflanzen wird auch eine sogenannte unspezifische Wirkung auf den menschlichen Körper und damit auch auf Geist und Seele zugeschrieben. Sie wecken und stärken offenbar die Selbstheilungs- und Abwehrkräfte, wobei nicht bekannt ist, welcher Inhaltsstoff für den Effekt verantwortlich ist, oder ob nicht erst die Summe aller Substanzen die Heilwirkung ausmacht.

Jedoch: Heilpflanzen sind keine Wundermittel. Sie können nur dann erfolgreich sein, wenn sie richtig und gezielt eingesetzt und ihre Grenzen sorgfältig beachtet werden. Wann immer diese Grenzen bewußt oder unbewußt mißachtet werden, meldet die Schulmedizin ihre Vorbehalte an. Die Wahrnehmung dieser Pflicht hat dazu geführt, daß vielfach angenommen wird, es gäbe einen Gegensatz zwischen ihr und der Phytotherapie. Ich hoffe aber, daß der Rückblick auf die Geschichte der Phytotherapie und die skizzierte Bestandsaufnahme der heutigen Erkenntnisse überzeugend darstellen konnten, daß es diesen Gegensatz - Einzelerscheinungen ausgenommen - nicht gibt und nicht geben darf.

Nach diesen Ausführungen wird es niemanden verwundern, daß ich die Arbeiten Dr. Davids von Anfang an mit Interesse verfolgte. In 14jähriger Arbeit ist es gelungen, die wichtigsten Parameter der Pflanzenkombination nachzuweisen, nämlich die Wirksamkeit, die Unbedenklichkeit und die Qualität.

Diese drei Parameter gewährleisten einen gefahrlosen Einsatz im medizinischen Bereich. Ich konnte mich davon überzeugen, daß es sich bei seiner Therapie nicht (wie bei den meisten Medikamenten) um einzelne Substanzen handelt, sondern um naturbelassene Pflanzenmischungen, welche aufgrund der synergetischen Interaktion aller Inhaltsstoffe ihre Wirkung entfalten. Ich brauche wohl kaum zu erwähnen, wie wichtig es in heutigen Zeiten ist, den menschlichen Organismus und seine Abwehrkräfte zu stärken. Bedingt durch Umweltgifte, Streßfaktoren, ungesunde Lebensarten und - im Behandlungsfall - schwer hepato-, nephro- und kardiotoxische Medikamente ist das körpereigene Abwehrsystem so geschwächt, daß in vielen Fällen trotz bester medizinischer Behandlung (Chirurgie, Chemo- und Radiotherapie) die Nebenwirkungen den Behandlungseffekt übertreffen und eine effiziente Behandlung in Frage stellen, wenn nicht gar hinfällig machen.

Durch das von Dr. David entwickelte System ist eine massive Entgiftung und dadurch eine immense Abwehrstärkung gewährleistet. Die empfohlene natürliche Ernährungs- und Lebensform ist wohl eine riesige Umstellung für den menschlichen Organismus, bietet aber auf lange Sicht eine probate Möglichkeit der interaktiven Kombination mit bekannten schulmedizinischen Therapieformen als additive Biotherapie.

Die Anfänge der Kräutermischungen lagen in der Veterinärmedizin und aufgrund der sehr positiven Resultate konnte an einen Einsatz im Humanbereich gedacht werden. Allein durch Mundpropaganda konnten bis heute rund 2 000 Personen registriert werden, welche sich entsprechend den wissenschaftlich untermauerten Ernährungs- und Lebensführungsempfehlungen des phytotherapeutischen Systems Dr. Davids verhalten und im Durchschnitt nach einer Phase von sechs bis acht Wochen erste Erfolge (Gewichtszunahme, Schmerzfreiheit, bessere seelische Befindlichkeit, Zustandsstabilisierung, partielle Remission, usw.) an sich selbst beobachten können. Klinisch kontrollierte Einzelfallstudien über ca. 1 200 Patienten liegen, dokumentiert über einen Zeitraum von zweieinhalb Jahren, vor. Das System als Adjuvans-Biotherapie zu herkömmlichen Therapieformen an und für sich basiert auf den natürlichsten aller nur denkbaren Faktoren: gesunde, natürliche Ernährung, natürliche Zubereitungsformen, mäßige körperliche Ertüchtigung, entsprechend den Möglichkeiten und psychologische Visualisierungen in Verbindung mit den bereits angesprochenen Pflanzenkombinationen.

Bedingt durch die synergetische Wirkung der einzelnen Pflanzenwirkstoffe der Vielstoffgemische kann vom wissenschaftlichen Standpunkt aus heute gesagt werden, daß das CoD-phytotherapeutische System Dr. Davids in seiner Gesamtheit folgende vier Funktionen erfüllt: eine primäre Entgiftung des Körpers, eine Stärkung der körpereigenen Abwehrkräfte, eine Wachstumshemmung der Tumorzellen sowie eine antiangiogenetische Wirkung, die die Blutversorgung der Tumoren und Metastasen im Körper des Patienten stört oder unterbindet.

Über die ersten drei Funktionen war man sich sehr schnell klar. Die vierte angesprochene Funktion geht zurück auf Prof. Dr. Judah Folkman von der Harvard Medical School, welcher für seine Forschungsarbeit im Bereich der Antiangiogenese über kurz oder lang mit einer Nominierung für den Nobelpreis rechnen darf.

Ich schließe in der vollen Überzeugung, daß das präsentierte ganzheitliche phytotherapeutische System durch das Zusammenwirken von biologischer Abwehr, Mobilisierung der Selbstheilungskräfte und Unterstützung der körpereigenen Immunstrategie eine Methode der Wahl im Kampf der holistischen Medizin gegen die Geißeln unserer hochgezüchteten, vergifteten und dadurch abwehrgeschwächten Gesellschaft ist.

Wien, den 29. September 1996

Univ. Prof. DDr. A. Georgopoulos
Universitätsklinik für Innere Medizin, Wien
Abteilung für Infektionen und Chemotherapie,
experimentelle und klinische Mikrobiologie

Anhang

Das klinische Gutachten zum CoD-Tee

Auswertung der klinischen Untersuchungen über die Beeinflussung der Granulozytenfunktion hinsichtlich Adhärenz, Motilität und Phagozytose bei Anwendung des CoD-Pflanzenextrakts in vivo. Ziel der Untersuchung war es, eine mögliche Einflußnahme von CoD-Tee auf Lymphozytenfunktion, Adhärenz, Chemokinese und Phygozytenverhalten zu bewerten. An der Durchführung der Studie nahmen neun Probanden teil. Jeder nahm über einen Zeitraum von 14 Tagen täglich die vorgeschriebene Menge CoD-Tee ein.

Medizinische Grundlagen: Blut und andere Gewebe stellen im Makroorganismus eine Attraktion für die Vermehrung von Viren, Bakterien, Pilzen und Parasiten dar. Natürliche Barrieren wie Haut und Schleimhaut sorgen zumeist dafür, daß diese Mikroorganismen abgewehrt werden und nicht in den Makroorganismus eindringen. Zur Bekämpfung jener Keime, die diese erste Barriere erfolgreich überwunden haben, stehen weitere Mechanismen zur Verfügung, die in ihrer Gesamtheit als das Immunsystem zusammengefaßt werden. Gegen Eindringlinge, die sich frei in den Körperflüssigkeiten bewegen, wie zum Beispiel Viruspartikel, Bakterien oder deren Produkte (Toxine) werden Antikörper wirksam. Falls jedoch die Mikroorganismen bereits in die Zellen eingedrungen sind, bilden sie kein Ziel mehr für die Antikörper. Wenn nun diese Waffe wirkungslos geworden ist, stehen dem Körper andere zur Verfügung: die Makrophagen. Sie sind sogenannte Effektorzellen, die auch in Zellen versteckte Fremdlinge attackieren können. Dies wird durch spezielle Informationen (T-Zellen) ermöglicht, die den Makrophagen angeben, welche Zellen Fremdmaterial enthalten. So wird mit der Vernichtung der befallenen Zellen durch die Makrophagen auch der invadierende Mikroorganismus und damit auch der Infektionsherd beseitigt. Bis vor kurzem war dieser zelluläre Mechanismus der Immunabwehr nicht beeinflußbar. Inzwischen existieren sowohl in vitro, als auch in vivo standardisierte Testsysteme, vor allem mit polymorphkernigen Granulozyten. Diese Systeme ermöglichen eine Evaluierung der Aktivität hinsichtlich Migration und Phygozytose der Makrophagen. Dadurch konnte sowohl die Wirksamkeit von verschiedenen Pharmaka überprüft, als auch der Einfluß von zum Beispiel Radikalen auf den Organismus bewiesen werden.

Befund: Die Versuche zur Bestimmung der Änderung der Adhärenz der Motivität und

Die Wirkung des CoD-Tees nach den Werten der Adhärenz, Motilität und nach Phagozytoseraten.

BEEINFLUSSUNG DER GRANULOZYTENFUNKTION

Proband	Meßzeitpunkte	Adhärenz (%)	Motilität (Wanderungsstrecke in cm/15 Min.	Phagozytoserate (Partikel/Granulozyt) 10 ' Inkub.	15 ' Inkub.	20 ' Inkub
	vor	76,3	7,9	0,84	0,95	1,47
[redacted]	nach	80	9,0	1,31	2,07	2,64
	vor	72,7	12,5	1,26	1,71	2,42
[redacted]	nach	85,2	12,1	2,53	2,71	2,98
	vor	52,8	7,7	0,92	1,78	2,12
[redacted]	nach	88,4	11,4	1,71	2,19	2,35
	vor	70,4	11,6	2,36	2,8	3,0
[redacted]	nach	89,4	13,8	2,63	2,98	3,1
	vor	68,1	8,2	2,35	2,67	3,09
[redacted]	nach	87,6	8,4	2,93	3,38	3,54
	vor	86,6	11,0	1,0	1,85	1,84
[redacted]	nach	91	12,5	1,13	2,0	2,51
	vor	77,9	11,1	0,92	1,08	1,45
[redacted]	nach	92	11,3	1,56	1,80	2,28

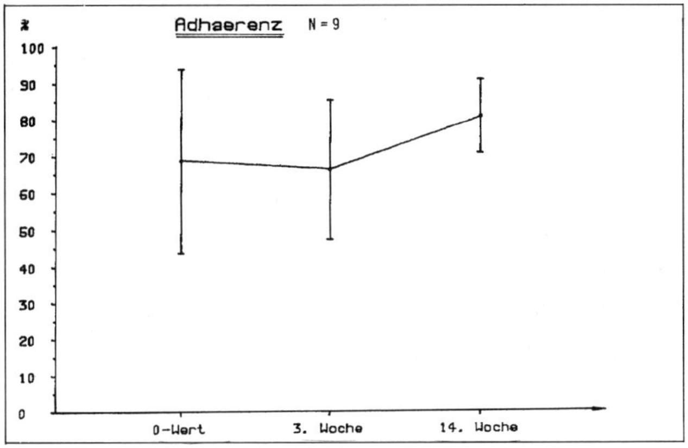

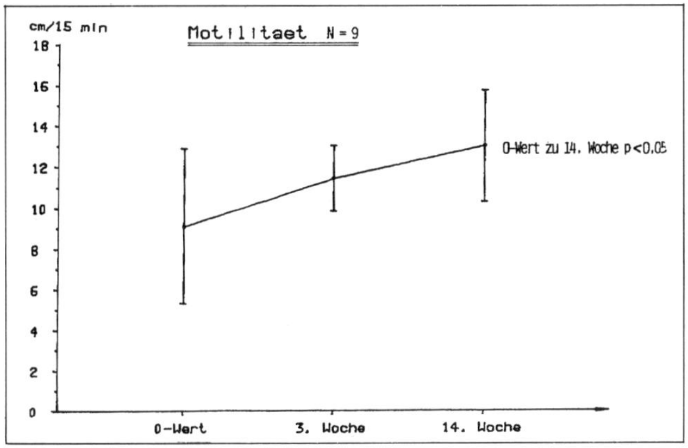

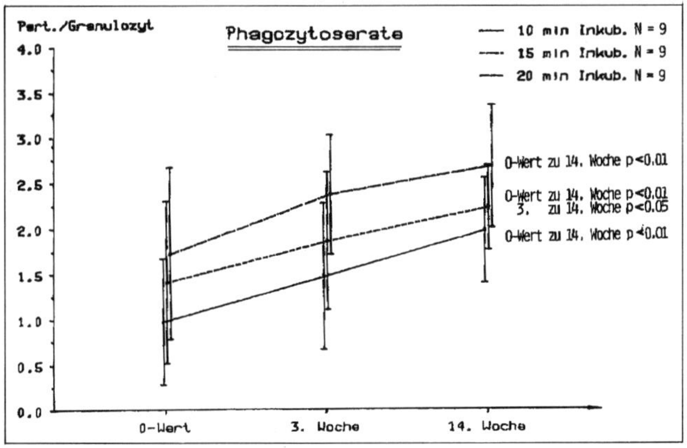

Die graphischen Auswertungen zeigen eine deutlich positive Beeinflussung der Granulozytenfunktion durch Einnahme des CoD-Tees.

der Phagozytoserate wurden an insgesamt neun Probanden durchgeführt. Gemessen wurde jeweils vor und nach Applikation des CoD-Pflanzenextraktes. Im Falle der Phagozytoserate wurden drei Messzeitpunkte gewählt: 10, 15 und 20 Minuten nach Inkubation.

Adhärenz: Die Steigerung der Adhärenz der Granulozyten nach Applikation des Extraktes betrug im Mittel 15,4 Prozent (Bereich von 3,7 bis 35,6 Prozent).

Motilität: Die Änderung der Motilität wurde als Änderung der Wanderungsstrecke in cm/15 Min. definiert. Im Mittel konnte eine Verlängerung dieser Strecke um 1,2 cm beobachtet werden, wobei die Werte zwischen -0,4 cm und +3,7 cm lagen.

Phagozytoserate: Die Phagozytoserate wurde als aufgenommene Partikel/Granulozyten bestimmt. Sowohl vor als auch nach Applikation des CoD-Pflanzenextraktes konnte eine zeitabhängige Steigerung der Phagozytose der Granulozyten festgestellt werden. Bei allen drei Messpunkten (10, 15 und 20 Min.) und allen neun Probanden war die Phagozytoserate nach Applikation gesteigert. Diese Steigerung betrug in einigen Fällen nahezu das Doppelte des Wertes vor der Applikation. Bei allen drei Zeitpunkten war das Mittel der Phygozytosesteigerung 0,6 Partikel/ Granulozyt. Der Bereich war 0,13 bis 1,37 (10 Min.), 0,18 bis 1,12 (15 Min.) und 0,1 bis 1,17 (20 Min.) Partikel/Granulozyt.

Schlußfolgerungen, Zusammenfassung: Aus den Ergebnissen dieser Untersuchungen geht eindeutig hervor, daß die Applikation des CoD-Pflanzenextraktes eine deutliche Steigerung aller gemessenen Parameter bewirkte. Daraus läßt sich ein benefizieller in vivo Effekt auf die Granulozytenfunktion und damit auf eine verbesserte Immunantwort des Körpers schließen. Für eine Quantifizierung dieses Effektes wären weitere Untersuchungen mit höherer Probenanzahl notwendig. In jedem Fall bewirkte der CoD-Pflanzenextrakt eine Stimulierung zumindest des zellulären Anteils des Immunsystems, ohne jedoch Nebenwirkungen wie bereits etablierte Pharmaka zu zeigen. Somit scheint ein überwiegend positiver Einfluß dieses Extraktes auf den Organismus gegeben zu sein.

Durchführung: Zytognost München, Immunbiologisches Labor
Durchführungszeitraum: März 1996
Ärztlicher Leiter:

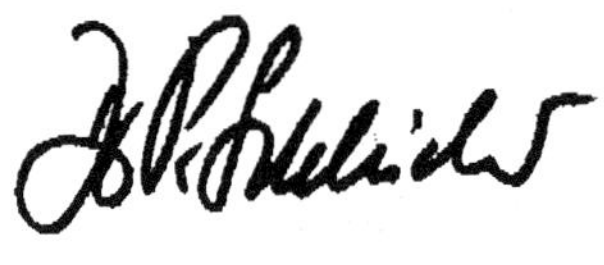

Dr. Peter Schleicher, München

Namen und Begriffe aus der Welt der Medizin

adhärent: (lat. adhaerer anhaften): verwachsen, angewachsen
Adjuvans: (lat. adiuvare unterstützen, helfen): 1. Bez. für eine Substanz, die bei gemeinsamer Applikation (Injektion) mit einem Antigen die Antwort des Immunsystems unspezifisch verstärkt (z. B. erhöhte Bildung von Antikörpern) bzw. die Art der Immunantwort verändert (z. B. Aufhebung einer Immuntoleranz); 2. (pharmak.) Arzneimittel, das die Wirkung eines anderen Heilmittels unterstützt.
Adstringens: auf Schleimhäute oder Wunden zusammenziehend wirkendes, blutstillendes Medikament.
Alkaloide: stickstoffhaltige Naturstoffe, die in vielen Pflanzen gebildet werden und pharmakologische Bedeutung haben. Einige gehören zu den stärksten Giften, können aber bei sachgemäßer Anwendung wertvolle Heilmittel sein. Sie wirken narkotisch (Opiumalkaloide, Cocain), krampferregend (Thebain, Strychnin), oder sind chemotherapeutisch wirksam bei Infektionskrankheiten (Chinin bei Malaria).
Antiangiogenese:- siehe Angiom
Angiom: durch Gefäßsprossung entstandene geschwulstartige Neubildung von Gefäßgewebe, siehe Hämangiom.
Antibiotika: das Antibiotikum, Stoffe, die von Mikroorganismen, aber auch von höheren Pflanzen oder Tieren gebildet werden, um Mikroorganismen abzutöten oder in ihrer Vermehrungsfähigkeit zu beeinträchtigen. In intensiver wissenschaftlicher Arbeit wurden mehrere hundert weitere Arten gefunden, von denen jedoch nur wenige zur Behandlung von Infektionskrankheiten geeignet sind.
Antigen: Substanz, die von einem lebenden Organismus als fremd erkannt wird und dadurch eine spezif. Immunantwort (Bildung von Antikörpern oder immunkompetenter Lymphozyten) auslöst.
Antikörper: Immunkörper, Schutzstoffe, die im Körper nach Berührung mit Antigenen entstehen. Die A. reagieren im Körper oder im Reagenzglas biochemisch so mit dem Antigen, daß dieses ungefährlich wird, deshalb spielen die A. eine Rolle bei der Immunität. Die A. sind vor allem im Gammaglobulin des Blutserums vorhanden. Funktion: als Träger der Immunität, die Bindung von fremden und körpereigenen Antigenen mit Neutralisation von Toxinen und Viren.
Antimykotika: das Wachstum von Pilzen beeinflussende Mittel; Verw. bei Haut-, Schleimhaut- und Systemmykosen (durch Pilze verursachte Infektionskrankheiten).
Antituberkulotika: Chemotherapeutika mit keimhemmender bzw. bakterienabtötender Wirkung gegen Mycobakterien (Gattung säurefester, unbeweglicher, Sauerstoff zum Leben brauchender Stäbchenbakterien: 30 Species, darunter Mycobacterium tuberculosis und Mycobacterium leprae).
Bakterien: Einzellige Kleinlebewesen ohne echten Zellkern, die das Organismenreich der Prokaryonten bilden (Organismen, in denen das genetische Material der Zellen in Form eines Pronukleus

organisiert ist, dieser ist nicht durch eine Kernmembran vom Zellplasma getrennt). Bakterien besitzen große Bedeutung als Erreger von Stoffwechselvorgängen (Bodenbildung, Gärung, Fäulnis) und Krankheiten. Zu den Eubakterien (Echten Bakterien) gehören die kleinsten lebenden Organismen. Sie vermehren sich durch Querteilung und sind kugel-, stäbchen- oder schraubenförmig.

Biochemie: physiologische Chemie, biologische Chemie; Grundlagenwissenschaft, die mit den Methoden der Chemie die Lebensvorgänge im Organismus (Atmung, Stoffwechsel, Verdauung, Exkretion, innere und äußere Sekretion u. ä.) untersucht, vergleiche Physiologie.

Biosynthese: Aufbau von chem. Verbindungen in lebenden Zellen zur Aufrechterhaltung der normalen Vorgänge und physikalischen Funktionen des gesamten Organismus.

Chemotherapeutika: Sammelbezeichnung für natürlich vorkommende oder synthetisch hergestellte Substanzen mit (weitgehend) selektiv schädigender Wirkung auf Krankheitserreger und Tumorzellen durch Blockade des Stoffwechsels; Einteilung: Antibiotika, Antimykotika, Antituberkulotika, Mittel gegen Parasiten.

Chemotherapie: Einsatz von Chemotherapeutika zur spezif. Hemmung von Infektionserregern und Tumorzellen im Organismus.

Cumarin: Riechstoff zahlreicher Pflanzen (z. B. Waldmeister); wirkt (auch nach oraler Aufnahme) gerinnungshemmend, entzündungshemmend u. antiödematös.

Glukokortikoide: eine der drei Gruppen von Steroidhormonen, die in der Nebennierenrinde gebildet werden; die wichtigsten natürl. G. sind *Cortisol (Hydrocortison,* das physiol. wichtigste Glukokortikoid), Cortison und *Corticosteron.* Wirkungen: u. a. Stimulation der Glukogenese (Bildung von Kohlehydraten aus Aminosäuren), Erhaltung von Blutzucker (diabetogene Wirkung), Streßabbau.

Glykoside: organ. Verbindungen, in ihrem Aufbau Acetate (den Äthern ähnlich) aus Zuckern mit Stoffen, die Hydroxylgruppen enthalten. Man bezeichnet sie je nach der Zuckerkomponente als *Glycoside, Galaktoside, Mannoside* usw. Am häufigsten sind die Glycoside.

Granulozyten: zu den Leukozyten gehörende, polymorphkernige Zellen, besitzen die Fähigkeit zur Phagozytose von Mikroorganismen und körperfremden Antigenen, wahrscheinl. auch virusinfizierten Körper- und Tumorzellen, nehmen eine zentrale Stellung im Immunsystem ein, wichtig auch bei der Abwehr von Infektionen mit Würmern u. a. Parasiten.

Hämoglobin: sog. roter Blutfarbstoff.

hepatotoxisch: Bez. für Substanzen, die das Leberparenchym schädigen können.

Herpes (grch. Hautgeschwür), beim Menschen: versch. Haut- und Schleimkrankheiten. *H. simplex* (Bläschenausschlag): ein virusbedingtes, harmloses Hautleiden, bei dem gruppiert angeordnete stecknadelkopfgroße Bläschen am Mund *(H. labialis)* oder an den Geschlechtsteilen (*H. progenitalis*) auftreten, die nach einigen Tagen eintrocknen. Das H. simplex Virus neigt zum latenten Verbleiben im Körper nach dem ersten Infekt; durch fieberhafte Erkrankungen (besonders Lungen- und Nierenbeckenentzündungen und Malaria), durch starke Sonnenbestrahlung, durch die Menstruation u. a. können Rückfälle hervorgerufen werden.

Herzbeutel (Perikard): aus zwei Blättern bestehende Umhüllung des Herzens zum Schutz der Herzmuskulatur gegen Überdehnung und übergreifende Entzündung.

Implantation: 1. Einbringen oder Einpflanzung von körperfremden Materialien in den Organismus. 2. Nidation: Einnistung (Implantation des befruchteten Eis in der Schleimhaut des Uterus'.

Immunantwort: Bez. für die nach Kontakt mit einer Substanz, die vom lebenden Organismus als fremd erkannt wird (Antigen) erfolgende immunisierende Reaktion des Organismus durch Bildung von Antikörpern oder immunkompetenten Lymphozyten.

in vitro: im (Reagenz-) Glas, außerhalb des Organismus.

in vivo: (lat. am Lebendigen): in einem lebenden Organismus.

kardiotoxisch: Bez. für Substanzen, die den Herzmuskel schädigen können.

karzinogen: krebserzeugend.

Karzinogene: Substanzen oder Faktoren, die beim Menschen oder Tierversuch die Inzidenz maligner (auch spontan auftretender) Tumoren erhöhen oder das Tumorspektrum in einem Gewebe verändern (erweitern) können.

Karzinom: von der Haut ausgehender maligner Tumor.

Laser: Abk. f. (engl.) light amplification by stimulated emission of radiation; Lichtverstärkung durch stimulierte Emission; physik. Methode zur Erzeugung von einfärbiger, kohärenter, (fast) paralleler Lichtstrahlung mit extrem hoher Energiedichte. In der Medizin wird die Wärmewirkung der L.-Strahlen zur Gewebskoagulation (Gerinnung) benutzt. Besonders bei Behandlung von Netzhautablösungen und kleinen Geschwülsten der Augen sind die scharfen Abgrenzungen der einfärbigen L.-Strahlung vorteilhaft , ähnliches gilt für oberflächliche, pigmentierte Geschwülste der Haut.

Laserchirurgie: Anw. d. Lasers v. a. in der Chirurgie zur Entfernung von Tumoren (CO2-Laser mit hoher Schnittfähigkeit und geringer Koagulation) im Gesichts- und Kehlkopfbereich; Koagulation von gefäßreichem Gewebe bis zu einer Tiefe von ca. 1 mm durch Umwandlung von Lichtenergie in thermische Energie.

Leukämie: (gr. leukos weiß, haima Blut) bösartige Erkrankung der weißen Blutkörperchen, die mit stark vermehrter Bildung von weißen Blutkörperchen und ihren Vorstufen einhergeht. Beim Menschen unterscheidet man zwei Formen: die *myeloische* (das Knochenmark betreffende) *L.* mit vermehrter Zahl der Granulozyten und die *lymphatische L.* mit vermehrten Lymphozyten (kleine weiße Blutkörperchen). Es gibt akute und chronische Formen.

Die akute myeloische L. kann stürmisch mit hohem Fieber unter dem Bild einer Sepsis verlaufen. Die chronisch-lymphat. Form, die sich im höheren Alter zu entwickeln pflegt, ist relativ gutartig und kann über ein Jahrzehnt ohne tödl. Ausgang bestehen. Die Zahl der weißen Blutkörperchen im strömenden Blut ist oft auf das Zehn- bis Zwanzigfache vermehrt. Im Blutbild finden sich ihre Vorstufen, die *Leukoblasten*, die im strömenden Blut des Gesunden nicht vorkommen. Die Knochenmarkpunktion ergibt typische Bilder gesteigerter Funktion des Knochenmarks unter starker Vermehrung der Leukozyten. L. wird regelmäßig von Verminderung der roten Blutkörperchen begleitet, was die zunehmend bleiche Farbe des Kranken erklärt. Die Lymphknoten sind geschwollen, die Milz kann sich sehr stark vergrößern. Durch Arzneimittel, Bestrahlung des Knochenmarks und Frischbluttransfusionen gelingt es, die Zahl der weißen Blutkörperchen zu senken und lang dauernde Besserungen zu erzielen, eine Dauerheilung der L. gelingt nur äußerst selten.

Leukozyten: weiße Blutkörperchen, im Unterschied zu roten Blutkörperchen kernhaltig; Einteilung in die körnchenhaltigen *Granulozyten* (60-70%), die im Knochenmark entstehen; *Lymphozyten* (20-30%), deren Zelleib keine Körnchen enthält und die den lymphoiden Geweben (Milz, Lymphknoten) entstammen, und *Monozyten* (2-6%), über deren Ursprung nichts genaueres bekannt ist.

Lymphe: Eine aus Plasma und freien Zellen bestehende Flüssigkeit, die durch die *Lymphgefäße* dem Blutkreislaufsystem zugeführt wird zur Vermittlung des Sauerstoffaustauschs zwischen dem Blut und denjenigen Zellen, die von den Blutkapillaren nicht unmittelbar erreicht werden. Im Gewebe belädt sie sich mit Stoffwechselprodukten der Zellen, in den in die Lymphbahnen eingeschalteten *Lymphknoten* (früher fälschlich "Lymphdrüsen" genannt) mit Lymphozyten; hier gibt sie andererseits aufgenommene Giftstoffe und Fremdkörper ab, damit diese nicht in die Blutbahn aufgenommen werden können.

Lymphgefäßsystem: ein Abschnitt des Gefäßsystems, durch den die Lymphe wieder in den Blutkreislauf zurückgeführt wird; bei Säugetieren und Mensch umfaßt es die Lymphgefäße mit den in die Lymphbahnen eingeschalteten Lymphknoten.

Lymphknoten: (früher fälschlich Lymphdrüsen); in die Strombahn der Lymphgefäße eingeschaltete, etwa linsengroße plattrundliche sekundäre Organe des lymphatischen Systems, beim Erwachsenen sind die L. die wichtigsten Produktionsstätten der Lymphozyten.

Makrophagen: (Effektorzellen) gewebetypische Zellen, befähigt zur Phagozytose sog. großer Partikel (Bakterien u. a. Mikroorganismen, Fremdkörper, Zelltrümmer) und deren Elimination (enzymat. Abbau bzw. Abtötung).

Metabolit: jeder im biol. Stoffwechsel umgesetzte Stoff; im Organismus synthetisierter Stoff (z. B. Hormon, Enzym).

Metastase: (gr. Veränderung, das Umstellen, die Wanderung), Tochtergeschwulst, bei bösartigen Geschwülsten in späteren Stadien der Entwicklung vorkommende Ansiedlung von Geschwulstzellen fern von der Erstgeschwulst (Absiedlung). Diese Zellen können durch den Blutstrom, den Lymphstrom oder auf dem Weg durch andere vorgeformte Kanäle, durch Körperhöhlen und deren Flüssigkeiten verschleppt werden und sich auf günstigem Boden (meist zuerst in den Lungen, später im Knochenmark und in der Leber, schließlich im Gehirn, der Haut und den inneren Organen) ansiedeln und zu M. heranwachsen. Die M. können größer werden und stärkere Beschwerden verursachen als die Ausgangsgeschwulst. Die eigentliche Entfesselung einer bösartigen Geschwulst mit Streuung von Tausenden kleinster Tochtergeschwülsten tritt erst nach völligem Zusammenbruch der individuellen Resistenz auf. Von *Metastasierung* (M.-Bildung) spricht man auch, wenn es sich um die Verschleppung von lebenden Erregern bei mikrobiell erzeugten Krankheiten oder von Stoffwechselschlacken bei Stoffwechselkrankheiten handelt. Man unterscheidet *lokale* (in Umgebung des Primärtumors), *regionäre* (in der nächsten im Lymphabflußgebiet liegenden Lymphknotengruppe) und *Fernmetastasen*, nach der Art der Ausbreitung.

Migration: Wanderung; 1. Bewegung von Zellen und Fremdkörpern im Organismus z. B. Wanderung von Neuroblasten (nicht ausgereifte Nervenzellen) aus den Keimschichten zu ihrer endgültigen Lokalisation im Gehirn, von Leukozyten durch Gefäßwände oder von Spermien im Zervixschleim; 2. soziolog. Wanderung von Individuen od. Gruppen (Immigration, Einwanderung bzw. Emigration, Auswanderung).

Mikrobiologie: Wissenschaftszweig, der sich mit den Lebensbedingungen der Mikroorganismen beschäftigt, deren Einfluß auf andere Lebewesen und mögl. Therapien untersucht.

Mikroorganismen: auch Mikrobien, Kleinlebewesen, Bakterien, Viren, Pilze.
Mikrophagen: Granulozyten.
Monozyten: zu den Leukozyten gehörende mononukleäre Zellen im Blut.
Motilität: Bewegungsvermögen, Bewegungsfähigkeit, Motorik.
Morphin: syn. Morphium, Hauptalkaloid des Opiums; narkotisches Schmerzmittel.
nephrotoxisch: Bez. f. Substanzen, die das Nierenparenchym schädigen können.
Ödem: (gr. Geschwulst, Schwellung) syn. Oedema, Hydrops, Wassersucht, schmerzlose, nicht gerötete Schwellungen infolge einer Ansammlung wässriger (seröser) Flüssigkeit in den Gewebespalten, z.B. der Haut und Schleimhäute: bildet sich bei erhöhtem hydrostatischem Druck, z. B. durch Thrombose, Herzinsuffizienz, Natrium- oder Wasserretention (Schwangerschafts- oder prämenstruelle Ödeme); Leberparenchymschäden, Hunger; Kapillarwandschäden; Störungen des Lymphabflusses (Lymphödem).
Parameter: Meßgröße; unter mehreren (voneinander abhängigen) Merkmalen jene Größe, die zu Meßzwecken verwendet wird, von der ausgehend ein Geschehen praktisch beurteilt wird.
Parenchym: die spez. Zellen eines Organs, die dessen Funktion bedingen.
Phagozyten: sog. Freßzellen; Bez. für in den Geweben mehrzelliger Tiere vorkommende spezialisierte Zellen mit der Fähigkeit, aufgenommene Nahrungsteilchen zu verdauen oder Fremdkörper und schädliche Stoffe durch Aufnahme in das Zellinnere unschädlich zu machen (*Phagozytose*). Je nach Entstehungsort, Vorkommen in bestimmten Geweben und speziellen Aufgaben unterscheidet man zwischen *Amöbozyten, Histiozyten, Monozyten, Makrophagen, Fibrozyten, Osteoklasten* und *Chondroklasten.*
Phagozytose: Aufnahme fester Partikel (z. B. Gewebetrümmer, Fremdkörper, Mikroorganismen) in das Zellinnere von Phagozyten mit intrazellulärem (enzymatischem, oxidativen) Abbau; nach Anlagerung an die Zellmembran kommt es zur Aktivierung kontraktiler Strukturen innerhalb des Zytoplasmas mit Einschluß der Partikel in die Zytoplasmavacuolen durch lokale Einstülpung der Zellmembran.
Pharmakologie: Wissenschaft von den Wechselwirkungen zwischen Arzneistoffen und Organismus.
Pharmakon: pharmacon; Wirkstoff; Arzneimittel.
Phytotherapie: (Therapeia, gr. Pflege). Behandlung und Vorbeugung von Krankheiten und Befindungsstörungen durch Pflanzen, Pflanzenteile und deren Zubereitungen; Phytopharmaka haben meist eine große therapeutische Breite und sind deutlich nebenwirkungsärmer als synthetisch hergestellte Arzneimittel.
Plasma (gr. Gebilde): Biologie: lebende Substanz (Protoplasma). In der Physiologie gerinnbare Flüssigkeiten, z. B. Blutplasma.
polymorphkernig: mit vielgestaltigem Kern versehen, v. a. Leukozyten.
Proband: (lat. probandus. Einer, der untersucht werden muß) Teilnehmer bei einer klinischen Arzneimittelprüfung (auf Wirksamkeit und Unbedenklichkeit).
Radikal: (lat. radix Wurzel). Stabile Atomgruppe mit spezif. Struktur innerhalb eines Moleküls.
Radiumtherapie: heute nur noch selten angewendete Form der Strahlentherapie mit Radium 226 in Form von Radiumnadeln, die in unmittelbaren Kontakt mit dem Tumorgewebe (v. a. meist gyn. Tumoren) gebracht werden.
Regression: (lat. regressio Rückkehr) 1. Rückbildung von Tumo-

ren unter Therapie; 2. (psychoanalyt.) Abwehrmechanismus mit Zurücknehmen reifer und differenzierter psych. Verhaltensweisen auf frühkindl. oder entwicklungsgeschichtl. ältere Stufen zur Entlastung von einer als unerträglich empfundenen Situation (z. B. bei Neurose, Schizophrenie, org. Psychose).

Remission: (lat. remissio Nachlassen) (vorübergehendes) Zurückgehen von Krankheitserscheinungen, z. B. Nachlassen des Fiebers. Als *komplette R.* od. *Vollremission* wird ein Zustand nach Therapie (z. B. einer Leukämie) bezeichnet, der eine Diagnosestellung mit den üblichen Mitteln nicht mehr ermöglicht. Der Patient fühlt sich vollkommen gesund (scheinbare Heilung). Als *partielle R.* oder *Teilremission* wird eine deutl. Besserung von klin. Befunden und des Allgemeinzustandes, jedoch ohne vollständige Normalisierung, bezeichnet.

Synergie: Zusammenwirken, z. B. von Muskeln, Drüsen.

Synthese: Zusammensetzung.

Thrombozyten: Blutplättchen: farblose dünne Scheiben von etwa 0,003 mm Durchmesser. Ihre Anzahl in 1 mm^3 beträgt 300 000-700 000. Bedeutsam sind sie durch ihren Anteil an der Blutgerinnung. Sie werden im Knochenmark von den Knochenmarkriesenzellen gebildet.

Toxine: meist immunogen wirkende, wasserlösl. Giftstoffe von Mikroorganismen, Pflanzen oder Tieren mit nach unterschiedl. Inkubationszeiten aufeinander spezif. Wirkung (im Unterschied zu chem. definierten Giften).

toxisch: giftig.

Transplantation: (lat. transplantare verpflanzen) Übertragung von Zellen, Geweben oder Organen auf ein anderes Individuum (oder eine andere Körperstelle) zu therap. Zwecken, z. B. Bluttransfusion, T. von Cornea, Gefäßen, Haut, Nieren, Leber, Knochenmark, Herz, Lungen, inneren Organen.

Viren: (lat. virus, Schleim, Gift) Sammelbez. f. biologische Strukturen (in den bekannten Fällen meist Krankheitserreger bei Menschen, Tieren, Pflanzen und Bakterien) mit folgenden gemeinsamen Merkmalen: 1. sie enthalten als genetische Information nur eine Art von Nucleinsäure, entweder DNA oder RNA; 2. sie sind die kleinsten und einfachsten, sich selbst reproduzierenden Einheiten in der Natur. Sie bedürfen zur Vermehrung der lebenden Zelle als Wirt (Pflanzenzellen, best. tierische Wirtszellen), auf die sie häufig krankheitserregend wirken. Da manche kleine V. wie chem. Substanzen kristallisierbar sind, weil sie keinen eigenen Stoffwechsel haben, abgetötet und später wieder vermehrungsfähig gemacht werden können, neigt man dazu, den V. das Attribut Leben nicht zuzuerkennen.

zytotoxisch: zellschädigend.

Zystoskopie: Blasenspiegelung, Untersuchung der mit steriler Flüssigkeit gefüllten Harnblase unter Verwendung eines starren od. flexiblen Endoskops (Zystoskop) mit der Möglichkeit zur Entnahme einer Gewebeprobe (Biopsie) und zur Durchführung von therapeutischen Eingriffen innerhalb der Blase (z. B. entzündliche Veränderungen, Blasentumoren).

Zytostatika: chem. verschiedenartige Gruppe zytotoxischer Substanzen, die die Zellteilung funktionierender aktiver Zellen durch unterschiedl. Beeinflussung ihres Stoffwechsels verhindern oder erheblich verzögern. Z. können nicht an sich in der sog. Ruhephase befindenden Zellen wirksam werden. Die therap. Anwendung von Z. in der Tumortherapie basiert darauf, daß Tumorzellen sich von normalen Körperzellen durch eine der Wachstumskontrolle entzogene gesteigerte Zellteilungsrate unterscheiden.

Danksagung

Ich möchte allen, die bei unserem Forschungsvorhaben im Regenwald und anderswo - in unseren schwersten Stunden - mit Taten, Herz und Seele zu uns gestanden und das Wort Freundschaft hochgehalten haben, auf das herzlichste danken. Mit Idealismus, Ausdauer und ungebrochenem Einsatz haben sie dazu beigetragen, daß unsere kleine internationale Gruppe diese Erfolge für die Mitmenschen erreichen konnte.

Abraham, Dr. Ilona
Arndt, Dr. Jürgen
Balaun, Mag. DDr. Ernest
Bathory, Dr. Gyoergy
Baumgartner, Prim. Doz. Dr. Gerhard
Bobek, Sektionschef Dr. Ernst
Bodrogi, Gyula
Braunschweiger, Dir. Jürgen
Brazda-Uiterwiyk, Mag. Eva
Brzica, Halina
Bruening, Dr. Reimar C.
Busek, BM a.D. Dr. Erhard
Cordes, DI Susanne
Cserna, Hildegard
Dalheimer, Dr. Veronika
Diwald, Erhard
deSoglio, Mario
Dohr, Mag. Hans-Peter
Elhenitzky, Dr. Richard
Elkan-Stallmeier, Inge
Farkas, Dr. Ilona
Ferreira, Dr. Cid
Galfi, Univ.Prof.Dr. Peter
Gehl, Vorstandsdirektor Heinz
Georgopoulos, Univ.Prof.DDr. Apostolos
Gerersdorfer, Regierungsrat Franz
Godoy Perez, Edwin
Graf, Dr. Ferdinand
Graft, KR Ernst
Greger, Univ.Prof.Dr. Harald
Guarniero, Prof.Dr. Roberto
Gyulavari, Dr. Oliver
Haider, General Secretary Ulla
Harant, Dipl.-Tzt. Ingrid
Harant, Ilse
Häupl, DI Armin
Hayde, DArch. Dieter
Herrmann, Norbert
Hock, Dr. Johannes jun.
Hofer, Univ.Prof.Dr. Otmar
Homolya, Dr. Laszlo
Jäger, Präsident Dr. Franz Josef
Jandl, Mag. Brigitte
Jensch, Min.Rat.Dr. Alexander
Juhasz, Dr. Csaba
Juhasz, Dr. Tamas
Kaiser, Dr. Katalin
Karsai, Prof.Dr. Ferenc
Kern, Mag. Renald
Kery, Dr. Agnes
Keve, Dr. Tibor
Kohl, Dr. Heribert
Königshofer, DDr. Wolfgang
Kovacs, General Manager Judit
Krischke, Dr. Eleonore
Kugler, Christian
Kunze, Peter
Kutas, Prof.Dr. Ferenc
Lage, Doz.Dr. Lafayette
Leibetseder, Prof.Dr. Josef
Li, DDr. Qin
Liebeswar, Doz.Dr. Gunther
Lischka, Lutz
Loube, Präsidentin Lucie
Machacek, Dr. Rudolf
Mangal, Janicc
Markus, Georg
Mayer, Dr. Alois
Mendez Nkuka, Cosmo
Meruk, Jozsef
Micksche, Univ.Prof.Dr. Michael
Mock, BM a.D. Dr. Alois
Mohr, Dr. Thomas
Neogrady, Univ.Doz.Dr. Zsuzsa
Osterbauer, Gabriele
Ott, Dr. Istvan
Padilha Filho, Prof.Dr. Joao
Parag, DI Gyula
Pethes, Prof.Dr. Gyoergy
Pfanhauser, Elfride
Poppe, Hubert
Primus, Alton
Rabl, Peter
Rau, Dr. Thomas
Reichhart, Freddy
Rozsenich, Sektionschef Dr. Norbert
Sarkadi, Dr. Balazs
Schleicher, Dr. Peter
Schmalhart, Angelika
Schönborn, Benedikt
Schuller, Direktor Gerhard
Schwarz, Dr. Hans
Schweiger, Oliver M.
Seisenbacher, Peter
Sellitsch, Dkfm.Dr. Siegfried
Skotton, BR Prof.Dr. Franz Josef
Smetana, Dr. Walter
Spängler, Prof.Dr. Peter
Stacher, Prof.Dr. Alois
Steinitz, Dr. Erich
Sternberger, Prof.Dr. Heinrich
Stiegnitz, Min.Rat Prof.Dr. Peter
Stöhr, Dr. Johannes
Stöhr, Dr. Rudolf
Szabo, G. Eva
Szendrei, Timea
Szepesi, Prof.Dr. Kalman
Teicht, Dr. Gustav
Tesar, Dr. Helmuth
Tröstl, Ing. Heinz
Tsur, Prof.Dr. Itamar
Turi, Prof.Dr. Ernö
Tusor, Dr. Erzsebet
Uyka, Prof.DI Dieter
von Medveczky, Marianne
Varady, Dr. Tamas
Voith, Ägi
Wagner, OMR Dr. Felix
Winkler, Brigitte R.
Wodnianski, Prof.Dr. Peter
Wokurek, Direktor Hanns-P.
Wrbka, Dr. Heinrich
Zouein, Elias Jean

Bildnachweis

Die Farbfotos dieses Buches hat Dr. Thomas David im Regenwald Südamerikas und in China fotografiert. Die Pflanzenzeichnungen entstanden nach Angaben und Unterlagen des Autors durch Zoran Mujbegovic (Seiten 23, 25, 66, 67 links und Mitte, 68 Mitte und rechts, 69, 70, 71, 72) und Micha Dragutinovic (Seiten 67 rechts, 68 links, 73, 74, 78, 79).
Archiv des Autors: 17, 19, 28, 29, 38, 42, 48, 49, 51, 52, 53, 54, 55, 56, 58, 81, 83, 85, 89, 90, 91, 93, 99, 112, 114, 115, 120, 134, 135.
Hans D. Dossenbach: 8, unten links. Werner Stanzl: 117, Archiv Der Standard, Wien: 106 Zentralbibliothek Luzern: 21, 22, 24, 26, 27, 30, 33, 37, 39, 50.

Information und Bezugsquellen

Um dem vgs-Verlag die zu erwartende Flut von Anfragen zu ersparen, wo der Original Dr. David CoD-Tee der Schamanen erhältlich ist und wo weitere Beratung und Information zum CoD phytotherapeutischen System eingeholt werden kann, gibt der Co-Autor dieses Buches, Werner Stanzl, hier einige Telefon-Nummern und Adressen bekannt, an die Sie sich wenden können:

Der Original Dr. David CoD-Tee der Schamanen kann täglich von 7.30 bis 20.00 Uhr (Sonntag ab 9.00 Uhr) unter folgenden Telefonnummern bestellt werden:

• Wenn Sie aus Deutschland, Italien, der Schweiz etc. anrufen:
Bestell-Tel.Nr.: 0043-5285-60022

• Wenn Sie aus Österreich anrufen:
Bestell-Tel.Nr.: 05285-60022

• Wenn Sie in München anrufen:
(nur von 8.30 bis 17.30 Uhr)
Bestell-Tel.Nr.: 089-669913

• aus Ungarn per Fax:
Bestell-Fax-Nr.: 0043-1-713 5657

CoD Regenwaldpflanzen Forschungs- und Vertriebs GmbH,
Traungasse 12/5.St., A-1030 Wien.

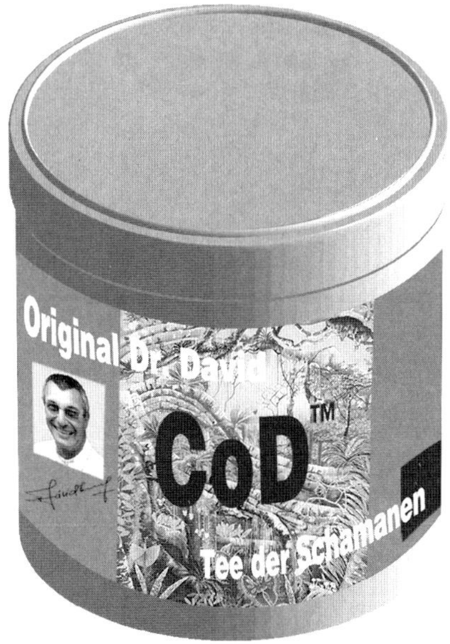

Fachliche Detail-Informationen zum phytotherapeutischen CoD-System nach Dr. David:

• Wenn Sie aus Österreich anrufen:
Info-Tel.: 045-8299052 (ATS 0,356/Sec).
Montag bis Freitag von 9 bis 13 Uhr!

• Wenn Sie aus Deutschland anrufen:
Info-Tel.: 0190-890088 (DM 0,06/Sec).
Gilt ab Jänner 1997.

IFI
Internationales Institut zur Immunstabilisierungs-Forschung und Information,
Margaretenstraße 8, A-1040 Wien,
bzw. Candidplatz 9, D-81543 München.